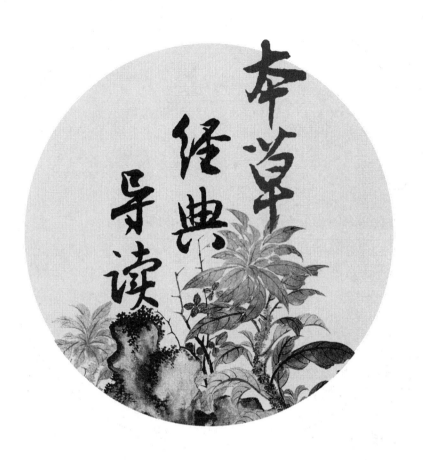

本草经典导读

主 编
张世臣

副主编
董玲 张旭 孙裕

中医古籍出版社
Publishing House of Ancient Chinese Medical Books

图书在版编目（CIP）数据

本草经典导读 / 张世臣主编. — 北京：中医古籍出版社，2022.2
ISBN 978-7-5152-0572-4

Ⅰ.①本… Ⅱ.①张… Ⅲ.①本草—中医典籍 Ⅳ.①R281.3

中国版本图书馆CIP数据核字（2021）第108153号

本草经典导读

主　编	张世臣
副主编	董　玲　张　旭　孙　裕
策划编辑	李　淳
责任编辑	李　炎
封面设计	韩博玥
出版发行	中医古籍出版社
社　　址	北京市东城区东直门内南小街16号（100700）
电　　话	010-64089446（总编室）010-64002949（发行部）
网　　址	www.zhongyiguji.com.cn
印　　刷	北京市泰锐印刷有限责任公司
开　　本	787mm×1092mm　1/16
印　　张	20
字　　数	408千字
版　　次	2022年2月第1版　2022年2月第1次印刷
书　　号	ISBN 978-7-5152-0572-4
定　　价	68.00元

编委会

主　编　张世臣

副主编　董　玲　张　旭　孙　裕

编　委　戴俊东　徐文娟　陈建波　裴纹萱
　　　　　王迎春　刘　洋　龚燚婷　钟琳瑛
　　　　　张彩娟　杨　丽　石秀佳　许铭珊
　　　　　李　宇　温雅心　刘　芬　程亚茹
　　　　　杨　乐　阿娜尔　李　彤　杨冬平
　　　　　钱晓莉　孙　晶　张　鑫

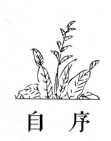

自 序

我国从1956年创建中医学院,开启了中医学高等教育。中医医疗系课程设置有《医古文》,在中学基础上,加强古汉语水平,以利阅读、学习《黄帝内经》《神农本草经》《伤寒论》《金匮要略》等中医药学经典著作。但中药系未开设此课程,以致学生阅读、学习这些经典著作遇有困难。

北京中医学院中药系1960年第一届本科学生,绝大多数是调干生,只有我与另外四个人是已经进入大学本科学习的学生,都是按组织安排来学中药专业的。但大家对新颖的中药专业了解不深,一时感到迷茫,引起卫生部领导的重视。一天下午,学院召集我们班同学开会,听取卫生部郭子化副部长讲话。郭老是革命年代以中医行医掩护身份的老革命,在部里主导中医药工作,会上郭老首先讲了中医药对中华民族繁衍昌盛的贡献,讲了艰苦革命战争年代中医药对革命的贡献,讲了毛泽东主席对中医药的高度重视和党的中医政策。话锋一转,就讲到在中医学院创设中药专业的事上,郭老说:"中药是中医疗效的物质保证,相当于战士的子弹,却是世界独有的!问题要在继承的基础上发扬光大,没有继承怎么发扬?!我们主张扬弃,精华要发扬,糟粕要淘汰,但前提是要弄明白什么是精华,什么是糟粕,有些人攻击中医药,说什么你们到今天了还在认为人中黄、人尿是药?!可是,现在不还有制药企业收集人尿提取东西制西药吗,人中黄就真的没用?!继承是过程,不是终极目标,终极目标是继承精华,发扬光大!《本草纲目》世界有名,日本、欧洲都高度评价,并且翻译学习。但我们不能停留在前人的成绩上,我们要在前人的基础上往前走。为了这个目的,我们才创办中药系,搞中药的高等教育,你们是第一班,要开个好头,一定要在党的中医政策指引下,把中药高等教育办好,这是你们的责任!"

听了郭老的讲话,我暗下决心,一定要学好中药专业,报答组织的信任。中药高等教育的内涵是中药,那么中药是怎么回事?读《本草纲目》!为此我贸然拜访药学名家谢海洲老师,对老师说:"听了郭子化副部长的讲话,想读《本草纲目》，怕读不懂，想请您给予指导。"谢老师竟慨然应允了。我记得从图书馆借来上下两册《本草纲目》时，开卷首先映入眼帘的，是李时珍时代文坛巨擘王世贞的序言，一口气读下来顿感心潮澎湃。因序文中称："……望龙光，知古剑；觇宝气，辨明珠……上自坟典，下及传奇，凡有相关，靡不备采，如入金谷之园，种色夺目；如登龙君之宫，宝藏悉陈；如对冰壶玉鉴，毛发可指数也。"王世贞告诉我，看《本草纲目》，就望见了"龙光""宝气"，里边有奇珍异宝！里边有《黄帝内经》《神农本草经》三坟之书，有《伤寒论》《金匮要略》《备急千金要方》《外台秘要》诸经典，下及各家学说乃至传奇故事，凡与医药相关者都会记载。你进入了《本草纲目》，就如同进入了"金谷之园"，各种药物发出夺目光彩；亦如同进入了"龙君之宫"，陈列的药物琳琅满目，简直如同龙宫的宝库！而且会教你认识、鉴别药物，就像对着冰壶玉镜一样，毫发之别也能辨别清楚！并进一步告诉我，之所以称"纲目"，是因为这部书"博而不繁，详而有要，综核究竟，直窥渊海"。因而认为这部书"兹岂僅（仅）以医书觏哉？实性理之精微，格物之通典，帝王之秘录，臣民之重宝也"。故王世贞慨然曰："兹集也，藏之深山石室无当，盍锲之，以供天下后世味太玄如子云者。"即这部书千万不能秘藏于深山石室，一定要刊印传播，使人读《本草纲目》就像玩味太玄经之言，孔子之云一样，得到人生指导！读罢此序，能不读学《本草纲目》吗？！

因此，我在大学一年级通读了《本草纲目》，读后深刻认识到中药科学的博大精深，坚定了学好中药专业的信心。由于得益于本草文献的学习，后来我在给谢海洲先生八十寿辰的感恩诗中写下了"本草纲目植灵根"的诗句。缘于自己的切身感受，故认为选读一些本草、方书的序言，是学习中药经典文献的有效途径。一部书的序言，是该书精华的提炼，通过序言可以了解该书的概貌，既是学习中药经典的捷径，又是学习文言文最好的范文，也是学习我国优秀传统文化的绝佳路径。有鉴于此，历年来我留意收集了一些经典医药著作的序言。

诸序共析为"本草篇""方书篇""专论篇""传记篇"四篇，希望能对学习中药经典，"传承精华、守正创新"有所助益。

所选诸序文，囿于历史的局限，当时医药科学发展水平的制约，有些认识与论说，在今天看来或已不合宜，甚至会有误会，我们只能以历史唯物主义对待，要如郭子化老师所言，持扬弃态度。

在本书编撰中，中医专业出身的张旭认为方剂学方面显得薄弱，建议加强并阅选了《太平圣惠方》《圣济总录》《小儿药证直诀》《证治准绳》《普济方》《傅青主女科》《医林改错》《外科大成》《医学衷中参西录》等书的序文。董玲教授更带领多名研究生核查典籍著述者、序文撰写者的相关资料，并按设定章目重新编撰、校对。历时近三年，方成此集。

个人由于古代汉语基础有限，对古典文献理解多有力不从心之处；又因专业为中药，中医学识粗浅，而中医中药关系密切，难免造成认识局限；对迅猛发展的现代科学，与时俱进的学习、掌握不足，分析选择亦有不当，因此会产生一些令人遗憾之处。望同道、达人不吝指正，则深致谢忱。

品汇堂主　张世臣
二〇二〇年八月二十八日于北京

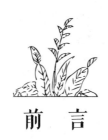

前 言

"圣贤所以教人之法，俱存于经。"中医药经典古籍是数千年来中医药学家实践经验及其理论成果的结晶，是中医药文化血脉的源头与根基，也是后世研学的起点与基础。与中医学相比，中药类经典著作虽然浩如烟海，但缺乏中药传承教育的古籍课程设置及相关指导的工具书。基于此，本书摘录与整理中药经典，分为"本草篇""方书篇""专论篇""传记篇"四大模块梳理了其脉络与重点，以典籍序文为重点，辅助以整体框架介绍，择录经典专论和医药家传记，以期助力中药经典入门与研学。正如习近平对中医药工作做出的重要指示：传承精华、守正创新。序文等均为本草的精华，是本草之眼，凝练与传承了本草的核心内涵与精髓，是读者在最短时间内叩开中华本草文明宝库大门的钥匙。

一、本草篇

本草，《说文》中有载"药，治病草"，认识到"药"是治疗疾苦（后来称为"病"）之物，且以根及茎叶类（泛指植物）居多，故称药为本草，是古人在漫长历史长河中为保障身体健康与民族繁衍与疾病长期作斗争的创造与智慧结晶。华夏民族认识药物的源头，传说是神农尝百草，从汉代第一部药物学专著《神农本草经》到之后两千多年间，历朝历代都有医药学家编修本草，对药物的认识愈益深入，从性味、功效到归经，有毒无毒，从七情和合，到君臣佐使配伍，从动物、植物、矿物药来源形态，到药物的鉴别，从炮制、制剂到临床应用，形成了华夏民族药学的独特体系，称为"本草学"，其中更有朝廷官方组织编纂的本草，成为国家药典，如唐代的《新修本草》，宋代的《嘉祐补注神农本草》与《本草图经》等。正如宋代苏颂在《本草图经》序言中所说："昔神农尝百草之滋味，以救万民之疾苦，后世师祖，由是本草之学兴焉。"这种传统一直延续到清朝晚期，虽然后来受西方医药学影响，为区别于中国传统的本草学，将中国的"本草学"改称为"中药学", 但根源与知识体系未变, 中药学的发展源于本草, 更根植于本草。

本篇以历史时间轴为主线整理了自秦汉至清代的典型本草著作29部。每部均按照书籍简介、作者简介、序文、版本介绍与推荐等进行阐释, 纵向与具体地描述了每部书的特色与成书意义。读者可基于书籍与作者简介, 在脑海中形成每部书的成书背景与价值的轮廓, 进而通过序文学习该书精华。

开篇著作《神农本草经》, 其作为中医药四大经典著作之一, 是公认现存最早的中药学著作, 广泛整理了东汉及之前的药物学成果, 在本草领域具有开创意义。魏晋南北朝时期国家政权分裂、社会动荡, 困厄的社会环境催生了解救民众苦难的需求, 本草学在此时开始蓬勃发展。其中梁代陶弘景所著《本草经集注》最具代表性, 开创自然属性分类方法, 完善本经药性理论, 是对晋以前名医用药记录进行整理和注释而成的综合性本草著作。同时期的《齐民要术》也有很高的学术价值, 涉及了很多药物种植栽培以及发酵、制饴、煮胶诸法等, 作为中国现存最早最完整的农学名著, 搭建了本草体系与药物种植、制备的桥梁。进入隋以后, 国家趋于统一, 经济、文化发展蓬勃, 本草学发展也趋于细化与多元化, 出现了第一部着眼于本草细分领域的炮制学巨著《雷公炮炙论》。唐代是我国封建社会发展的一个空前鼎盛时期, 国力强盛, 政治、经济、文化及对外交流达到前所未有的水平, 本草编修开始成为一项由政府支持的重要工作,《新修本草》作为我国第一部由政府编撰的药典, 较为详细地总结了唐朝以前关于本草方面的内容, 在这一时期成就瞩目, 并且对后世影响深远。到了宋代, 随着印刷术的推广应用, 本草学结束了徒手抄录的历史, 推动本草学家更全面系统地整理前代本草文献。官修本草在这一时期也达到了新的高峰, 如《开宝重定本草》《嘉祐补注神农本草》《本草图经》; 及后来的《重广补注神农本草并图经》《经史证类备急本草》《本草衍义》《履巉岩本草》, 或展现官修本草作为国家药典系统全面、旁征博引的范本特色, 或展现本草图文并茂、写实正源的特殊价值, 或展现药性药理的深入探讨。金元时期战乱纷起, 人民颠沛流离, 此时本草仍以研讨药理、切合临床实用为主流, 如金元四大家在著作中对本草药性的论述。此时食疗本草也有较大发展, 元代忽思慧《饮膳正要》阐述了饮食养生与保健养生的诸多理论及方法, 对本草食疗及营养学具有突出意义。明代本草学成就辉煌, 如官修本草《本草品汇精要》, 在写实彩色本草图谱方面亮点突出, 是中国古代最大的一部彩色本草图谱。个人论著中最为瞩目的是李时珍的《本草纲目》, 首创"物以类从, 目随纲举"的药物分类方法, 堪称集明以前本草之大成, 其影响远超本草学范围, 对我国及世界的医药学和自然科学做出了不朽贡献。虽然《本草纲目》月华皎皎, 但也难掩明代其他经典本草著作的星辉, 如专录可食用野生植物的《救荒本草》、记述西南高原药物的《滇南本草》、朗朗上口适于启蒙的《本草蒙筌》、展现生药形态及推动药材鉴定学发展的《本草原始》、述功录验及主论药理可与《本草纲目》比肩的《神农本草经疏》、继《雷公炮炙论》之后的又一炮制专著《炮炙大法》等,均展现了明代本草学的高度成就。清代前期和中期是我国封建社会最后一个繁荣发展时期,本草学也获得了相应发展,优秀个人论著频现,如汪昂《本草备要》、吴仪洛《本草从新》、凌奂《本草害利》、吴其濬《植物名实图考》等。随着遵经思想的兴起,研究与阐释经典成为一时风气,如张璐《本经逢原》从多角度阐发《神农本草经》药义,对《神农本草经》的继承发扬做出了卓越贡献;黄元御《长沙药解》详释仲景经方用药之理;赵学敏《本草纲目拾遗》是补充修正《本草纲目》的重要药学专著;《植物名实图考》更是我国药用植物学的巅峰之作。清代后期国势衰落,西方医药学东传,探讨中西药比较的《本草问答》为后来中西汇通派的兴起拉开了帷幕。总之,每部著作均具有其熠熠生辉的成书价值与历史地位,跟随文选导读概览是初学者学习和掌握这门学科的基石与助力。

二、方书篇

方书,为集中医药学术思想和临床经验于一体的临床医药学著作。与本草书不同,方书中虽常设有专篇、专卷论本草内容,但从药味选择上,侧重于临床各科病证的常用有效药;从内容体例上,关注于药物鉴别、炮炙、配伍、禁忌等与临床疗效有关的内容,以达到最好的疗效。此外,方书中还记载着众多药物剂型以及剂量、服药法,会随着时代、季节、病情、服药对象的变化而变化,做到"因时因地因人制宜"。综之,方书中除病证特点与临床表现外,还载有临床辨证及对应药方,通过"以方证药"的办法将临床与本草紧密相连,加深对药物的理解,是理论与实践的桥梁,在整个本草学发展中占有重要地位。

虽早在春秋战国时期,人们已逐渐摆脱了鬼神迷信的影响,提倡用汤药、针灸、熨络来治病,然直至东汉末年张仲景《伤寒杂病论》的问世,方正式肇启了我国临床医学专著之端。此书创立了理法方药相结合的六经辨证论治体系,书中复方选药精当,组方严谨,药量精确,疗效可靠,被后世医家誉为"众方之祖"。随后,医疗经验和医疗方法随着中医药学理论的充实与提高不断积累和丰富,达到了一个内容广泛而集大成的新阶段,临床医学也因此进入了发展繁荣期,出现了众多便携式小型方书、全书式大型方书以及专科类方书。如东晋葛洪的《肘后备急方》,记载了可供急救医疗、实用有效的单验方及简要灸法,是我国第一部临床急救手册;唐代孙思邈的《备急千金要方》《千金翼方》,及唐代王焘的《外台秘要》,汇集了晋唐以前大量的医药学资料,将基础、病因病机、方药、针灸、按摩等知识融为一体,是中国历史上最早的临床医学百科全书;宋代钱乙的《小儿药证直诀》,遵循小儿"脏腑柔弱,易虚易实,易寒易热"的生理、病理特点,组方遣药方面寒温适度、补泻并用、扶正祛邪兼顾,被尊为"幼科之鼻祖",良方如六味地黄丸、导赤散、泻白散等至今仍广泛应用于临床。此外，除"主流"医家外，极具民族医药的学术特点和应用特色的方书也不断涌现，如《瑞竹堂经验方》和《串雅》，极具地方药物炮制特色和组方规律。这些临床医学专著的蓬勃发展，不仅完善了中医药学辨证论治的体系，同时还深入探析病因、病机，不断提出新的诊疗方式、配伍理念与制药技术并加以完善，更好用以诊疗不同疾病证候，保障中华民族的繁衍昌盛。

本着"古为今用，去粗存精"的原则对方书进行整理，本章节以东汉张仲景《伤寒论》为开篇之作，以清张锡纯《医学衷中参西录》为收篇之作，遵循汉、晋、隋、唐、宋、元、明、清的历史进程和医药发展脉络，选出最能反映历史背景、医学发展状况、组方遣药特色的经典方书24部。每部方书均按照书籍简介、原文框架、作者简介、典籍序文和版本推荐的体例撰写，详细介绍了各位医药学家生平事迹、学术思想、临床经验和组方遣药特色，冀使学者从临床的角度更全面地认识、了解中药，温故而知新在继承基础上发展和创新，焕发新的活力。

三、专论篇

有别于卷帙浩繁、内容丰富的本草、方书，专论是以某一专题为中心的论文，本部分以历史时间轴为主线，选择了历史经典中对本草的经典论述篇章，从西周至清代共选13篇经典章节，涵盖医事管理、医理、制药、养生、医药学术思想、临床用药等内容，对了解中华历史中医学分科溯源、养生理念解析、探究药膳发展、"道地药材"诠释、临床用药指导、促进医学人才教育及培养规范等方面大有裨益。每篇短小精悍，论述精深，发人深思，有益于中药初学者择要先攻，把握学科发展脉络，感悟本草精华。

西周时期撰成的《周礼》"天官冢宰·医师"篇中记载的医事制度，体现了医学分科思想，内外之分，人兽之别，为最初分科着眼点，促成医疗朝专科、精深方向发展。《吕氏春秋》"本味"篇记述了战国时期推崇的食品和味料，提出我国乃至世界上最古老的烹饪理论，使得了解中药药膳发展的历史有迹可循。《抱朴子》"道意"篇列举五事，宣传"反对迷信鬼神"，强调"有病当得医药之力"，提倡崇尚科学，规范就医，在当代社会仍不失其教育意义。《本草经集注》序录中"合药分剂料理法则"节选有关净制、切制、炮炙部分进行介绍，可谓是陶弘景制订的我国药学史上第一部"炮制规范"，意义独特，影响深远。《备急千金要方》"大医精诚"篇乃中医学典籍中系统完整论述医德文化最为著名的篇章，是孙思邈"仁者爱人，兼济天下"思想的集中体现，对继承和发展祖国医学、弘扬中医药文化、规范医务人员行为具有永不褪色的时代价值。《备急千金要方》"大医习业"篇精要阐释了医学教育的基本内容，指出了中医药人才培养的知识结构和素质，以及学习中医药的正确方法和途径，至今仍是中医药学人入门必诵的经典。《千金翼方》"药出州土第三"篇记载唐代十三道各州的地产药材，为"道地药材"的形成与发展奠定了坚实的基础，是对后世"道地药材"的诠释。《梦溪笔谈》"药议·论鹿茸、麋茸"篇，基于当时的医药学理论，对茸之药效作出精妙分析，就茸的长度、质量、颜色等，提出何时取茸最为适宜的看法，至今仍不乏借鉴价值。《苏轼文集》"药诵"篇记述作者旧疾痔患复发，有道士教以"去滋味，绝薰血"从而药到病除，深有感触，故作此篇，赞扬中医药治疾的良好功效。张耒《药戒》结合临床实践，描述痞证成因、临床症状以及急下则"茶然"，缓攻则"疾平"的治疗结果，为后世痞证研究奠定基础。《儒门事亲》"汗下吐三法该尽治病诠"篇分析不同医术水平的医生治疗疾病的特点，阐明祛邪所以扶正的学术观点，认为所有祛邪之法皆可归入汗下吐三法，反映张从正的医学思想，为辨析医生水平提供参考依据。《丹溪心法》"不治已病治未病"篇继承《黄帝内经》防病于未然的思想，警示后人合理养生、明确养生的重要性，在健康保健事业蓬勃发展、百姓养生理念强化的当下，更显其重要指导意义。《医学源流论》"用药如用兵论"篇采用类比手法论述了用药如用兵的观点，强调用药应做到"布阵有方""选材必当""克期不愆"，对世人行医用药提供宝贵参考。每篇文章传承千百年经久不衰，其学术思想、观点等体现了历代经典和中医药智慧之间的文化交错和深厚支撑，是我们学习中药经典的法门。

四、传记篇

中医药学家传记则是以中医药学家为主体，是医学史的重要内容，具有不可取代的人文价值和历史价值，尤其历代大医的成长历程，对于当代中医的成长、医学人文教育、大众理解中医内涵等方面都具有重要的意义和价值。

中医药学家传记的基本框架是由中医药学家生平、学医动机、医学成就、学术思想以及社会背景等内容构成。本篇选取的医药学家传记展示了诸多中医药学家共同的价值取向——兼济天下，普济黔首，也显示了千百年来中华民族亘古不变的"以人为本"的传统文化思想。惠民济世、仁心仁术的"外科圣手"华佗，把行仁术救治苍生作为自己的毕生追求，诸多案例彰显了其精湛的医技和精进医业、医者仁心的博大情怀，其严谨求实的态度和仁爱之心值得后世学习；学识渊博、淡泊名利的"药王"孙思邈，诊治疾病，救人疾苦，传记阐释了其医学主张和"行方智圆，胆大心细"的处事原则，其惠民济世的博大情怀也给予后世不断求索的前进动力；为人正直、不计得失的宋清，不行势力之交，廉洁行医，传记描绘了药商宋清的经营之道，坚守仁义礼智信的道德规范和和气生财的经营理念，具有珍贵的价值；医者仁心、自爱自重的李杲，中医"脾胃学说"创始人，济世救民，传道医人,传记着重介绍李杲为人特点,强调其人格魅力;学术思想遥承于洁古、师承于李杲的罗天益,博采众家,又集自身体会,成为易水学派理论形成与发展过程中承上启下的重要医家,传记表现其谦逊的学习态度和对李杲的仰慕之情;虚心求教、专心研究的"丹溪先生"朱震亨,中医"滋阴派"创始人,孜孜于医,勇于探索,提出诸多崭新的学术观点,成为悬壶济世的一代名医;潜心医术、医德高尚的葛生,勤勉好学,医术精湛,传记通过两位医家的对比,阐述了对医生优劣标准的理解;勤勉好学、治学严谨的"药圣"李时珍,在前人基础上,勇于创新,察《本草》缺漏,精心探求,不拘成规,撰写《本草纲目》,其孜孜以求、不断创新的精神品格为后代留下了光辉的榜样;德艺双馨、医术精艺的徐灵胎,传记记载诸多事例,向后世彰显了其精益求精、潇洒从容的品质和风度;博学多识、济世救人的薛雪,尤擅湿热证,对温病学贡献颇大,传记描绘了其全面、高超的医术。回顾历史,展望未来,前人撰写的中医药学家传记对于中医药学习来说是一笔宝贵的财富,看大医的成长历程,学习其中的思想,感悟其中的情感,为中医药学人的学习和发展树立了典范,也是中医药学人学习成长的不二法门。

"欲致其高,必丰其基;欲茂其末,必深其功。"熟读与学习经典是中医药治学的必由之径,勤求古训,思求经旨,演其所知,方可传承经典之精华,温故知新通其变。希望本书可以成为助力中医药学人学习中药类经典古籍的有益工具书。

编者　董玲

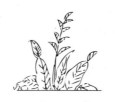

目　录

本草篇

《神农本草经》（汉·托名神农编撰） …………………………… 002
《本草经集注》（南朝梁·陶弘景编撰） ………………………… 006
《齐民要术》（南北朝·贾思勰编撰） …………………………… 013
《雷公炮炙论》（隋末唐初·雷敩编撰） ………………………… 019
《新修本草》（唐·苏敬等编撰） ………………………………… 023
《开宝重定本草》（宋·刘翰等编撰） …………………………… 027
《嘉祐补注神农本草》（宋·掌禹锡等编撰） …………………… 030
《本草图经》（宋·苏颂等编撰） ………………………………… 034
《重广补注神农本草并图经》（宋·陈承编撰） ………………… 038
《经史证类备急本草》（宋·唐慎微编撰） ……………………… 041
《本草衍义》（宋·寇宗奭编撰） ………………………………… 050
《履巉岩本草》（南宋·王介编撰） ……………………………… 054
《饮膳正要》（元·忽思慧编撰） ………………………………… 057
《救荒本草》（明·朱橚编撰） …………………………………… 061
《滇南本草》（明·兰茂编撰） …………………………………… 064
《本草品汇精要》（明·刘文泰等编撰） ………………………… 069
《本草蒙筌》（明·陈嘉谟编撰） ………………………………… 073
《本草纲目》（明·李时珍编撰） ………………………………… 076
《本草原始》（明·李中立编撰） ………………………………… 081
《神农本草经疏》（明·缪希雍编撰） …………………………… 085

《炮炙大法》（明·缪希雍编撰）……090
《本草备要》（清·汪昂编撰）……093
《本经逢原》（清·张璐编撰）……097
《本草从新》（清·吴仪洛编撰）……100
《长沙药解》（清·黄元御编撰）……104
《本草纲目拾遗》（清·赵学敏编撰）……108
《植物名实图考》（清·吴其濬编撰）……111
《本草害利》（清·凌奂编撰）……115
《本草问答》（清·唐宗海编撰）……118

方书篇

《伤寒论》（东汉·张仲景编撰）……122
《肘后备急方》（东晋·葛洪编撰）……127
《诸病源候论》（隋·巢元方编撰）……133
《备急千金要方》（唐·孙思邈编撰）……137
《千金翼方》（唐·孙思邈编撰）……142
《外台秘要》（唐·王焘编撰）……147
《太平圣惠方》（宋·王怀隐等编撰）……155
《圣济总录》（宋·赵佶等编撰）……159
《太平惠民和剂局方》（宋·陈师文等编撰）……164
《小儿药证直诀》（宋·钱乙编撰）……167
《苏沈良方》（宋·沈括与苏轼编撰）……171
《瑞竹堂经验方》（元·沙图穆苏编撰）……178
《证治准绳》（明·王肯堂编撰）……181
《普济方》（明·朱橚等编撰）……186
《景岳全书》（明·张景岳编撰）……189
《串雅》（清·赵学敏编撰）……194
《外科大成》（清·祁坤编撰）……198

《傅青主女科》（清·傅山编撰） …… 202
《医学源流论》（清·徐大椿编撰） …… 205
《温病条辨》（清·吴瑭编撰） …… 208
《医林改错》（清·王清任编撰） …… 211
《理瀹骈文》二则（清·吴师机编撰） …… 215
《血证论》（清·唐宗海编撰） …… 219
《医学衷中参西录》（清末民初·张锡纯编撰） …… 221

专论篇

《周礼·天官冢宰·医师》篇（西周·周公撰） …… 226
《吕氏春秋·孝行览·本味》篇（战国·吕不韦撰） …… 229
《抱朴子内篇·道意》选录（晋·葛洪撰） …… 233
《本草经集注·序录》合药分剂料理法则（南朝梁·陶弘景撰） …… 236
《备急千金要方·大医精诚》篇（唐·孙思邈撰） …… 239
《备急千金要方·大医习业》篇（唐·孙思邈撰） …… 242
《千金翼方·药出州土第三》节录（唐·孙思邈撰） …… 244
《梦溪笔谈·药议》论鹿茸麋茸（宋·沈括撰） …… 246
《苏轼文集·药诵》（宋·苏轼撰） …… 248
《张右史之集·药戒》（宋·张耒撰） …… 250
《儒门事亲·汗下吐三法　该尽治病诠》（金·张从正撰） …… 254
《丹溪心法·不治已病治未病》（元·朱震亨撰） …… 258
《医学源流论·用药如用兵论》（清·徐大椿撰） …… 261

传记篇

《华佗传》节录（三国西晋·陈寿撰） …… 264
《孙思邈传》（北宋·宋祁撰） …… 270

《宋清传》（唐·柳宗元撰）···274
《东垣老人传》（元·砚坚撰）···277
《卫生宝鉴·上东垣先生启》（元·罗天益撰）·······························281
《丹溪翁传》节录（元·戴良撰）···284
《赠医师葛某序》（明·宋濂撰）···289
《李时珍传》（清·顾景星撰）··292
《徐灵胎先生传》（清·袁枚撰）···296
《与薛寿鱼书》（清·袁枚撰）··300

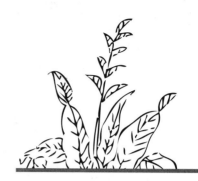

本草篇

《神农本草经》

（汉·托名神农编撰）

1.《神农本草经》

1.1 书籍简介

《神农本草经》又称《本草经》或《本经》，成书于汉代。是中国现存最早的本草专著，系统地总结了我国秦汉以前的药学知识和用药经验，为中药学和方剂学的发展奠定了基础，是中药理论体系框架形成的重要标志。在药学方面，所论365种药物的疗效真实可靠，其中大部分药物至今仍是临床常用药；该书创立了药有"四气""五味"的理论，并且创立了药物分上、中、下"三品"的分类方法，书中体现出了部分化学知识。在方剂学方面，指出药可单用亦可组方配用，创立了药物之间"七情和合"理论和组方配伍的"君臣佐使"原则，总结了丸、散、汤、酒、膏等基本剂型。在用药方面，提出了辨证用药的思想，所论药物适应病证达170多种，对用药剂量、时间等都有具体规定。

1.2 原文整体框架

《神农本草经》共3卷，载药365种，正文按药物"上""中""下"三品归类法分为3卷。卷1记载上品药物120种，卷2记载中品药物120种，卷3记载下品药物125种。各品包括金石、草木、虫兽、果菜、米谷等。

2.作者简介

作者不详，"神农"为后人托名，相传此书作者为神农氏，代代口耳相传，实为东汉时期众医家搜集、总结、整理成书，作者并非一人。

3.序文

3.1 序录

见《本草经集注》一篇中，此不再赘述。

3.2 校订《神农本草经》序

《神农本草经》三卷,所传白字书,见《大观本草》。按:《嘉祐补注》序云,所谓《神农本经》者,以朱字;《名医》因神农旧条而有增补者,以墨字间于朱字。《开宝重定》序云:旧经三卷,世所流传,《名医别录》,互为编纂。至梁·贞白先生陶弘景,乃以《别录》参其《本经》,朱墨杂书,时谓明白。据此,则宋所传黑白字书,实陶弘景手书之本。自梁以前,神农、黄帝、岐伯、雷公、扁鹊,各有成书,魏·吴普见之。故其说药性主治,各家殊异。后人纂为一书,然犹有旁注,或朱、墨字之别,《本经》之文以是不乱。旧说,本草之名,仅见《汉书·平帝纪》及《楼护传》。予按:《艺文志》有《神农黄帝食药》七卷,今本讹为《食禁》,贾公彦《周礼》医师疏引其文,正作《食药》,宋人不考。遂疑《本草》非《七略》中书。贾公彦引《中经簿》,又有《子仪本草经》一卷,疑亦此也。梁《七录》有《神农本草》三卷,其卷数不同者,古今分合之异。神农之世,书契未作,说者以此疑《经》,如皇甫谧言,则知四卷成于黄帝。陶弘景云,轩辕以前,文字未传,药性所主,当以识识相因。至于桐、雷,乃著在于编简,此书当与《素问》同类,其言良是。且《艺文志》,农、兵、五行、杂占、经方、神仙诸家,俱有神农书。大抵述作有本,其传非妄。是以《博物志》云:太古书今见存,有《神农经》《春秋传注》。贾逵以《三坟》为三皇之书,神农预其列。《史记》言:秦始皇不去医药卜筮①之书,则此《经》幸与《周易》并存。颜之推《家训》乃云:《本草》神农所述,而有豫章、朱崖、赵国、常山、奉高、真定、临淄、冯翊等郡县名,出诸药物,皆由后人所羼②,非本文。陶弘景亦云:所出郡县,乃后汉时制,疑仲景、元化等所记。按:薛综注《张衡赋》引《本草经》:太一禹余粮,一名石脑,生山谷。是古本无郡县名。《太平御览》引《经》上云:生山谷或川泽,下云生某山某郡。明生山谷,《本经》文也;其下郡县,《名医》所益。今《大观本》俱作黑字。或合其文,云某山川谷,某郡川泽,恐传写之误,古本不若此。仲景、元化后,有吴普、李当之,皆修此经。当之书,世少行用。《魏志·华佗传》,言普从佗学。隋《经籍志》称《吴普本草》,梁有六卷。《嘉祐本草》云:普修《神农本草》成四百四十一种。唐《经籍志》尚存六卷。今广内不复存,惟诸书多见引据。其说药性,寒温五味最为详悉,是普书宋时已佚,今其文惟见掌禹锡所引《艺文类聚》《初学记》《后汉书注》《事类赋》诸书。《太平御览》引据尤多,足补《大观》所缺,重是别录前书,因采其文附于《本经》,亦略备矣。其普所称,有神农说者,即是《本经》《大观》或误作黑字,亦据增其药物,或数浮于三百六十五种,出后人以意分合,难以定之。其药名,有禹余粮、王不留行、

---

① 卜筮:古代用龟甲占卜叫卜,用蓍草占卜叫筮,合称卜筮。
② 羼(chàn):掺杂。

徐长卿、鬼督邮之属，不类太古时文。按字书以禹为虫，不必夏禹。其余名号，或系后人所增，或声音传述，改古旧称之致。又《经》有云：宜酒渍者。或以酒非神农时物，然《本草衍义》已据《素问》首言"以妄为常，以酒为浆"，谓酒自黄帝始。又按：《文选注》引《博物志》，亦云"杜康作酒"。王著《与杜康绝交书》曰：康，字仲宁，或云黄帝时人，则俱不得疑《经》矣。孔子云：述而不作，信而好古。又云：多识于鸟兽草木之名。今儒家拘泥耳目，未能及远，不睹医经、本草之书；方家循守俗书，不察古本药性异同之说，又见明李时珍作《本草纲目》，其名已愚，仅取《大观》本，割裂旧文，妄加增驳，迷误后学。予与家凤卿集成是书，庶以辅冀完经，启蒙方伎，略以所知，加之考证。《本经》云：上药本上经；中药本中经；下药本下经，是古以玉石草木等上、中、下品分卷。而序录别为一卷。陶序朱书云：《本草经》卷上注云：序药性之源本，论病名之形诊。卷中云：玉石、草木三品。卷下云：虫、兽、果、菜、米，合三品，此《名医》所改，今依古为次。又《帝王世纪》及陶序称四卷者，掌禹锡云：按旧本亦作四卷。韩保升又云：《神农本草》上、中、下并序录，合四卷。若此，则三、四之异，以有序录。则《抱朴子》《养生要略》《太平御览》所引《神农经》，或云问于太乙子，或引太乙子云云，皆《经》所无，或亦在序录中，后人节去之耳。至其经文或以痒为"癗"、"创"为"疮"、"淡"为"痰"、"注"为"蛀"、"沙"为"砂"、"兔"为"菟"之类，皆由传写之误，据古订正，勿嫌惊俗也。其辨析物类，引据诸书，本之《毛诗》《尔雅》《说文》《方言》《广雅》诸子杂家，则凤卿增补之力俱多云。

阳湖孙星衍撰

4.版本介绍与推荐

《神农本草经》最早的辑复本为南宋王炎辑《本草正经》3卷（约1217年，已佚）。明清后，卢复辑《神农本经》3卷（1602—1616年，明万历三十年—四十四年），孙星衍、孙冯翼同辑《神农本草经》3卷（1799年，清嘉庆四年），顾观光辑《神农本草经》3卷（1844年，清道光二十四年），日本森立之辑《神农本草经》5卷（1854年，日本嘉永七年，清咸丰四年），另有王闿运、姜国伊、刘民叔、尚志钧、王筠默等人辑的版本[1]。

推荐版本：

①《神农本草经》（清）孙星衍辑，呼和浩特：内蒙古人民出版社，2006。该版以孙辑本为底本，正文采用了多部医书详加旁证考据，诸如《名医别录》《吴普》等，另以《说文解字》详加注释，是现今流传较广的版本之一。

②《神农本草经》（清）顾观光辑，（明）滕弘撰，长沙：湖南科学技术出版社，2008。该版以顾辑本为底本，以孙辑本为校本进行校点。该版的一大特色为顾氏敢于纠正前人的讹误，力求准确。

参考文献

[1]国家中医药管理局《中华本草》编委会. 中华本草[M]. 上海：上海科学技术出版社，1999：792.

《本草经集注》

(南朝梁·陶弘景编撰)

1.《本草经集注》

1.1 书籍简介

《本草经集注》约成书于梁代（500年左右）。该书共7卷，是以《神农本草经》为基础，对之前名医著述进行整理和注释而成的综合性本草著作。在《神农本草经》记载药物365种的基础上，增药物至730种，首创自然属性之玉石、草木、虫兽、果、菜、米谷、有名未用七类之分类方法，各类下又保留了"上、中、下"三品；完善了药性理论，在《本经》原有的"大热、温、微温、平、微寒、寒"六种药性基础上，又细分出"大温""大寒"；对七情理论逐一进行详解和鉴别，推动了中药配伍理论的发展；另外强调药材的道地性和采收加工，增加了大量翔实具体的炮制方法；并考订了剂量，增加并论述了剂型，规范了服用药物的方案。由于陶弘景在编著《本草经集注》时，采用了朱书《神农》、墨书《别录》的方法，使《神农本草经》原貌得以保存，后世本草传承有所宗，可谓功莫大焉。

《本草经集注》是我国药学史上第一部药学专著《神农本草经》的最早注释本，同时也是学者在研究《神农本草经》时使用最广泛的注本之一。该书注重临床和民间经验的积累，所载的丰富用药经验更具临床实用性，许多内容流传至今仍为现代临床所参用，在本草学历史上具有举足轻重的地位。本草学大家尚志钧对该书高度赞誉："陶氏的文学和学问均较好，而这是当时的药物学家（类似今日的药农）所不具备的，因此《集注》一出，他书尽没。"[1]

1.2 原文整体框架

《本草经集注》全书共7卷，由序录及药物部分组成。卷1为序录，卷2~7为药物各论部分。卷1序录中，除对《神农本草经》13条序文注释外，还创制合药分剂甄别、诸病通用药、解百药毒、服药食忌例、凡药不宜入汤酒者、诸药畏恶七情等。卷2为玉石上、中、下三品；卷3~5为草木上、中、下三品；卷6为虫兽上、中、下三品；卷7为果、菜、米谷、有名未用部。

2.作者简介

陶弘景（452—536年），字通明，自号华阳隐居，丹阳秣陵（今江苏南京）人。南朝齐梁时期道教思想家、著名医药学家。对天文、地理、历算均有研究，尤精医药，工书法。陶弘景一生著作丰富，内容多关道术、医药，除《本草经集注》外，另著有《陶隐居本草》《药总诀》等书。陶氏自幼便有养生之志向，精通医药，这也是促成《本草经集注》得以问世的重要原因之一。

3.序文

3.1 陶弘景自序

隐居先生在乎茅山岩岭之上，以吐纳余暇①，颇游意方技，览本草药性，以为尽圣人之心，故撰而论之。旧说皆称《神农本草经》，余以为信然。昔神农氏之王天下也，画八卦以通鬼神之情，造耕种以省杀生之弊；宣药疗疾，以拯夭伤②之命，此三道者，历众圣而滋彰。文王、孔子，彖③象繇④辞，幽赞人天；后稷、伊尹，播厥⑤百谷，惠被⑥群生；岐、黄、彭、扁，振扬辅导，恩流含气⑦，并岁逾三千，民到于今赖之。但轩辕以前，文字未传，如六爻⑧指垂⑨，画象稼穑⑩，即事成迹。至于药性所主，当以识识相因，不尔何由得闻？至乎桐、雷，乃著在于编简。此书应与《素问》同类，但后人多更修饰之尔。秦皇所焚，医方卜术不预⑪，故犹得全录。而遭汉献迁徙、晋怀奔迸，文籍焚靡，千不遗一。今之所存，有此四卷，是其《本经》，所出郡县，乃后汉时制，疑仲景、元化等所记。又有《桐君采药录》，说其花叶形色；《药对》四卷，论其佐使相须。魏晋已来，吴普、李当之等，更复损益，或五百九十五，或四百四十一，或三百一十九，或三品混糅，冷热舛⑫错，草石不分，虫兽无辨，且所主治，互有得失，医家不能备见，则识智有浅深。今辄苞综诸经，研括烦省，以《神农本经》三品，合三百六十五为主，又进名

---

① 吐纳余暇：除练功之外的时间。
② 夭伤：此处指疾病性命。
③ 彖：会意。字从彑（jì），从豕。"彑"指"猪头"。猪头有长吻部，其中上吻部半包住下吻部。"彑"与"豕"联合起来表示"半包边的猪嘴"。本义：包边、包括。引申义：总括。
④ 繇（zhòu）：古同"宙"，占卜的文辞。
⑤ 厥：文言代词，相当于"其"。
⑥ 被：通"披"，这里指顾及的意思。
⑦ 含气：指病人。
⑧ 爻：组成《周易》卦的长短横道。
⑨ 指垂：即旨意[2]。
⑩ 稼穑：稼，指耕种；穑，指收割[2]。
⑪ 预：参与。
⑫ 舛：差错。

医副品，亦三百六十五，合七百三十种。精粗皆取，无复遗落，分别科条，区畛①物类，兼注铭时用，土地所出，及《仙经》道术所须，并此序录，合为七卷。虽未足追踵前良，盖亦一家撰制。吾去世之后，可贻诸知音尔。

3.2 本草经集注·序录（节录）

本文节选自《本草经集注》，据汤溪范氏所藏吉石盦丛书影印敦煌石室藏六朝写本、金刻《重修政和经史证类备用本草》为底本。这是陶氏对《神农本草经序录》中〈上药一百二十种为君〉〈药有君臣佐使〉〈药有阴阳配合〉及〈夫大病之主〉四节所做的注文。陶氏讨论药性及相互配合之作用，赞扬历代名医既通晓本草，又善于总结民间的药物知识，所以治病疗效高；批评当时的庸医轻视本草，加之因循守旧和敷衍塞责，以致贻误病人，从而彰显《本草》于医学之贡献。以下为《本草经集注》序录文。

"上药一百二十种为君，主养命以应天，无毒，多服、久服不伤人。欲轻身益气，不老延年者，本上经。"

"中药一百二十种为臣，主养性以应人，无毒、有毒，斟酌其宜。欲遏病补虚羸者，本中经。"

"下药一百二十五种为佐使，主治病以应地，多毒，不可久服。欲除寒热邪气、破积聚、愈疾者，本下经。"

本说如此。今案上品药性，亦皆能遣疾，但其势力和厚，不为仓卒之效，然而岁月常服，必获大益，病既愈矣，命亦兼申。天道仁育，故云应天。一百二十种者，当谓寅、卯、辰、巳之月，法万物生荣时也。

中品药性，治病之辞渐深，轻身之说稍薄，于服之者，祛患当速，而延龄为缓。人怀性情，故云应人。一百二十种者，当谓午、未、申、酉之月，法万物熟成时也。

下品药性，专主攻击，毒烈之气，倾损中和，不可恒服，疾愈则止。地体收煞，故云应地。一百廿五种者，当谓戌、亥、子、丑之月，兼以闰之，盈数加之，法万物枯藏时也。今合和之体，不必偏用，自随人患苦，参而共行。但君臣配隶，应依后所说，若单服之者，所不论耳。

"药有君臣佐使，以相宣摄。合和者，宜用一君、二臣、三佐、五使；又可一君、三臣、九佐使也。"

本说如此。案今用药，犹如立人之制，若多君少臣，多臣少佐，则势力不周故也。而检仙经世俗诸方，亦不必皆尔。大抵养命之药，则多君；养性之药，则多臣；疗病之药，则多佐；犹依本性所主，而兼复斟酌，详用此者，益当为善。又恐上品君中，复各有贵贱，譬如列国诸侯，虽并得称君制，而犹归宗周；臣佐之中，亦当如此。所以门冬、远志，别有君臣；甘草国老，大黄将军，明其优劣，不皆同

---

① 畛（zhěn）：界限。

秩。自非农、岐之徒，孰敢诠正，正应领略轻重，为其分剂也。

"药有阴阳配合，子母兄弟，根叶华实，草石骨肉。有单行者，有相须者，有相使者，有相畏者，有相恶者，有相反者，有相杀者。凡此七情，合和当视之，相须、相使者良，勿用相恶、相反者。若有毒宜制，可用相畏、相杀；不尔，勿合用也。"

本说如此。案其主治虽同，而性理不和，更以成患。今检旧方用药，亦有相恶、相反者，服之不乃为忤。或能复有制持之者，犹如寇、贾辅汉①，程、周佐吴，大体既正，不得以私情为害。虽尔，恐不如不用。今仙方甘草丸，有防己、细辛；世方五石散，有栝楼、干姜，略举大者如此。其余复有数十余条，别注在后。半夏有毒，用之必须生姜，此是取其所畏，以相制耳。其相须、相使，不必同类，犹如和羹、调食鱼肉，葱豉各有所宜，共相宣发也。

"药有酸、咸、甘、苦、辛五味，又有寒、热、温、凉四气，及有毒、无毒，阴干、曝干，采治时月，生熟，土地所出，真伪陈新，并各有法。"

本说如此。又有分剂秤两，轻重多少，皆须甄别。若用得其宜，与病相会，入口必愈，身安寿延。若冷热乖衷，真假非类，分两违舛，汤丸失度，当瘥反剧，以至殒命。医者意也，古之所谓良医者，盖善以意量得其节也。谚云：俗无良医，枉死者半；拙医治病，不如不疗。喻如宰夫，以鳝鳖为尊羹，食之更足成病，岂充饥之可望乎？故仲景每云：如此死者，医杀之也。

"药性有宜丸者，宜散者，宜水煮者，宜酒渍者，宜膏煎者，亦有一物兼宜者，亦有不可入汤酒者，并随药性，不得违越。"

本说如此。又按：病有宜服丸者，宜服散者，宜服汤者，宜服酒者，宜服膏煎者，亦兼参用，察病之源，以为其制耳。

"凡欲疗病，先察其源，先候病机。五脏未虚，六腑未竭，血脉未乱，精神未散，食药必活。若病已成，可得半愈。病势已过，命将难全。"

本说如此。按今自非明医，听声察色，至乎诊脉，孰能知未病之病乎？且未病之人，亦无肯自疗。故桓侯怠于皮肤之微，以致骨髓之痼。今非但识悟之为难，亦乃信受之弗易。仓公有言："病不肯服药，一死也；信巫不信医，二死也；轻身薄命，不能将慎，三死也。"夫病之所由来虽多，而皆关于邪。邪者不正之因，谓非人身之常理，风、寒、暑、湿、饥、饱、劳、逸，皆各是邪，非独鬼气疾厉者矣。人生气中，如鱼之在水，水浊则鱼瘦，气昏则人疾。邪气之伤人，最为深重。经络既受此气，传以入脏腑，脏腑随其虚实冷热，结以成病，病又相生，故流变遂广。精神者，本宅身为用。身既受邪，精神亦乱。神既乱矣，则鬼灵斯入，鬼力渐强，

---

① 东汉光武帝时，寇恂和贾复两将因私嫌不睦，见《后汉书·寇恂传》；三国时周瑜与程普不和，见《三国志·周瑜传》。终因寇贾、周程均以国事为重，折节相容，并不以私害公。以此比喻相反、相恶，在特定情况下，亦可配伍使用。

神守稍弱，岂得不至于死乎？古人譬之植杨，斯理当矣。但病亦别有先从鬼神来者，则宜以祈祷祛之，虽曰可祛，犹因药疗致益，李子豫赤丸之例是也。其药疗无益者，是则不可祛，晋景公膏肓之例是也。大都神鬼之害人多端，疾病之源唯一种，盖有轻重者尔。《真诰》言："常不能慎事上者，自致百疴之本，而怨咎于神灵乎？当风卧湿，反责他人于失覆，皆是痴人也。"夫慎事上者，谓举动之事，必皆慎思；若饮食恣情、阴阳不节，最为百疴之本。致使虚损内起，风湿外侵，以共成其害，如此者，岂得关于神明乎？唯当勤药治为理耳。

"若用毒药治病，先起如黍粟，病去即止，不去倍之，不去十之，取去为度。"

本说如此。按今药中单行一两种毒物，如巴豆、甘遂辈，不可便令至剂耳。依如经言：一物一毒，服一丸如细麻；二物一毒，服二丸如大麻；三物一毒，服三丸如胡豆；四物一毒，服四丸如小豆；五物一毒，服五丸如大豆；六物一毒，服六丸如梧子；从此至十，皆如梧子，以数为丸。而毒中又有轻重，如狼毒、钩吻，岂同附子、芫花辈耶？凡此之类，皆须量宜。

"治寒以热药，治热以寒药，饮食不消以吐下药，鬼注蛊毒以毒药，痈、肿、疮、瘤以疮药，风湿以风湿药，各随其所宜。"

本说如此。按今药性，一物兼主十余病者，取其偏长为本，复应观人之虚实补泻，男女老少，苦乐荣悴，乡壤风俗，并各不同。褚澄治寡妇、尼僧，异乎妻妾，此是达其性怀之所致也。

"病在胸膈以上者，先食后服药。病在心腹以下者，先服药后食。病在四肢血脉者，宜空腹而在旦；病在骨髓者，宜饱满而在夜。"

本说如此。按其非但药性之多方，其节适早晚，复须条理。今方家所云：先食、后食，盖此义也。

又有须酒服、饮服、温服、冷服、暖服。服汤则有疏、有数，煮汤有生、有熟，皆各有法，用者并宜审详尔。

"夫大病之主，有中风、伤寒、寒热、温疟、中恶、霍乱、大腹水肿、腹澼、下痢、大小便不通、贲豚上气、咳逆、呕吐、黄疸、消渴、留饮、癖食、坚积、癥瘕、惊邪、癫痫、鬼疰、喉痹、齿痛、耳聋、目盲、金创、踒折、痈肿、恶疮、痔瘘、瘿瘤；男子五劳七伤，虚乏羸瘦；女子带下、崩中、血闭、阴蚀；虫蛇蛊毒所伤。此皆大略宗兆，其间变动枝叶，各依端绪以取之。"

本说如此。按今药之所主，各止说病之一名，假令中风，乃有数十种，伤寒证候，亦二十余条，更复就中求其类例①，大体归其始终②，以本性为根宗③，然后配

---

① 就中：从中。就，从。类例：类别。
② 大体归其始终：意为大体归纳出一个结论。
③ 以本性为根宗：意为以反映疾病本质的证候为主证。本性，指反映疾病本质的证候。根宗，这里是主证的意思。

合诸证，以合药耳。病生之变，不可一概言之。所以医方千卷，犹未理尽①。春秋以前及和、缓之书蔑②闻，道经③略载扁鹊数法，其用药犹是本草家意。至汉淳于意及华佗等方，今之所存者，亦皆条理药性。惟张仲景一部④，最为众方之祖，又悉依《本草》。但其善诊脉、明气候⑤，以意消息之耳⑥。至于刳肠剖臆⑦，刮骨续筋之法，乃别术所得，非神农家事。自晋世已来，有张苗、宫泰、刘德、史脱、靳邵、赵泉、李子豫等，一代良医。其贵胜阮德如、张茂先、裴逸民、皇甫士安，及江左葛稚川、蔡谟、殷渊源诸名人等，并亦研精药术。宋有羊欣、王微、胡洽、秦承祖，齐有尚书褚澄、徐文伯、嗣伯群从兄弟，治病亦十愈其九。

凡此诸人，各有所撰用方，观其指趣⑧，莫非《本草》者乎？或时用别药，亦循其性度，非相逾越。《范汪方》百余卷，及葛洪《肘后》，其中有细碎单行径用者，或田舍试验之法，或殊域异识之术。如藕皮散血，起自庖人；牵牛逐水，近出野老；饼店蒜齑，乃是下蛇之药；路边地菘，而为金疮所秘。此盖天地间物，莫不为天地间用，触遇则会，非其主对矣。颜光禄亦云：诠⑨三品药性，以《本草》为主。道经、仙方、服食、断谷、延年、却老，乃至飞丹炼石之奇，云腾羽化之妙，莫不以药道为先。用药之理，又一同《本草》，但制御之途，小异世法。犹如粱、肉，主于济命，华夷禽兽，皆共仰资。其为生理则同，其为性灵则异耳。大略所用不多，远至二十余物，或单行数种，便致大益，是其服食岁月深积，即《本草》所云久服之效，不如世人微觉便止，故能臻其所极，以致遐龄，岂但充体愈疾而已哉。

今庸医处疗，皆耻看《本草》，或倚约旧方，或闻人传说，或遇其所忆，便揽笔疏⑩之，俄然戴面，以此表奇。其畏恶相反，故自寡昧，而药类违僻⑪，分两参差，亦不以为疑脱。或偶尔值差⑫，则自信方验；若旬月未瘳，则言病源深结。了不反求诸己，详思得失，虚构声称，多纳金帛，非惟在显宜责⑬，固将居幽贻⑭谴矣。其五经四部，军国礼服⑮，若详用乖越者⑯，犹可矣，止于事迹非宜耳。至于汤

---

① 未理尽：尚没有全面了解药理。《本草纲目》做未尽其理。
② 和、缓：指春秋时秦国的名医和、缓二人。蔑，无，没有。
③ 道经：指道家著作。
④ 张仲景一部：指仲景的《伤寒杂病论》。
⑤ 气候：气色脉候。
⑥ 消息之耳：意指灵活用药。
⑦ 刳：剖开。臆，胸。
⑧ 指趣：旨趣，宗旨兴趣。
⑨ 诠：权也，权即权衡的意思。有诠释、解释之意。
⑩ 疏：分条陈述，这里指处方。
⑪ 违僻：违背。僻，通背。
⑫ 值差：碰巧成功。
⑬ 在显宜责：意为对显著的错误应加以谴责。在显，指显著的错误。
⑭ 固将：实在应当。居幽贻谴，意为对不明显的错误也给予批评。居幽，指不明显的错误。贻，给。
⑮ 军国礼服：军队及国家的礼仪制度。
⑯ 详用：仔细使用的意思。乖越，背离正道，逾越常规，这里泛指错误。

药，一物有谬，便性命及之。千乘之君，百金之长，何不深思戒慎耶？

4.作者其他相关作品

陶弘景全部作品达七八十种，惜多亡佚。至今尚存者有《真诰》《太玄真一本际经·道性品》《真灵位业图》《登真隐诀》《补阙肘后百一方》《陶隐居本草》《药总诀》等。其中《补阙肘后百一方》为陶氏在《肘后备急方》的基础上增补录方101首所作，书中主要记述了有关急性病和部分慢性病的治疗方药、针灸、外治等法，并略记个别病的病因、症状等。

5.版本介绍与推荐

《本草经集注》辑本有二：一是日本小岛尚真、森立之等所辑《重辑神农本草经集注》7卷，于1849年完成第一稿、1851年誊清第二稿，卷1、卷2于1895年经森立之详校，1972年经冈西为人订补。二是1961年尚志钧辑成《本草经集注》[3]，尚志钧版后又经多次校注出版。

推荐版本：

①《本草经集注》辑校本（南朝·梁）陶弘景著，尚志钧、尚元胜辑校，北京：人民卫生出版社，1994。该版是在皖南医学院出版的油印本的基础上修订的，以吐鲁番出土的《本草经集注》和敦煌出土的残卷为底本外，另考证引据武田本《新修本草》、罗氏藏《新修本草》、傅氏影刻《新修本草》等。辑校方法上，针对药物数目，据唐《新修本草》校勘，最终定为730种。在忠实古本、保留原有内容的基础上，精校细注，是目前参考价值较高的版本。

②《本草经集注》（南朝·梁）陶弘景著，郭秀梅、王少麓主编，北京：学苑出版社，2013。该版据日本人小岛尚真、森立之等所辑《重辑神农本草经集注》，精校细注，使陶弘景所著《本草经集注》的原貌最大限度地展现于世人面前。

参考文献

[1]尚志钧.《本草经集注》概述[J]. 安徽中医学院学报，1983（2）：51-55.

[2]（南朝·梁）陶弘景编. 尚志钧，尚元胜辑校. 本草经集注. 辑校本[M]. 北京：人民卫生出版社，1994.

[3]国家中医药管理局《中华本草》编委会. 中华本草[M]. 上海：上海科学技术出版社，1999：795.

《齐民要术》

(南北朝·贾思勰编撰)

1.《齐民要术》

1.1 书籍简介

《齐民要术》约成书于南北朝时期后魏（约533—544年）[1]，是中国现存最早最完整的农学名著，也是世界农学史上最早的农学专著之一。该书共10卷，涉及五谷、林果的种植栽培，桑榆之用，染料植物栽培与制用；另有造纸、木材用林木种植和禽畜养殖等的应用。文中特别详细论述发酵制造酒、酱、醋、神曲与豆豉；发芽、制饴、饧；煮胶诸法。上述诸物皆可药用，因其记录详尽，对本草品种考证具有重要价值。此外，还介绍了很多防病保健法，防裂方、小儿抗皱方，内外妇科经验方，主张因人、因时而食，推荐了众多滋补佳品，其保健思想与"药治不如食治""药补不如食补"的医学思想一致[2]，亦可视为本草体系中药材种养殖、发酵、发芽、制胶等的专著。

1.2 原文整体框架

《齐民要术》共10卷，卷1载耕田、收种、种谷；卷2载种植五谷及胡麻、瓜、芋；卷3载栽种多种菜蔬；卷4载种植林果；卷5载种植桑、榆，载种植红蓝花、栀子、紫草、蓝等多种染料植物，及造纸用楮树，木材薪柴用的杨、柳、槐、竹等；卷6载养殖牛、马、驴、骡、猪、鸡、鸭、鹅、鱼及作酥酪，兼及种莲藕、芡、菱等药食兼用之物；卷7载造神曲、酒、酱；卷8载黄衣（制女曲）、黄蒸（制酱麴）、蘖（发芽）、作酱（豆、肉、鱼、虾及榆子诸酱）、作豉（豆、麦豉）、作酢（醋）、作鱼鲊、脯腊等；卷9作醴（麦芽糖饴，非醴酒）、作饧（干饴）、煮胶等；卷10载五谷、果蔬、菜茹及非中国产物，主为南方所产者141种。《齐民要术》被称为"现代最早的南方植物志"，很多记有药用功效。

2.作者简介

贾思勰（生卒年不详），青州益都（今属山东省寿光市）人，是后魏时期杰出的农学家,被尊称为"农圣"。曾任后魏高阳郡(即今山东省淄博市)的太守,并因此到过山东、河北、河南等诸多地方。重视农业生产,每到一地,认真考究当地的农业生产技术,向经验丰富的老农请教。中年以后,他弃官返乡经营农牧业,亲自实践农业生产劳动,但其视角和认识层次不局限于农业生产的物质层面,而是结合政治、哲学多角度,认识到农业生产的人本、民本深远意义,注重天地人的共存互生关系,以此探讨事物间的联系,提出"天时、地利、人和"为农业生产的关键因素。大约533—544年间,贾思勰将自己博览群书积累的古书上关于农业生产资料、询问老农获得的丰富经验以及亲身实践总结,加以汇集整理,称"采捃经传,爰及歌谣,询之老成,验之行事",著成划时代巨著《齐民要术》。

3.序文(自序)

《史记》曰:"齐民无盖藏①。"如淳注曰:"齐,无贵贱,故谓之齐民者,若今言平民也。"

盖神农为耒耜,以利天下;尧命四子,敬授民时;舜命后稷,食为政首;禹制土田,万国作乂②;殷周之盛,诗书所述,要在安民,富而教之。

《管子》曰:"一农不耕,民有饥者;一女不织,民有寒者。""仓廪实,知礼节;衣食足,知荣辱。"丈人曰:"四体不勤,五谷不分,孰为夫子?"传曰:"人生在勤,勤则不匮。"古语曰:"力能胜贫,谨能胜祸。"盖言勤力可以不贫,谨身可以避祸。故李悝为魏文侯作尽地力之教,国以富强;秦孝公用商君,急耕战之赏,倾夺邻国而雄诸侯。

《淮南子》曰:"圣人不耻身之贱也,愧道之不行也;不忧命之长短,而忧百姓之穷。是故禹为治水,以身解于阳盱之河;汤由苦旱,以身祷于桑林之祭……神农憔悴,尧瘦癯,舜黎黑,禹胼胝。由此观之,则圣人之忧劳百姓亦甚矣。故自天子以下,至于庶人,四肢不勤,思虑不用,而事治求赡③者,未之闻也。""故田者不强,囷仓不盈;将相不强,功烈不成。"

《仲长子》曰:"天为之时,而我不农,谷亦不可得而取之。青春至焉,时雨降焉,始之耕田,终之簠、簋④,惰者釜之,勤者钟⑤之。矧夫不为,而尚⑥乎食也哉?"《谯子》曰:"朝发而夕异宿⑦,勤则菜盈倾筐。且苟无羽毛,不织不衣;

---

① 盖藏:即藏盖,指储藏,隐藏。
② 乂:治理。
③ 求赡:需要得到满足,生活过得好。
④ 簠、簋:古时盛食物的器具,竹木制或铜制。簠,外方内圆;簋,外圆内方。
⑤ 釜、钟:古时量器名称。釜是六斗四升,钟是六石四斗。《左传·昭公三年》:"齐旧四量:豆、区、釜、钟。四升为豆,各自其四,以登于釜,釜十则钟。"
⑥ 矧夫:何况。尚:侥幸妄想。
⑦ 异宿:指歇宿时有远近,走得快的已赶到前站,走得慢的还掉在后头。

不能茹草饮水，不耕不食。安可以不自力哉？"

晁错曰："圣王在上，而民不冻不饥者，非能耕而食之，织而衣之，为开其资财之道也……夫寒之于衣，不待轻暖；饥之于食，不待甘旨。饥寒至身，不顾廉耻。一日不再食则饥，终岁不制衣则寒。夫腹饥不得食，体寒不得衣，慈母不能保其子，君亦安能以有民……夫珠、玉、金、银，饥不可食，寒不可衣……粟、米、布、帛……一日不得而饥寒至。是故明君贵五谷而贱金玉。"刘陶曰："民可百年无货，不可一朝有饥，故食为至急。"陈思王曰："寒者不贪尺玉而思短褐①，饥者不愿千金而美一食。千金、尺玉至贵，而不若一食、短褐之恶者，物时有所急也。"诚哉言乎！

神农、仓颉，圣人者也；其于事也，有所不能矣。故赵过始为牛耕，实胜耒耜之利；蔡伦立意造纸，岂方缣、牍之烦②？且耿寿昌之常平仓③，桑弘羊之均输法④，益国利民，不朽之术也。谚曰："智如禹、汤，不如尝更⑤。"是以樊迟请学稼，孔子答曰："吾不如老农。"然则圣贤之智，犹有所未达，而况于凡庸者乎？

猗顿，鲁穷士，闻陶朱公富，问术焉。告之曰："欲速富，畜五牸。"乃畜牛羊，子息万计。九真、庐江，不知牛耕，每致困乏。任延、王景，乃令铸作田器，教之垦辟，岁岁开广，百姓充给。燉煌不晓作耧犁；及种，人牛功力既费，而收谷更少。皇甫隆乃教作耧犁，所省庸力过半，得谷加五。又燉煌俗，妇女作裙，挛⑥缩如羊肠，用布一匹。隆又禁改之，所省复不赀。茨充为桂阳令，俗不种桑，无蚕织丝麻之利，类皆以麻枲头⑦贮衣。民惰窳，少麤⑧履，足多剖裂血出，盛冬皆然火燎炙。充教民益种桑、柘，养蚕，织履，复令种纻麻⑨。数年之间，大赖其利，衣履温暖。今江南知桑蚕织履，皆充之教也。五原土宜麻枲，而俗不知织绩；民冬月无衣，积细草，卧其中，见吏则衣草而出。崔寔为作纺绩、织纴之具以教，民得以免寒苦。安在不教乎？

---

① 短褐：粗麻短衣。
② 缣：指细绢。牍：指竹木简，有纸以前的文字，写在这些上面，即所谓"竹、帛"。方：比。意指自东汉蔡伦用植物纤维改进造纸方法后，比起过去来，就没有用"缣、牍"那样烦费了。
③ 常平仓：西汉宣帝时，耿寿昌建议在边郡修建仓库，谷贱时以较高的价格买进，贵时以较低的价格卖出，以调节粮价，即为常平仓。
④ 桑弘羊之均输法：指把各地一向为商人所争购贩运牟利的产品，列为人民向政府缴纳的实物贡赋（即将原征贡赋的品类改变），由政府直接征收掌握，除一部分按需要迳运京都长安外，其余由当地转运到市价较高的地方卖去，把钱交回中央。这就是所谓"均输"。主要目的在平抑物价，防止商人投机倒把，而增加中央收入。
⑤ 尝：曾经。更：经历。意指即使聪明如禹汤，终不如亲身实践得来的知识高明。
⑥ 挛：指裙的过分褶叠费料。
⑦ 麻枲头：指缉绩麻缕过程中剔剩下来的杂乱麻纤维，也叫"麻脚"。
⑧ 窳：懒。麤：是南楚人称麻鞋草履的俗名。
⑨ 纻麻：即苎麻。

黄霸为颍川，使邮亭、乡官①，皆畜鸡、豚，以赡鳏、寡、贫穷者；及务耕桑，节用，殖财，种树。鳏、寡、孤、独，有死无以葬者，乡部书言，霸具为区处：某所大木，可以为棺；某亭豚子，可以为祭。吏往皆如言。龚遂为渤海，劝民务农桑，令口种一树榆，百本薤②，五十本葱，一畦韭，家二母彘，五母鸡。民有带持刀剑者，使卖剑买牛，卖刀买犊，曰："何为带牛佩犊？"春夏不得不趣田亩，秋冬课③收敛，益蓄果实、菱、芡。吏民皆富实。召信臣为南阳，好为民兴利，务在富之。躬劝农耕，出入阡陌，止舍离乡亭④，稀有安居。时行视郡中水泉，开通沟渎，起水门、提阏⑤，凡数十处，以广溉灌，民得其利，蓄积有余。禁止嫁娶送终奢靡，务出于俭约。郡中莫不耕稼力田。吏民亲爱信臣，号曰"召父"。僮种为不其令，率民养一猪，雌鸡四头，以供祭祀，死买棺木。颜斐为京兆，乃令整阡陌，树桑果；又课以闲月取材，使得转相教匠⑥作车；又课民无牛者，令畜猪，投贵时卖，以买牛。始者民以为烦，一二年间，家有丁⑦车、大牛，整顿丰足。王丹家累千金，好施与，周人之急。每岁时农收后，察其强力收多者，辄历载酒肴，从而劳之，便于田头树下饮食劝勉之，因留其余肴而去；其惰懒者，独不见劳，各自耻不能致丹，其后无不力田者，聚落以至殷富。杜畿为河东，课民畜牸牛、草马⑧，下逮鸡、豚，皆有章程，家家丰实。此等岂好为烦扰而轻费损哉？盖以庸人之性，率之则自力，纵之则惰窳耳。

　　故《仲长子》曰："丛林之下，为仓庾之坻⑨；鱼鳖之堀⑩，为耕稼之场者，此君长所用心也。是以太公封而斥卤播嘉谷，郑、白成而关中无饥年。盖食鱼鳖而薮泽之形可见，观草木而肥硗之势可知。"又曰："稼穑不修，桑果不茂，畜产不肥，鞭之可也；杝落不完，垣墙不牢，扫除不净，笞之可也。"此督课之方也。且天子亲耕，皇后亲蚕，况夫田父而怀窳惰乎？

　　李衡于武陵龙阳汜洲上作宅，种甘橘千树。临死敕儿曰："吾州里有千头木奴，不责汝衣食，岁上一匹绢，亦可足用矣。"吴末，甘橘成，岁得绢数千匹。恒称太史公所谓"江陵千树橘，与千户侯等"者也。樊重欲作器物，先种梓、漆，时人嗤之。然积以岁月，皆得其用，向之笑者，咸求假焉。此种植之不可已也。谚

---

① 邮亭：指传送文书的止歇站（即驿站）。乡官：指乡政府办事处，当然也包括其基层小吏，即所谓"三老"（掌教化）、"啬夫"（掌赋税、诉讼）、"游徼"（掌治安）。
② 薤：即薤。
③ 课：指检查考核其收获多少，是否达到预期的标准。督课：指督促与课罚。
④ 乡亭：是汉代县以下的行政区划单位，即所谓"十里一亭，十亭一乡"。此句意谓召信臣进入农村，随在止宿，其止宿之处，经历各乡各亭，很少待在太守衙门里。
⑤ 水门：即水闸。阏：作"堰"字用。
⑥ 匠：指制车技艺。
⑦ 丁：坚实。
⑧ 草马：即母马。
⑨ 仓庾之坻：指谷物堆积得像高丘那样，形容很多。
⑩ 堀：通"窟"。

曰:"一年之计,莫如种谷;十年之计,莫如树木。"此之谓也。

《书》曰:"稼穑之艰难。"《孝经》曰:"用天之道,因地之利,谨身节用,以养父母。"《论语》曰:"百姓不足,君孰与足?"汉文帝曰:"朕为天下守财矣,安敢妄用哉!"孔子曰:"居家理,治可移于官。"然则家犹国,国犹家,是以家贫则思良妻,国乱则思良相,其义一也。

夫财货之生,既艰难矣,用之又无节;凡人之性,好懒惰矣,率之又不笃;加以政令失所,水旱为灾,一谷不登,肴腐①相继:古今同患,所不能止也,嗟乎!且饥者有过甚之愿,渴者有兼量之情。既饱而后轻食,既暖而后轻衣。或由年谷丰穰,而忽于蓄积;或由布帛优赡,而轻于施与:穷窘之来,所由有渐。故《管子》曰:"桀有天下,而用不足;汤有七十二里,而用有余,天非独为汤雨菽、粟也。"盖言用之以节。

《仲长子》曰:"鲍鱼②之肆,不自以气为臭;四夷之人,不自以食为异;生习使之然也。居积习之中,见生然之事,夫孰自知非者也?斯何异蓼中之虫,而不知蓝之甘乎?"

今采捃经传,爰及歌谣,询之老成,验之行事,起自耕农,终于醯、醢③,资生之业,靡不毕书,号曰《齐民要术》。凡九十二篇,束为十卷。卷首皆有目录,于文虽烦,寻览差易。其有五谷、果、蓏非中国所植者,存其名目而已;种莳之法,盖无闻焉。舍本逐末,贤哲所非,日富岁贫,饥寒之渐,故商贾之事,阙而不录。花草之流,可以悦目,徒有春花,而无秋实,匹诸浮伪,盖不足存。

鄙意晓示家童④,未敢闻之有识,故丁宁周至,言提其耳,每事指斥,不尚浮辞。览者无或嗤焉[3]。

后魏高阳太守贾思勰撰

4.版本介绍与推荐

《齐民要术》约成书于北魏末年,在唐以前未有相关刻本,主要以手抄形式流传,后至北宋天圣年间,"崇文院"刻本问世,藏于皇家内库。南宋十四年,山东济南人张辚"欲使天下之人皆知务农重谷之道",将《齐民要术》再次刊行,继"崇文院"刻本后第一次重刻,后又有较多翻刻本,至民国初年已有20多种,手抄本直至清代仍有流传。

---

① 肴腐:肴,指尸体腐烂,与"腐"为复词,亦可解释。
② 鲍鱼:即腌鱼,不是鳆鱼(石决明)。
③ 醯:原义指酸,包括《齐民要术》制醋、作菹和酿造各法。醢:原义是肉酱,引申为"烹"。包括各种酱、豉和酱藏食物以及腌腊、烹调各法。
④ 家童:指"家客""奴客",不是贾家的年轻子弟。

推荐版本：《齐民要术》（南北朝）贾思勰著，石声汉译注，石定枎、谭光万补注，北京：中华书局，2019。本书在中国农史学家石声汉先生所著《齐民要术今释》的基础上，为各篇增加题解，增补注释，内容完整全面。

参考文献

[1]何凤丽.《齐民要术》成书经过及版本流传[J]. 春秋，2016（3）：59-60.

[2]杨虎.《齐民要术》中的养生与保健思想探究[J]. 中国农史，2019，38（2）：115-122.

[3]（北魏）贾思勰原著. 缪启愉校释. 齐民要术校释[M]. 北京：中国农业出版社，1982：1-14.

《雷公炮炙论》

(隋末唐初·雷敩编撰)

1.《雷公炮炙论》

1.1 书籍简介

《雷公炮炙论》又称《雷公炮炙方》(《蜀本草》)、《雷敩炮炙方》(《图经本草》)、《炮炙方》(《宋志》)、《雷公炮炙》(《郡斋读书后志》)。成书年代存在争议,多称南北朝时期,经考订,应在隋末唐初成书。原书早佚,现传版本均以《证类本草》为底本,旁参《本草品汇精要》《本草纲目》《五藏论》辑佚而成。该书比较详细记载了约234~254种药的炮制方法,并对药物的真伪做出鉴定,是我国历史上第一部中药炮制专著,对我国中药炮制规范做出了贡献,也对现代中药炮制理论的研究、制备工艺的提升具有一定借鉴作用[1]。

1.2 原文整体框架

《雷公炮炙论》共3卷,宋代唐慎微著《经史证类备急本草》录有234种,明代李时珍著《本草纲目》录有254种,清代张骥本收药181种。3卷分为上、中、下三品,每卷均对药物的炮制方法详加阐述。张骥本上卷为上品药物59种,中卷为中品药物63种,下卷为下品药物59种。主要介绍了有关各药的修治、切制、药物的来源。

2.作者简介

雷敩,药物炮制专家,亦为"丹道中人"。北宋苏颂《本草图经》滑石项下谓其为"隋人";南宋晁公武《郡斋读书志》谓其人为"宋人"。正史上隋朝只有一个,"宋"却有南北朝时期刘裕所建南朝宋国(420—479年),唐末五代十国之后赵匡胤所建宋朝(960—1127年),即相差了五六百年的两个"宋"。后人为区别,便有了刘宋、赵宋之称,故雷敩其人就有了"刘宋时人"和"赵宋时人"两说。但在中国历史上,除了刘宋、赵宋外,在隋末唐初还有个因其短命而不入正史的辅公祏所建国号为"宋"的"辅宋"政权。而这第三个"宋",正与北宋大学者、医药学家苏颂所称雷敩为"隋人"相契合。而"辅宋"政权之称帝者辅公祐又为学道之人，反观雷敩《炮炙论》中多见炼丹术类内涵，亦道家人，同气相求，封雷敩一个"内究守国安正公"就不足为奇了[2]。

3.序文

若夫世人使药，岂知自有君臣；既辨君臣，宁分相制。祇如枙毛（今盐草也）沾溺，立销班①肿之毒；象胆挥粘②，乃知药有情异。鲑鱼插树，立便③干枯；用狗涂之（以犬胆灌之，插鱼处，立如故也），却当荣盛。无名（无名异，形似玉柳石④。又如石灰⑤，味别）止楚⑥，截指而似去甲毛。圣石⑦开盲，明目而如云离日。当归止血、破血，头尾效各不同（头止血，尾破血）。蕤子熟生，足睡、不眠立据。弊筻淡卤⑧（常使者甑中筻，能淡盐味），如酒沾交⑨（今蜜枳缴枝，又云交加枝）。铁遇神砂，如泥似粉。石经鹤粪，化作尘飞。枙见橘，花似髓；断弦折剑，遇鸾血而如初（以鸾血炼作胶，黏折处，铁物永不断）。海竭江枯，投游波（燕于是也）而立泛。令铅拒火，须仗修天（今呼为补天石）。如要形坚，岂忘紫背⑩（有紫背天葵，如常食葵菜，只是背紫面青，能坚铅形）。留砒住鼎，全赖宗心（别有宗心草，今呼石竹，不是食者棕，恐误。其草出歙州，生处多虫兽）。雌得芹花（其草名为立起，其形如芍药，花色青，可长三尺已来，叶上黄斑色，味苦涩，堪用煮雌黄，立住火），立便成庚。硇遇赤须（其草名赤须，今呼为虎须草，是用煮硇砂，即生火验），水留金鼎。水中生火，非猵髓而莫能（海中有兽名曰猵，以髓入在油中，其油沾水，水中火生，不可救之，用酒喷之，即涎，勿于屋下收）。长齿生牙，赖雄鼠之骨末（其齿若折，年多不生者，取雄鼠脊背作末，揩折处，齿立生如故）。发眉坠落，涂半夏而立生（眉发坠落者，以生半夏茎炼之取涎，涂发落处，立生）。目辟眼目瞤⑪，有五花而自正（五加皮是也，其叶有雄雌，三叶为雄，五叶为雌。须使五叶者，作末，酒浸饮之。其目瞤者正）。脚生肉枙，褪系苺根（脚有肉枙者，取苺根于褪带上系之，感应永不痛）。囊皱漩多，夜煎竹木（多小便者，夜煎草薢一件服之，永不夜起也）。体寒腹大，全赖鸬鹚

---

① 班：《纲目》作"斑"，互为通假字。
② 象胆挥粘：据《纲目》记载，象胆明目，能去尘膜，是其义也。
③ 便：《品汇》作"使"。
④ 柳石：《品汇》《纲目》俱作"仰面"。
⑤ 灰：《纲目》作"炭"。无名异为含氧化锰矿物，色黑，应以"炭"为是。
⑥ 无名止楚：无名，即无名异。楚，即痛苦之意。据《纲目》记载，无名异能止伤折之痛。
⑦ 圣石：即光明盐。
⑧ 弊筻淡卤：弊筻，即故甑蔽。据唐·陈藏器《本草拾遗》记载，故甑蔽能止咸味。
⑨ 如酒沾交：交，即交加枝，又名枳椇。
⑩ 紫背：即紫背天葵，又名天葵、菟葵。
⑪ 瞤：音未详，义为目不正也。

（若患腹大如鼓，米饮调鸬鹚末服，立枯如故也）。血泛经过，饮调瓜子（甜瓜子内仁，捣作末去油，饮调服之，立绝）。咳逆数数，酒服熟雄（天雄炮过，以酒调一钱匕①，服立定也）。遍体疹风，冷调生侧（附子傍生者，曰侧子，作末，冷酒服，立差也）。肠虚泄痢，须假②草零（捣五倍子作末，以熟水下之，立止也）。久渴心烦，宜投竹沥。除癥去块，全仗硝碯（硝碯即碯砂、硝石二味，于乳钵中研作粉，同煅了，酒服，神效也）。益食加觔，须煎芦朴（不食者，并饮酒少者，煎逆水芦根并厚朴二味，汤服）。强筋健骨，须是苁鳝（苁蓉并鳝鱼二味作末，以黄精汁丸服之，可力倍常十也。出《乾宁记》中）。驻色延年，精蒸神锦（出颜色，服黄精自然汁拌，细研神锦于柳木甑中，蒸七日了，以木蜜丸服。颜貌可如幼女之容色也）。知疮所在，口点阴胶（阴胶，即甑中气垢，少许于口中。即知藏府③所起，直彻至住处，知痛足可医也）。产后肌浮，甘皮酒服（产后肌浮，酒服甘皮立愈）。口疮舌坼，立愈黄苏（口疮舌坼，以根黄涂苏炙作末，含之，立差）。脑痛欲亡，鼻投硝末（头痛者，以硝石作末，内鼻中，立止）。心痛欲死，速觅延胡（以延胡索作散，酒服之，立愈也）。如斯百种，是药之功。某忝遇明时，谬看医理，虽寻圣法，难可穷微。略陈药饵之功能，岂溺仙人之要术？其制药炮熬煮炙，不能记年月哉！欲审元由，须看海集。某不量短见，直录炮熬煮炙，列药制方，分为上、中、下三卷，有三百件名，具陈于后。（据柯氏影印本《大观本草》[3]）

4.版本介绍与推荐

《雷公炮炙论》原书早佚，现存多为其辑本及佚文，最早的辑本为张骥所辑《雷公炮炙论》（1924年），但所辑佚文仅178种药，并不全面。今有尚志钧辑《雷公炮炙论》，辑录资料较全面，并附有校注及文献研究论文数篇[4]。

推荐版本：

①《雷公炮炙论》辑佚本（南北朝，宋。实为隋末唐初）雷敩著，王兴法辑校，上海：上海中医学院出版社，1986。该版辑校参考的底本为宋代唐慎微的《重修政和经史证类备用本草》，辑校时选用的校本主要有《大观本草》《本草品汇精要》等书，所辑佚文，以底本为准，校本仅做参考，凡遇和原文无实质性差别的，一律不动，不加校记，避免烦琐考证，凡遇突出歧异的问题，如舛错、脱漏、衍生、颠倒、误刻等，均作出校记，按序码编排，附于当页下端。

②《雷公炮炙论》（南北朝，宋。实为隋末唐初）雷敩著，尚志钧辑校，合肥：安徽科学技术出版社，1991。该版辑录时，主要从《大观本草》《政和本草》

---

① 一钱匕：中医古方用量的特殊单位，即用汉代五铢钱币抄取药物以不落为度。约1.5～1.8克。
② 假：通"借"。
③ 藏府：通"脏腑"。

所载《雷公炮炙论序》及"雷公曰"的文字辑录资料，并参考敦煌出土《五脏论》、宋·洪迈《容斋随笔》、明·李时珍《本草纲目》、明·李中梓《雷公炮炙药性解》、明·缪希雍《炮炙大法》、清·张睿《修事指南》诸书校注而成。

参考文献

[1]李璐旸. 经典传承历久弥新（上）——历代本草学著作简介[J]. 首都医药，2009，16（11）：33-35.

[2]张世臣，关怀. 《雷公炮炙论》成书年代新探[J]. 中国中药杂志，2000，25（3）：179-183.

[3]王兴法. 雷公炮炙论. 辑佚本[M]. 上海：上海中医学院出版社，1986：3-5.

[4]国家中医药管理局《中华本草》编委会. 中华本草[M]. 上海：上海科学技术出版社，1999，（28）：794.

《新修本草》

(唐·苏敬等编撰)

1.《新修本草》

1.1 书籍简介

《新修本草》又称《唐本草》《英公本草》，成书于唐高宗显庆四年（659年）。该书共54卷，作为第一部由政府编撰的药典，该书较为详细地总结了唐朝以前关于本草方面的内容。载药数844种，分为玉石、草、木、禽兽、鱼虫、果、菜、米谷、有名未用等9类，包括新增药物、外来药物、岭南药物等，还有一些药物是首次记载。《新修本草》所载药物的数量繁多、种类丰富，反映了当时我国在中医药方面与外界交流繁荣的景象[1]。该书总结了之前的本草学成就，又对后来的本草学发展起到推动作用，具有较高的文献研究价值。《新修本草》较国外最早的药典纽伦堡政府1546年刊行的《纽伦堡药典》早9个世纪，是世界上最早的药典。

1.2 原文整体框架

《新修本草》原书共54卷，收载药物844种，分为本草、药图、图经三部分。正文部分共20卷，记载了药物的性味特点、产地、采集要点、治疗功效等；药图25卷，描绘了药物的实际形态；图经7卷，是对药物的文字说明；另设目录2卷。

2.作者简介

苏敬（599—674年），唐代医家，曾任右监门长史。显庆二年（657年），苏敬建议编修本草典籍，得到了唐政府的支持后，苏敬等22人从事这项工作。此外，苏敬另与徐恩恭、唐临等编了《三家脚气论》一书。

3.序文(唐·礼部尚书孔志约)

盖闻天地之大德①曰生,运阴阳以播物;含灵之所保曰命,资亭育以尽年。蛰穴栖巢,感物之情②盖寡;范金揉木③,逐欲之道方滋。而五味或爽④,时昧甘辛之节;六气斯沴⑤,易愆寒燠⑥之宜。中外⑦交侵,形神⑧分战。饮食伺衅⑨,成肠胃之眚⑩;风湿候隙,遘⑪手足之灾。几⑫缠肤腠,莫知救止⑬;渐固⑭膏肓,期于夭折。暨⑮炎晖纪物,识药石之功;云瑞名官⑯,穷诊候之术。草木咸得其性,鬼神无所遁情。刳麝剸犀⑰,驱泄邪恶;飞丹炼石⑱,引纳清和⑲。大庇苍生,普济黔首。功侔⑳造化,恩迈㉑财成,日用不知,于今是赖㉒。岐、和、彭㉓、缓,腾绝轨于前㉔;李、华、张、吴㉕,振英声于后。昔秦政燔燔,兹经不预;永嘉丧乱,斯道尚存。

梁·陶弘景雅好摄生,研精药术。以为《本草经》者,神农之所作,不刊㉖之书也。

---

① 大德:最高的恩惠。
② 感物之情:指对物质生活的需求。
③ 范金揉木:用模型铸造金属器皿,使木材弯曲以制造器物如轮子等。
④ 五味或爽:指饮食失节。
⑤ 六气斯沴(lì):指六气不和。
⑥ 愆(qiān):失误,差错。用如动词。燠:热。
⑦ 中外:指内邪和外邪。
⑧ 形神:躯体和精神。分战:分别应战。
⑨ 衅:同"衅"。
⑩ 眚:指病患。
⑪ 遘:通"构",造成。
⑫ 几:又作"机"。指疾病。
⑬ 救止:拯救,救疗。止,已,疗。
⑭ 固:执着。指深入。
⑮ 暨:及;到。
⑯ 云瑞名官:相传黄帝出,有祥云相应,遂以云命名百官。
⑰ 刳麝剸(tuán)犀:挖取麝香,截断犀角。
⑱ 飞丹炼石:升炼丹药。泛指炮制药物。
⑲ 引纳清和:收纳清静和平之气。
⑳ 侔(móu):等同。造化:指创造化育万物的天地。
㉑ 迈:超越。
㉒ 是赖:依靠。
㉓ 彭:指上古名医巫彭。相传巫彭创制丸药。
㉔ 腾绝轨于前:在前代创造了优异卓绝的事业。
㉕ 李:似指东汉时蜀医李助,即李当之,通经方,与郭玉齐名。华:华佗。张:张仲景。吴:吴普,华佗弟子,著有《吴普本草》。
㉖ 不刊:不能改动。刊:消除。

惜其年代浸远①，简编残蠹，与桐、雷众记②，颇或踳驳③。兴言撰缉④，勒⑤成一家，亦以雕琢经方，润色医业。然而时钟鼎峙，闻见阙⑥于殊方；事非佥议⑦，诠释拘于独学。至如重⑧建平之防己，弃槐里之半夏。秋采榆人，冬收云实⑨。谬粱米⑩之黄白，混荆子之牡、蔓⑪。异繁缕⑫于鸡肠，合由跋于鸢尾。防葵、狼毒，妄曰同根；钩吻、黄精，引为连类⑬。铅、锡莫辨，橙、柚不分。凡此比例⑭，盖亦多矣。自时⑮厥后，以迄于今，虽方技分镳⑯，名医继轨，更相祖述，罕能厘正。乃复采杜蘅于及己，求忍冬于络石。舍陟厘而取荫藤，退飞廉而用马蓟。承疑行妄，曾无有觉。疾瘵多殆，良深慨叹。

既而朝议郎行右监门府长史骑都尉臣苏敬，摭⑰陶氏之乖违，辨俗用之纰紊⑱。遂表请修定，深副圣怀⑲。乃诏太尉扬州都督监修国史上柱国赵国公臣无忌、太中大夫行尚药奉御臣许孝崇等二十二人，与苏敬详撰。窃以动植形生，因方舛性；春秋节变，感气殊功。离其本土，则质同而效异；乖于采摘，乃物是而时非。名实既爽⑳，寒温多谬。用之凡庶，其欺已甚；施之君父，逆莫大焉。于是上禀神规，下询众议；普颁天下，营求药物。羽、毛、鳞、介，无远不臻；根、茎、花、实，有名咸萃。遂乃详探秘要，博综方术。《本经》虽阙，有验必书；《别录》虽存，无稽必正。考其同异，择其去取。铅翰昭章，定群言之得失；丹青绮焕，备庶物之形容。撰本草并图经、目录等，凡成五十四卷。庶以网罗今古，开涤耳目。尽医方之妙极，拯生灵之性命。传万祀而无昧，悬㉑百王而不朽。

---

① 浸远：久远。浸：深。
② 桐、雷众记：指桐君、雷公等人的著述。
③ 踳驳：错误杂乱。踳：同"舛"。驳：混乱。
④ 缉：通"辑"。
⑤ 勒：刻；编写。
⑥ 阙：空缺；欠缺。
⑦ 佥：众人。
⑧ 重：推崇。
⑨ 云实：豆科植物。
⑩ 粱米：北方称"谷子"。有黄白之分。
⑪ 牡、蔓：指牡荆实和蔓荆实。
⑫ 异：区分。繁缕：又名鸡肠草（即鹅不食草）。
⑬ 连类：同类。
⑭ 比例：近似的事例。
⑮ 自时：自此；从此。时，通"是"。
⑯ 方技分镳（标）：指医学与本草学的研究分别进行。
⑰ 摭（直）："察"义。《慧琳音义》卷七十八注："摭，检也。"《希麟音义》卷五注："检，察也。"
⑱ 纰（披）紊：错误和紊乱。
⑲ 副：符合。圣怀：指皇帝的旨意。
⑳ 爽：不符合。
㉑ 悬：指公布、传布。

4.版本介绍与推荐

《新修本草》本草部分的后世辑本有4种：其一是小岛宝素辑本，现已亡失，仅博氏刊本中尚保存小岛氏所辑卷3一卷；其二是清末李梦莹补辑本，今有其子李浩1922年校补本；其三是尚志钧辑本；其四是日人冈西为人本，名《重辑新修本草》[2]。

推荐版本：

①《新修本草》（唐）苏敬等著，何清湖主编，山西：山西科学技术出版社，2013。该版以1981年由安徽科学技术出版社出版的尚志钧辑本为底本，针对明显错误做出校勘，而对异议地方不做区分，依参校本予以勘正，并于每卷卷末出校勘记说明。校勘记的写法力求简明扼要、规范统一。

②本草古籍辑注丛书第1辑《新修本草》辑复（唐）苏敬等著，尚志钧辑复，尚志钧辑注，尚元胜等整理，北京：北京科学技术出版社，2019。该版依据吐鲁番、敦煌两地出土的残卷作为底本，广泛参考《千金翼方》《大观本草》等古籍出土本，进行辑复校注的同时，高度还原古本内容。

参考文献

[1]张新悦，王莹.《新修本草》的现代研究进展[J]. 中国现代中药，2019，21（3）：399–403.

[2]国家中医药管理局《中华本草》编委会. 中华本草[M]. 上海：上海科学技术出版社，1999，（28）：796.

《开宝重定本草》

(宋·刘翰等编撰)

1.《开宝重定本草》

1.1 书籍简介

《开宝重定本草》又称《开宝本草》，成书于宋开宝七年（974年），是以宋太祖赵匡胤第三个年号"开宝"命名。作者为刘翰等人。它包含《开宝新详定本草》《开宝重定本草》二书，习惯上多指后者，故《开宝重定本草》又名《开宝本草》。该书共21卷，对时过300余年的《新修本草》在编纂和传抄中出现的谬误进行了修订，还从唐后本草著作中筛选出了近100种新的药物。大学者李公式在该书序中说"去非取是，特立新条。自余刊正，不可悉数"，肯定了该书的内容和地位。

《开宝重定本草》是我国本草史上较早制定了严格编写体例的著作，它的成功问世，不仅促进了后期《嘉祐本草》的成功修订，而且为后世本草的编订体例树立了良好的范式与标准。

1.2 原文整体框架

《开宝重定本草》共21卷，卷1为目录，卷2～3为序例上卷与下卷，卷4～21为药物各论部分，记载了各部药物。该书所载药物达983种，其中新增134种，多为当时名医常用的有效药物。

卷2～3为序例上卷与下卷，上卷内容记载了"开宝重订序""唐本序""陶隐居序"三篇序言，下卷记载了"诸病通用药""解百药及金石毒例""服药食忌例"等5个部分；卷4～6为玉石部上、中、下品；卷7～12为草部上中下三品；卷13～15为木部上、中、下品；卷16为禽兽部；卷17为虫鱼部；卷18为果部；卷19为菜部；卷20为米部；卷21为有名未用部。

2.作者简介

刘翰（生卒年不详），沧州临津（今山东宁津）人，五代、北宋时期名医。刘翰出身中医世家，曾做过护国军节度使巡官。后进献医书，被周世宗任命为翰林医官、卫尉寺主簿。周亡宋兴，刘翰地位更进一步，历任朝散大夫、鸿胪寺丞、尚药奉御、检校工部员外郎、翰林医官使、检校户部郎中。主持编纂了《开宝本草》。后因给滑州守将刘遇治病误诊，被贬为和州团练副使。数年后复出，重新担任尚药奉御、翰林医官使。

3.序文

三坟之书，神农预其一，百药既辨，本草存其录。旧经三卷，世所流传。《名医别录》，互为编纂。至梁·贞白先生陶弘景，乃以《别录》参其《本经》，朱墨杂书，时谓明白；而又考彼功用，为之注释，列为七卷，南国行焉。逮乎有唐①，别加参校，增药八百余味，添注为二十一卷。《本经》漏功则补之，陶氏误说则证之。然而载历年祀，又逾四百，朱字、墨字，无本得同；旧注新注，其文互阙；非圣主抚大同之运，永无疆之休，其何以改而正之哉！乃命尽考传误，刊为定本；类例非允，从而革焉。至如笔头灰，兔毫也，而在草部，今移附兔头骨之下；半天河、地浆，皆水也，亦在草部，今移附土石类之间。败鼓皮移附于兽皮，胡桐泪改从于木类。紫矿亦木也，自玉石品而取焉；伏翼实禽也，由虫鱼部而移焉。橘柚附于果实，食盐附于光明盐。生姜、干姜，同归一说。至于鸡肠、蘩②蒌、陆英、蒴藋③，以类相似，从而附之。仍采陈藏器《拾遗》、李含光《音义》，或讨源于别本，或传效于医家，参而较之，辨其臧否。至如突屈白，旧说灰类，今是木根；天麻根解似赤箭，今又全异。去非取是，特立新条。自余刊正，不可悉数，下采众议，定为印板。乃以白字为神农所说；墨字为名医所传；唐附，今附，各加显注；详其解释，审其形性，证谬误而辨之者，署为今注；考文记而述之者，又为今按。义既刊定，理亦详明。今以新旧药合九百八十三种，并目录二十一卷，广颁天下，传而行焉。

4.版本介绍与推荐

《开宝重定本草》原书不存，流行于宋代，《崇文总目辑释》《通志艺文略》《玉海》等皆有著录。原书虽不存，内容可见于《证类本草》中[1]。现多以尚志钧辑复版本流传最广，并经过多次校订出版。

推荐版本：

①《开宝本草》辑复本（宋）卢多逊等撰，尚志钧辑校，合肥：安徽科学技术

---

① 逮乎有唐：到了唐朝。
② 蘩（fán）：指白蒿。
③ 蒴藋（shuò diào）：灌木状草本。

出版社，1998。本书药物条文首先以《唐本草》为底本，针对其中《唐本草》所缺内容，再以《大观本草》《政和本草》为底本。此外还用《千金方》《千金翼方》《医心方》《证类本草》《本草纲目》等现存载有古本草资料的古书予以校订，具有本草广泛的实用性和可阅性。

②本草古籍辑注丛书第1辑《开宝本草》辑校，（宋）卢多逊等撰，尚志钧辑校，贾荣校对，北京：北京科学技术出版社，2019。该版以尚志钧辑校版为底本，贾荣等人整理校对，尚志钧先生依据历代医药学专著，广征博引，运用独特的考据方法对本草文献进行深入研究。此书在编写过程中，力求还原历史真相，大部分条目均参考了大量的文献，并注明文献出处。

参考文献

[1]国家中医药管理局《中华本草》编委会. 中华本草[M]. 上海：上海科学技术出版社，1999，（28）：801.

《嘉祐补注神农本草》

(宋·掌禹锡等编撰)

1.《嘉祐补注神农本草》

1.1 书籍简介

《嘉祐补注神农本草》又称《嘉祐本草》，成书于嘉祐三年—嘉祐六年（1058—1061年），该书共20卷，是以《开宝重定本草》为蓝本，参以诸家本草如《神农本草经》《名医别录》《新修本草》等及经史百家所载的药学知识，并搜罗当时医家所常用而未载于本草的药物，以补充其内容并作注解，加之本书考证详明，是其所长。

1.2 原文整体框架

《嘉祐补注神农本草》共20卷，卷1、卷2分别为序例上和序例下，卷3~20为药物各论部分，全书载药1082种。

卷1为序例上篇，记载了4篇序言，包括嘉祐补注总序、开宝重定序、唐本序、陶隐居序；卷2为序例下篇，序例下记载了"诸病通用药""解百药及金石毒例""服药食忌例"等5个部分；卷3~5为玉石部上、中、下三品；卷6~11为草部的上、中、下三品；卷12~14为木部上、中、下三品；卷15~20为禽兽部（卷内又细分为禽部、兽部上、中、下部分）、虫鱼部、果部、菜部、米部（皆同禽兽部分为上、中、下），有名未用部。

2.作者简介

掌禹锡（992—1068年），许州郾城（今河南省漯河市郾城区）人，天禧进士，除参与编修《开宝本草》《嘉祐本草》外，曾参与编修《皇祐方域图志》《地理新书》，另著有《郡国手鉴》等。历官道州司理参军、尚书屯田员外郎、并州通判、集贤院校理、崇文院检讨、光禄卿、直秘阁学士。掌氏一生博学多闻，官至太子宾客，好储书，于《易经》、地域、医药诸学均有研究，著述颇多。

3.序文

旧说《本草经》神农所作，而不经见，《汉书·艺文志》亦无录焉。《平帝纪》云：元始五年，举天下通知方术、本草者，在所为驾一封轺①传，遣诣京师。《楼护传》称：护，少诵医经、本草、方术数十万言。本草之名，盖见于此。而英公李世勣等注引班固叙《黄帝内外经》云：本草石之寒温，原疾病之深浅。此乃论经方之语，而无本草之名。惟梁《七录》载《神农本草》三卷，推以为始，斯为失矣。或疑其间所载生出郡县，有后汉地名者，以为似张仲景、华佗辈所为，是又不然也。《淮南子》云：神农尝百草之滋味，一日而七十毒，由是医方兴焉。盖上世未著文字，师学相传，谓之本草。两汉以来，名医益众，张机、华佗辈，始因古学，附以新说，通为编述，本草繇②是见于经录。然旧经才三卷，药止三百六十五种，至梁·陶隐居，又进《名医别录》，亦三百六十五种，因而注释，分为七卷。唐显庆中，监门卫长史苏恭，又摭其差谬，表请刊定；乃命司空英国公李世勣等，与恭参考得失，又增一百一十四种，分门部类，广为二十卷，世谓之《唐本草》。国朝开宝中，两诏医工刘翰、道士马志等，相与撰集，又取医家尝用有效者一百三十三种，而附益之；仍命翰林学士卢多逊、李昉、王祐、扈蒙等，重为刊定，乃有详定、重定之目，并镂板③摹行。由是，医者用药，遂知适从。而伪蜀孟昶，亦尝命其学士韩保升等，以《唐本图经》参比为书，稍或增广，世谓之《蜀本草》，今亦传行。是书自汉迄今，甫千岁，其间三经撰著，所增药六百余种，收采弥广，可谓大备。而知医者，犹以为传行既久，后来讲求，浸多参校；近之所用，颇亦漏略，宜有纂录，以备颐生④驱疾之用。嘉祐二年八月，有诏臣禹锡、臣亿、臣颂、臣洞等，再加校正。臣等亦既被命，遂更研核。窃谓前世医工，原诊用药，随效辄⑤记，遂至增多。概见诸书，浩博难究；虽屡加删定，而去取非一。或《本经》已载，而所述粗略；或俚俗⑥尝用，而太医未闻。向非因事详著，则遗散多矣。乃请因其疏捂⑦，更为补注。应诸家医书、药谱所载物品功用，并从采掇；惟名近迂僻⑧，类乎怪诞，则所不取。自余经史百家，虽非方饵之急，其间或有参说药验，较然可据者，亦兼收载，务从该洽，以副诏意。凡名本草者非一家，今以《开宝重定》本为正；其分布卷类、经注杂糅、间以朱墨，并以旧列，不复厘改。

---

① 轺（yáo）：古代一匹马驾驶的轻便小车。
② 繇（yóu）：通"由"。
③ 镂板：即雕刻版。
④ 颐生：犹养生。
⑤ 辄：文言副词，就。
⑥ 俚俗：这里指民间。
⑦ 疏捂：粗疏而不顺人情，捂，意思同抵牾。
⑧ 迂僻：迂诞怪僻，不合情理。

凡补注并据诸书所说，其意义与旧文相参者，则从删削①，以避重复；其旧已著见，而意有未完，后书复言，亦具存之；欲详而易晓，仍每条并以朱书其端，云："臣等谨按某书云某事"；其别立条者，则解于其末，云"见其书"。凡所引书，以唐、蜀二本草为先，他书则以所著先后为次第。凡书旧名本草者，今所引用，但著其所作人名曰"某人"，惟唐、蜀本则曰"唐本云""蜀本云"。凡字朱、墨之别，所谓《神农本经》者以朱字，名医因《神农》旧条而有增补者，以墨字间于朱字；余所增者，皆别立条，并以墨字。凡陶隐居所进者，谓之《名医别录》，并以其注附于末。凡显庆所增者、亦注其末曰"唐本先附"。凡开宝所增者，亦注其末曰"今附"。凡今所增补，旧经未有者，于逐条后开列云"新补"。凡药旧分上中下三品，今之新补，难于详辨，但以类附见，如绿矾次于矾石，山姜花次于豆蔻，扶移次于水杨之类是也。凡药有功用，《本经》未见，而旧注已曾引据，今之所增，但涉相类，更不立条，并附本注之末曰"续注"，如地衣附于垣衣，燕覆附于通草，马藻附于海藻之类是也。凡旧注出于陶氏者曰"陶隐居云"；出于显庆者，曰"唐本注"；出于开宝者，曰"今注"；其开宝考据传记者，别曰"今按""今详""又按"；皆以朱字别于其端。凡药名《本经》已见而功用未备，今有所益者，亦附于本注之末。凡药有今世已尝用，而诸书未见，无所辨证者，如葫芦巴、海带之类，则请从太医众论参议，别立为条，曰"新定"。旧药九百八十三种；新补八十二种，附于注者不预焉；新定一十七种。总新、旧一千八十二条，皆随类粗释②。推以十五凡，则补注之意可见矣。旧著《开宝》、英公、陶氏三序，皆有义例，所不可去，仍载于首篇云。

新旧药合一千八十二种、三百六十种《神农本经》、一百八十二种《名医别录》、一百一十四种唐本先附、一百三十三种今附、一百九十四种有名未用、八十二种新补、一十七种新定。

4.版本介绍与推荐

《嘉祐补注神农本草》初刊于嘉祐六年（1061年），广为流传，绍圣元年（1094年），又刊行小字本，今则失传。宋元间的目录书《通志·艺文略》《直斋书录解题》《郡斋读书后志》《玉海》《文献通考》《宋史·艺文志》等皆有著录。其完整内容存于《证类本草》中[1]。

推荐版本：《嘉祐本草辑复本》（宋）掌禹锡编纂，北京：中医古籍出版社，2009。该版以宋代本草学名著《嘉祐本草》的辑复本为底本编撰而成，用现存载有古本资料的古书予以校勘，如《千金方》《千金翼方》《太平御览》《外台秘要》

---

① 删削：删除。
② 粗释：大致解释。

等，具有完整性和实用性。

参考文献

[1]国家中医药管理局《中华本草》编委会．中华本草[M]．上海：上海科学技术出版社，1999，（28）：801．

《本草图经》

(宋·苏颂等编撰)

1.《本草图经》

1.1 书籍简介

《本草图经》成书于嘉祐六年（1061年），次年镂版刊行。苏颂收集各郡县所产药材实物绘图、外来进口药的样品及开花、结果、采收时间，并药物功效等资料，汇总京都，编辑成册，名曰《本草图经》。后经宋人唐慎微合入《经史证类备用本草》，流传至今。

《本草图经》是继唐之后，在我国药学史上第二次全国药物普查基础上编写而成。书中除重点论述药物来源、产地、采收、鉴别、炮制、临床应用外，对历史地理、自然地理、经济地理等方面也有记述。内容比以往本草著作丰富，描述准确细致、层次更加清晰。该书将药物与方剂相结合，是我国第一部版刻本草图谱，与《嘉祐补注神农本草》为姊妹篇，上承《神农本草经》，下启《本草纲目》，是我国中医药发展史上的一个重要里程碑[1]。李时珍赞其"考证祥明，颇有发挥"。英国科技史家李约瑟在《中国科学技术史》这一巨著中说："在欧洲把野外能够采集到的动植物如此地精确木刻并印刷出来，是到15世纪才出现的大事。"可见本书在科学技术史上的重要地位。

1.2 原文整体框架

《本草图经》正文20卷，目录1卷，合计21卷，全书收载药物814种，药图933幅。该书引用北宋之前文献200余种。书中按照药物之玉石（上品、中品、下品）、草部（上品之上、上品之下、中品之上、中品之下、下品之上、下品之下）、木部（上品、中品、下品）、兽禽部、虫鱼部（上卷、下卷）、果部、菜部、米部、本经外草类、本经外木蔓类进行分类。共有933幅板刻药图，一药一图或一药数图，使用准确方便，对宋以后本草的发展产生了深远影响。

2.作者简介

苏颂(1020—1101年),字子容。北宋时泉州南安(今厦门市同安区)人,享年82岁,是我国历史上杰出的科学家和博物学家。他广学博识、为政清廉、勤政爱民,历经宋朝仁宗、英宗、神宗、哲宗、徽宗五朝,为官近60载,官至宰相,卒赠司空,后追封魏国公。苏颂最突出的科学成就表现在他主持制造世界上最早的钟"水运仪象台",此外即《本草图经》。宋代南安吕惠卿曾尊之云:"子容吾乡里先进!"苏家五世仕宦,社会地位优越,所以享受文化教育,比普通民众的条件为优,使苏颂成为"经、史、九流、百家以至于图纬、律吕、星官、算法、山经、本草无所不通"的人才[2]。

3.序文

3.1 苏颂序

昔神农尝百草之滋味,以救万民之疾苦,后世师祖,由是本草之学兴焉。汉魏以来,名医相继,传其书者,则有吴普、李当之《药录》,陶隐居、苏恭等注解。国初,两诏近臣,总领上医,兼集诸家之说,则有《开宝重定本草》。其言药之良毒,性之寒温,味之甘苦,可谓备①且详矣。然而五方②物产,风气异宜,名类既多,赝伪难别,以狐床当蘼芜,以荠苨乱人参,古人犹且患之,况今医师所用,皆出于市贾,市贾所得,盖自山野之人,随时采获,无复究其所从来,以此为疗,欲其中③病,不亦远乎?昔唐永徽中,删定本草之外,复有图经相辅而行,图以载其形色,经以释其同异。而明皇御制又有《天宝单方药图》,皆所以叙物真滥,使人易知,原诊处方,有所依据。二书失传且久,散落殆尽,虽④鸿都秘府,亦无其本。《天宝方书》但存一卷,类例粗见,本末可寻。宜乎圣君哲辅,留意于搜辑也。先是诏命儒臣重校《神农本草》等凡八书、光禄卿直秘阁臣禹锡、尚书祠部郎中秘阁校理臣亿、太常博士集贤校理臣颂、殿中丞臣检、光禄寺丞臣保衡,相次被选,仍领医官秦宗古、朱有章等,编绎累年,既而《补注本草》成书奏御。又诏天下郡县,图上所产药本,用永徽故事,重命编述。臣禹锡以谓考正群书,资众见则其功易就;论著文字⑤,出异手则其体不一。今天下所上绘事千名,其解说物类,皆据世医之所闻见,事有详略,言多鄙俚,向非专一整比,缘饰以文,则前后不伦,披寻难晓。乃以臣颂向尝刻意此书,于是建言奏请,俾专撰述。臣颂既被旨,

---

① 备:完全,应有的都有了。
② 五方:东西南北中五个方位。
③ 中(zhòng):治疗。
④ 虽:即使。
⑤ 字:刘《大观》原作"事",据柯《大观》、人卫《政和》改。

则裒①集众说，类聚诠次，粗有条目。其间玉石、金土之名，草木、虫鱼之别，有一物而杂出诸郡者，有同名而形类全别者，则参用古今之说，互相发明。其荄②梗之细大，华实之荣落，虽与旧说相戾，并兼存之。崖略不备，则稍援旧注，以足成文意。注又不足，乃更旁引经史及方书小说，以条悉其本原。若陆英为蒴藋花，则据《尔雅》之训以言之；诸香本同，则用《岭表录异》以证之之类是也。生出郡县，则以《本经》为先，今时所宜次之，若菟丝生于朝鲜，今则出于冤句；奚毒③生于少室，今乃来自三蜀之类是也。收采时月有不同者，亦两存其说。若赤箭，《本经》但著采根，今乃并取茎、苗之类是也。生于外夷者，则据今传闻，或用书传所载。若玉屑、玉泉，今人但云玉出于阗，不究所得之因，乃用平居诲《行程记》为质之类是也。药有上、中、下品，皆用《本经》为次第④。其性类相近，而人未的识，或出于远方，莫能形似者，但于前条附之。若溲疏⑤附于枸杞，琥珀附于茯苓之类是也。又古方书所载简而要者，昔人已述其明验，今世亦常用之，及今诸郡医工所陈经效之药，皆并载其方用，天宝之例也。自余书传所无，今医又不能解，则不敢以臆说浅见傅⑥会其文，故但阙⑦而不录。又有今医所用，而旧经不载者，并以类次，系于末卷，曰《本经外类》。其间功用尤著，与旧名附近者，则次于逐条载之。若通脱次于木通，石蛇次于石蟹之类是也。总二十卷，目录一卷。撰次甫就，将备亲览。恭惟主上以至仁厚德，涵养生类，一物失所，则为之恻然，且谓札瘥荐臻⑧，四时代有，救恤之惠，无先医术。荃岁屡敕近臣，雠⑨校《岐黄内经》，重定针艾俞穴，或范金揭石，或镂板联编。悯⑩南方蛊惑之妖，于是作《庆历善救方》以赐之；思下民资用之阙，于是作《简要济众方》以示之。今复广药谱之未备，图地产之所宜，物色万殊，指掌斯见，将使合和者得十全之效，饮饵者无未达之疑，纳斯民于寿康，召和气于穹壤，太平之致，兹有助焉。臣学不该通，职预编述，仰奉宸⑪旨，深愧寡闻。

嘉祐六年九月　日，朝奉郎太常博士充集贤校理新差知颍州军州兼管内劝农及管句开治沟洫河道事骑都尉借紫臣苏颂谨上

---

① 裒（póu）：聚集。刘《大观》原作"衰"，据柯《大观》改。
② 荄（gāi）：根。
③ 毒：成化《政和》、商务《政和》作"独"。
④ 次第：依次，按照一定的顺序。
⑤ 溲疏：为虎耳草科、属落叶灌木。花枝可供瓶插观赏。根、叶、果均可药用。
⑥ 傅：成化《政和》、商务《政和》作"传"，以傅为宜。
⑦ 阙（quē）：疏失。
⑧ 札瘥荐臻（zhá cuó jiàn zhēn）：札，古时写字的小木简。瘥，病，瘥疠（疫病）。荐臻，意思是接连地来到；一再遇到。
⑨ 雠（chóu）：校对文字。
⑩ 悯：忧愁。
⑪ 宸（chén）：指帝王居处。

3.2 本草图经奏敕

嘉祐三年十月，校正医书所奏。窃见唐显庆中诏修本草，当时修定注释《本经》外，又取诸药品绘画成图，别撰《图经》，辨别诸药，最为详备。后来失传，罕有完本。欲望①下应系产药去处，令识别人仔细详认根、茎、苗、叶、花、实，形色大小，并虫鱼、鸟兽、玉石等堪入药用者，逐件画图，并一一开说②着花结实、收采时月及所用功效。其番夷③所产，即令询问榷场市舶商客，亦依此供析，并取逐味一二两，或一二枚封角，因入京人差赍④送，当所投纳⑤，以凭照证，画成本草图，并别撰《图经》，与今《本草经》并行，使后人用药，有所依据。奉诏旨宜令诸路转运司，指挥辖下州府军监差，差逐处通判职官专切管句，依应供申校正医书所。至六年五月又奏，《本草图经》系太常博士集贤校理苏颂分定编撰，将欲了当，奉敕差知颖州，所有图经文字，欲令本官一面编撰了当，诏可。其年十月，编撰成书，送本局修写。至七年十二月一日进呈，奉敕⑥镂板施行。

4.版本介绍与推荐

《本草图经》在《新修本草》《开宝重定本草》及《嘉祐补注神农本草》基础上，结合国内各地药物绘图重新编纂，补充了《开宝本草》和《嘉祐本草》的不足[3]。

推荐版本：《本草图经研究》苏颖著，北京：人民卫生出版社，2011。本书是研究《本草图经》的专著，在收集前人研究资料并充分汲取研究成果的基础上，对《本草图经》进行了全面、系统的梳理，为本草学的研究提供了崭新的思路与方法[4]。

参考文献

[1]赵中振.《本草图经》：本草承先启后之作[N]. 学习时报，2020-07-24（006）.
[2]相鲁闽. 苏颂与《本草图经》[J]. 河南中医，2013，33（7）：1058.
[3]俞慎初. 苏颂及其《图经本草》考[J]. 河北中医，1982（3）：46-49.
[4]钱超尘. 对《本草图经》的全新梳理[N]. 中国中医药报，2015-02-27（004）.

---

① 望：达到某种目的。
② 开说：进言、陈述；引申为阐发解说。
③ 番夷：旧指边境的少数民族，及外国之泛指。
④ 赍（jī）：携带；持。
⑤ 投纳：接受。
⑥ 敕：帝王的诏书、命令。

《重广补注神农本草并图经》

(宋·陈承编撰)

1.《重广补注神农本草并图经》

1.1 书籍简介

《本草图经》与《嘉祐本草》为姊妹篇,宋代陈承将两书合并,加上自己的见解,于北宋元祐七年(1092年)著成《重广补注神农本草并图经》首创本草正文与图经合一的编撰体例,李时珍简称此书为《本草别说》。该书后来传至日本,日本《香要抄》(1156年)引有该书图文,今无传本。《重广补注神农本草并图经》虽然未见于今世,但其后世多个古籍引用陈承的记录,可见其精华已经融于后世典籍。

1.2 原文整体框架

《重广补注神农本草并图经》共23卷,属于综合性本草著作。书中第1卷为目录,第2～21卷为原《嘉祐本草》的内容,2卷为《本草图经》"外草类"和"外木蔓类"。艾晟在该书中摘引若干条文附入《大观本草》,冠以"别说云"为标识。此书图文对照、方便阅读,力排前人用药谬误,补充部分药物基原鉴别、采收栽培、贸易交流等内容。目前该书已佚,今仅存44条佚文见《证类本草》。

2.作者简介

陈承(生卒年不详),宋代医家。阆中(今属四川省)人,其曾祖为宋初名臣陈尧佐。少而聪颖,治病多奇效,名噪于一时,平时好用凉药,有"陈承箧里一盘冰"之谚。陈承医药兼通,注重实际调查,敢发前人之未发。他力斥当时滥用砒霜之弊和用天灵盖之谬,纠正了前人用药的某些错误记载,并能进行药学理论的探索。将《嘉祐补注神农本草》及《本草图经》合而为一,并附以己说,编成《重广补注神农本草并图经》,又与裴宗元、陈师文等同校《太平惠民和剂局方》。

3.序文——林希序

良医之不能以无药愈疾，犹良将不能以无兵胜敌也。兵之形易见，善用者，能以其所以杀者生人；药之性难穷①，不善用者，返以其所以生②者杀人。吁！可畏哉！寒、热、温、凉，辛、甘、缓、急，品类万殊，非一日而七十毒者，孰能辨之。彼《玉函》《金匮》《肘后》《囊中》《千金》之所传，《外台》之所秘，其为方，不知其几何。由是言之，则非独察脉、用方之为难，而辨药最其难者。金石之珍，草木之怪，飞潜动植之广且众也。风气不同，南北不通，或非中国之所有，或人力之所不可到，乃欲真伪无逃于指掌之间，则《本草》《图经》二者，何可须臾离哉？世所传曰《神农氏本草》三卷，梁·陶隐居杂以为七，唐·苏恭、李勣之徒，又附益为二十卷，别图药形以为经，其书略备矣。开宝中，太祖皇帝命卢多逊等，考验得失，增药尤多，号为《开宝本草》。仁宗皇帝嘉祐初，又使掌禹锡、林亿、苏颂、张洞为之补注，因唐《图经》别为绘画，复增药至千有余种。于是收拾遗逸③，订正讹谬，刊有司，布之天下，其为寿养生人之术，无一不具。然世之医者，习故守陋，妄意穿凿，操数汤剂，幸而数中，自谓足以应无穷之病；诘④其论说，则漠然不知。顾《本草》与《图经》，殆⑤虚文耳。况偏州下邑，虽有愿见者，何所售之。阆中陈氏子承，少好学，尤喜于医，该通诸家之说。尝患二书传者不博，而学者不兼有也；乃合为一，又附以古今论说，与己所见闻，列为二十三卷，名曰《重广补注神农本草并图经》。书著其说，图见其形，一启帙⑥而两得之。不待至乎殊方绝域，山巅水涯，而品类万殊者，森在目前；譬⑦夫谈舆地者观于职方，阅战具者之入武库也。承之先世为将相，欧阳子所谓四世六公⑧者，承其曾孙。少孤，奉其母江淮间，闭门蔬食以为养，君子称其孝。间有奇疾，众医愕眙⑨，不知所出，承徐察其脉曰：当投某药某剂，某刻良愈，无不然者。然则承之学，虽出于图书，而精识超绝兹二者，又安能域之哉？鬼臾区、岐伯远矣，吾不得而知也；其视秦越人、淳于仓公、华佗辈为何如？识者当能知之。

元祐七年四月朔，左朝请大夫充天章阁待制、知杭州军州事兼管内劝农使⑩、充两浙西路兵马钤辖兼提举本路兵马巡检公事上轻车都尉、赐紫金鱼袋长乐林希序

---

① 穷：追究、终结、尽、完。
② 生：使生，救治。
③ 遗逸：亦作"遗佚"。遗漏、遗失、散失等义。
④ 诘：责问、追问；查究，究办。
⑤ 殆：几乎；差不多。
⑥ 帙：人卫《政和》作"秩"。
⑦ 譬（pì）：通"僻、擗、辟、避"。释义为比喻。
⑧ 四世六公：世代官居高位。
⑨ 眙（chì）：直视；注视。惊视。
⑩ 使：人卫《政和》作"事"。

4.版本介绍与推荐

该书已佚,无版本推荐。

《经史证类备急本草》

(宋·唐慎微编撰)

1.《经史证类备急本草》

1.1 书籍简介

《经史证类备急本草》简称《证类本草》,初稿成于元丰五年至六年(1082—1083年),元符间(1098—1100年)至绍圣四年(1098年)后尚有增订,至大观二年(1108年)才正式出版,共31卷。本书是宋代唐慎微(或因避讳作唐谨微)在《嘉祐本草》《本草图经》问世之后,系统收录《神农本草经》以下的唐宋各家医药名著、"经史传记""佛书道藏"等书中有关药物的资料编撰而成,记载药物1745种,摘引方剂3000余首。药物分类大体沿袭《新修本草》旧例,并将禽兽部细分为人、兽、禽3部。各药先出《本草图经》药图,次载《嘉祐本草》正文及《本草图经》解说文字,末附唐慎微续添药物资料。

该书内容翔实,药物众多,方药并举,几乎囊括了我国北宋以前的本草精华,是一本大型综合性的本草著作,在明代李时珍《本草纲目》刊行前,一直被作为本草学研究的范本,《本草纲目》亦以其为蓝本编写而成,在本草学发展史中有独特贡献。

1.2 原文整体框架

《证类本草》全书共31卷,目录1卷,载药1745种,新增药628种,附古方三千余首。该书集唐宋以前各家医药名著,及经史传记、山经地志、诗赋杂记、佛书道藏等本草学相关知识,详述各药功用、采集、炮炙、鉴别及名医心得,广涉宋以前秘本500余种,保存了大量医药典籍资料,许多至今已失传。

该书以《嘉祐本草》为框架,将《本草图经》的内容按条目逐一整合到每一药物之下,与该药物相关的经史文献、医方本草也附录其中。前两卷为序例,卷1为嘉祐补注总叙、本草图经序、开宝重定序、唐本序、梁·陶隐居序、合药分剂料理法则、补注所引书传、林枢密重广本草图经序、雷公炮炙论序及序例上、中、下;卷2为诸病通用药部分增补若干药名与病名;后29卷载药1745种,分玉石、草、木、人、兽、禽、虫鱼、果、米谷、菜等部,以及有名未用、《本经》和《图经》

外药等。每药首列药图，次为《嘉祐本草》文，再次为《图经》文，最后为增补内容，冠以墨盖子以示区别，主要为"雷公曰"、附方等。

2.作者简介

唐慎微（1056—1136年），字审元。蜀中名医，医术高明，医德高尚。出身于医学世家，对经方深有研究，知名一时。元祐年间（1086—1094年）应蜀帅李端的召请到成都行医，居于华阳（当时成都府东南郊），此后便定居成都开始行医。唐氏最突出的贡献是编撰了《证类本草》，把宋代的本草学术推向新高峰。

3.序文——宇文虚中书证类本草后

唐慎微，字审元，成都华阳人。貌寝陋①，举措语言朴讷，而中极②明敏。其治病百不失一，语证候不过数言，再问之，辄怒不应。其于人不以贵贱，有所召必往，寒暑雨雪不避也。其为士人疗病，不取一钱，但以名方秘录为请，以此士人尤喜之。每于经史诸书中得一药名、一方论，必录以告，遂集为此书。尚书左丞蒲公传正，欲以执政恩例奏与一官，拒而不受。其二子：五十一、五十四（偶忘其名）及婿张宗说，字岩老，皆传其艺，为成都名医。元祐间，虚中为儿童时，先人感风毒之病，审元疗之如神。又手缄③一书，约曰某年月日即启封。至期，旧恙复作，取所封开视之，则所录三方，第一疗风毒再作，第二疗风毒攻注作疮疡，第三疗风毒上攻，气促欲作喘嗽。如其言以次第饵之，半月良愈，其神妙若此。

皇统三年九月望，成都宇文虚中书

4.版本介绍与推荐

4.1 《经史证类大观本草》

4.1.1 书籍简介

《经史证类大观本草》简称《大观本草》。本书是艾晟以宋代唐慎微所著的《经史证类备急本草》为蓝本，并将陈承《重广补注神农本草并图经》的《别说》辑入书中编撰而成，初刊于宋大观二年（1108年）。

---

① 貌寝陋：其貌不扬。
② 中极：经穴名，别名玉泉、气原。属任脉。亦可谓"头脑"。
③ 缄：为书信封口。

该书为大型综合性本草著作，共31卷，载药1748种。除引录《嘉祐本草》《本草图经》全部内容外，又搜罗了本草、方书、经史、笔记、地志、诗赋、佛书、道藏等243种书籍中有关药物资料。在阐述药名、药性、功能、主治、形态、采收等内容以外，进一步阐明药物归经理论。为考察古本草发展、单味药历史，辑佚古方书、古本草的重要文献来源，同时也是今后发掘祖国医药遗产、丰富和发展中国医药学的重要参考资料。

4.1.2 作者简介

艾晟，生卒不详，真州（今江苏省仪征市）人。曾任通仕郎行杭州仁和县尉管句学事、秘书省校书郎，兼修六典文字。艾晟最大的贡献是以陈承的《重广补注神农本草并图经》作为参校本，并摘取几十条陈氏的议论，冠以"别说"附入逐药味之末，校正、增补了《经史证类大观本草》，使唐慎微的著作在几百年间多次以官刻本颁行全国，被视为本草范本流传于世。

4.1.3 序文

4.1.3.1 艾晟序

昔人有云：天地间物，无非天地间用。信哉其言也！观本草所载，自玉石草木虫鱼果蔬，以至①残衣破革、飞尘聚垢，皆有可用以愈疾者。而神农旧经，止于三卷，药数百种而已。梁·陶隐居因而倍之，唐·苏敬、李勣之徒又从而广焉，其书为稍备。逮及本朝开宝、嘉祐之间，尝诏儒臣论撰，收拾采摭，至于前人之所弃，与夫有名而未用，已用而未载者，悉取而著于篇，其药之增多，遂至千有余种，庶乎无遗也。而世之医师方家，下至田父里妪，犹时有以单方异品，效见奇捷，而前书不载，世所未知者，类盖非一。故慎微因其见闻之所逮②，博采而备载之，于《本草图经》之外，又得药数百种，益以诸家方书，与夫经子传记佛书道藏，凡该明乎物品功用者，各附于本药之左，其为书三十有一卷，目录一卷，六十余万言，名曰《经史证类备急本草》，察其为力亦勤矣。而其书不传，世罕言焉。集贤孙公得其本而善③之，邦计之暇，命官校正，募工镂版，以广其传，盖仁者之用心也。夫病未必能杀人，药之杀人多矣。而世之医者，不复究知根性之温凉，功用之缓急，妄意增减，用以治病，不幸而危殆者，时盖有之。兹何异操矛而刺人于衽席之上哉！倘能研思于此，因书以究其说，即图以验其真，审方以求其效，则不待乎七十毒而后知药，三折肱而后知医矣。然则是书之传，其利于世也，顾不博哉？慎微姓唐，不知为何许人，传其书者失其邑里族氏，故不及载云。

大观二年十月朔，通仕郎行杭州仁和县尉管句学事艾晟序

---

① 以至：用于下半句开头，表示上述情况所达到的深度或结果。
② 逮（dài）：及。
③ 善：通"缮"。修治。

4.1.3.2 柯逢时重校序

《大观本草》刊成，余适①从粤归。序曰：夫人之生日众，而物之类日广。圣人思治人之生，以尽物之性。《神农本草》尚已，顾其为物才三百六十有五。梁陶隐居从而倍之。唐、宋以来，官私撰述，卷帙纂蕃②。而蜀士唐慎微之书，乃独见重于当世。医之为道也，察变于七情③，攻害于六淫④，汲汲焉萃四时之长养，五行之凝结，百族之孕育，九州之华实，益古所无，穷世所有，宣幽导滞⑤，利物济人。慎微此书，实由此义。集贤孙公之所校，宇文学士之所称⑥，其庸伟尔。近世西医事求实证，经络藏府，得诸剖验，而其用药，大氐豫融汁液，不贵多品，此汉学之流，别演之于四裔者也。昔我圣贤，迭兴代起，候诸脉息，辨诸声色，求诸阴阳，测诸表里，按诸虚实，审诸真伪，变动于君臣佐使之位，调剂于刚柔缓急之宜，斟酌于错杂孤行之患，消息于多寡损益之权，思通渊微，析及毫发，处之方伎，未为知言，古籍沦胥，不知所届。此书之刻，盖非得已。《易》曰"备物致用"，物则备矣，视用奚若？道不精，不足斡旋于气数；术不至，不足争胜于人事。世有竭精诚，参化育，如将兵之多而益善，吹律之响而皆应，万汇效能，百职从令，夭札不臻，疵疠无作，桐生悦豫，中外禔福，则所谓神而明之，存乎人者也。

光绪三十年冬，武昌柯逢时序

4.2 《政和新修经史证类备用本草》

4.2.1 书籍简介

《政和新修经史证类备用本草》简称《政和本草》，成书于政和六年（1116年）。本书是由曹孝忠领衔校勘，参与校勘本书的还有龚璧、丁阜、许瑾、杜润夫、朱永弼、谢惇、刘植共7人。他们以《大观本草》为底本，参考《嘉祐本草》《本草图经》原书进行校勘，编成《政和新修经史证类备用本草》，作为国家药典颁行。

本书为综合性本草，共30卷，载药1746种。该书校修主要用《大观本草》为底本，参考《嘉祐本草》《本草图经》原书进行校勘，别无增补。

4.2.2 作者简介

曹孝忠，生卒年不详，宋代翰林医官。政和年间（1111—1117年）担任中卫大夫，总辖修建明堂所医药提举，因按类编列《圣济经》被提举太医学。任职期间曾奉命领衔校勘《大观本草》，定名为《政和新修经史证类备用本草》，并为该书作序。

---

① 适：正好，恰好。
② 纂蕃（fán）：纂，编纂。蕃，繁多。
③ 七情：指喜、怒、忧、思、悲、恐、惊等七种情志活动。
④ 六淫：是风、寒、暑、湿、燥、火六种外感病邪的统称。
⑤ 宣幽导滞：宣、导，疏导。幽、滞，停滞、不流通。
⑥ 称：赞扬。

4.2.3 曹孝忠序

成周六典，列医师于天官，聚毒药以共①医事。盖虽治道绪余，仁民爱物之意寓焉，圣人有不能后也。国朝阐神农书，康济斯民，嘉祐中两命儒臣图经补注，训义剖治，亦已详矣。而重熙累洽，文物滋盛，士之闻见益广，视前世书犹可缉熙而赓续②者。蜀人唐慎微近以医术称，因本草旧经，衍以证类，医方之外，旁摭经史至仙经、道书，下逮百家之说，兼收并录。其义明，其理博，览之者可以洞达。臣因侍燕闲，亲奉玉音，以谓此书，实可垂济③，乃诏节使臣杨戬总工刊写，继又命臣校正而润色之。臣仰惟睿圣当天，慈仁在宥④，诞振三坟，跻⑤民寿域，肇设学校，俾革俗弊。复诏天下进以奇方善术，将为《圣济经》以幸天下万世。臣以匪才，叨列是职，兢⑥临渊谷，而《证类本草》诚为治病之总括，又得以厘而正之，荣幸深矣。谨奉明诏，钦帅官联，朝夕讲究，删繁缉紊，务底厥理。诸有援引误谬，则断以经传，字画鄙俚，则正以《字说》，余或讹戾淆互缮录之不当者，又复随笔刊正，无虑数千，遂完然为成书，凡六十余万言，请目⑦以《政和新修经史证类备用本草》云。

政和六年九月一日，中卫大夫康州防御使句当龙德宫总辖修建明堂所医药提举入内医官编类圣济经提举太医学臣曹孝忠谨序

4.3 《重修政和经史证类备用本草》

4.3.1 书籍简介

《重修政和经史证类备用本草》简称《重修政和》《政和本草》（晦明轩本），成书于元定宗四年（1249年）。本书是张存惠在《政和本草》的基础上进行重修，并定名为《重修政和经史证类备用本草》。

全书共30卷，载药1746种。集宋以前本草学之大成，选辑经史方书247种，药图931幅，因此保存了很多之前的本草著作。《神农本草经》《本草经集注》《新修本草》等均收于本书，并有所考订、补充。该书内容详博，方药并举，是我国本草学中完整保存下来的最早的本草著作。本书既注重临床应用，权衡法度，又重视学有渊源，至今依然具有重要的学术价值。

4.3.2 作者简介

张存惠，生卒年不详。字魏卿，堂号晦明轩。平阳（今山西省临汾市）人。曾

---

① 共：一起，一齐。
② 赓续（gēng xù）：继续。
③ 垂济：垂，留传、流传。济，救；救济。
④ 宥（yòu）：宽容，饶恕，原谅。
⑤ 跻：登；上升。
⑥ 兢：小心，谨慎。
⑦ 目：名称。

刻有多部典籍，无刻本《重修政和经史证类备用本草》是晦明轩所刻书中最具代表性的作品之一，是《政和本草》现存各种版本的祖本。本书在翻刻前经过精心校正，为《证类本草》现存最好的刊本。

4.3.3 序文

4.3.3.1 晦明轩牌记

重修本草之记：此书世行久矣，诸家因革①不同，今取《证类》本尤善者为窠②模，增以寇氏《衍义》，别本中方论多者，悉为补入。又有《本经》《别录》，先附分条之类，其数旧多差互，今亦考正。凡药有异名者，取其俗称注之目录各条下，俾③读者易识，如蚤休云紫河车、假苏云荆芥之类是也。图象失真者，据所尝见，皆更写之，如竹分淡、苦、堇三种，食盐著古今二法之类是也。字画谬误，殊关利害，如升斗、疸疸、上下、千十、未末之类，无虑千数，或证以别本，质以诸书，悉为厘正。疑者阙之，敬俟来哲，仍广其脊行，以便缀缉，庶历久不坏。其间致力极意，诸所营制，难以具载，不敢一毫苟简，与旧本颇异，故目之曰重修。天下名贤士夫以旧鉴新，自知矣。

泰和甲子下己酉冬日南至，晦明轩谨记

4.3.3.2 麻革《重修政和经史证类备用本草》序

自古人俞穴针石之法不大传，而后世亦鲜有得其妙者，遂专用汤液、丸粒理疾。至于刳肠、剖臆、刮骨、续筋之神奇，以为别术所得，终非神农家事。维圣哲审证以制方，因方而见药，故方家言盛行，而神农之经不可一朝而舍也。其书大抵源于神农氏，自神农氏而下，名本草者，固非一家。又有所谓《唐本》《蜀本》者。迄于有宋政和间，天子留意生人，乃命宏儒名医，诠定诸家之说，为之图绘，使人验其草、木、根、茎、花、实之微，与夫玉石、金土、虫鱼、飞走之状，以辨其药之真赝而易知。为之类例，使人别其物产风气之殊宜，君、臣、佐、使之异用，甘、辛、咸、苦、酸之异味，温、凉、寒、热、缓、急、有毒、无毒之不同而易见，其书始大备而加察焉。行于中州者，旧有解人庞氏本，兵烟荡析之余，所存无几，故人罕得恣窥。今平阳张君魏卿，惜其寝④遂湮坠，乃命工刻梓。实因庞氏本，仍附以寇氏《衍义》，比之旧本益备而加察焉。书成，过余属为序引。余谓人之所甚重者生也。卫生之资，所甚急者药也。药之考订，使无以乙乱丙、误用妄投之失者，神农家书也。开卷之际，指掌斯见，政如止水鉴形，洪钟答响，顾安所逃遁其形声哉？养老慈幼之家，固当家置一本，况业医者之流乎？然其论著，自

---

① 革：变革，更改。
② 窠（kē）：框架。
③ 俾：使（达到某种效果）。
④ 寝：搁置，无人问津。

梁·陶隐居，唐、宋以来诸人备矣，余言其赘乎！世固有无用之学、无益之书，余特嘉张君爱物之周，用心之勤，能为是大有益之书以暨群生，以图永久，非若世之市儿、贩夫，侥幸目前，规规然专以利为也，故喜闻而乐道之。君讳存惠，字魏卿。

岁己酉中秋望日，贻溪麻革信之序

4.3.3.3 刘祁跋

余读沈明远《寓简》称：范文正公微时，尝慷慨语其友曰：吾读书学道，要为宰①辅，得时行道，可以活天下之命。时不我与，则当读黄帝书，深究医家奥旨，是亦可以活人也。未尝不三复②其言，而大其有济世志。又读苏眉山《题东皋子传后》云：人之至乐，莫若身无病而心无忧。我则无是二者，然人之有是者，接于予前，则予安得全其乐乎？故所至常蓄③善药，有求者则与之，而尤喜酿酒以饮客。或曰：子无病而多蓄药，不饮而多酿酒，劳己以为人，何哉？予笑曰，病者得药，吾为之体轻，饮者得酒，吾为之酣适，岂专以自为也。亦未尝不三复其言，而仁其用心。嗟乎！古之大人君子之量，何其弘④也。盖士之生世，惟当以济人利物为事。达则有达而济人利物之事，所谓执朝廷大政，进贤退邪，兴利除害，以泽天下是也；穷则有穷而济人利物之事，所谓居闾里间，传道授学，急难救疾，化一乡一邑是也。要为有补于世、有益于民者，庶几乎兼善之义，顾岂以未得志也、未得位也，遽⑤泛然忘斯世，而弃斯民哉？若夫医者为切身一大事，且有及物之功。语曰："人而无恒，不可以作巫医"。又曰："子之所慎：斋、战、疾"。康子馈药，子曰：丘未达，不敢尝。余尝论之，是术也，在吾道中，虽名为方伎，非圣人贤者所专精，然舍而不学，则于仁义忠孝有所缺。盖许世子止不先尝药，《春秋》书以弑君。故曰：为人子者不可不知医，惧⑥其忽⑦于亲之疾也。况乎此身受气于天地，受形于父母，自幼及老，将以率其本然之性，充其固有之心；如或遇时行道，使万物皆得其所，措六合于太和中⑧，以毕其为人之事。而一旦有疾，懵⑨不知所以疗之，伏枕呻吟，付之庸医手，而生死一听焉，亦未可以言智也。故自神农、黄帝、雷公、岐伯以来，名卿才大夫，往往究心于医。若汉之淳于意、张仲景，晋之

---

① 宰：古代官吏的通称。
② 三复：多次重复。
③ 蓄：积聚；储存起来。
④ 弘：大、广大。
⑤ 遽（jù）：就。
⑥ 惧：忧虑、担心。
⑦ 忽：不注意；不重视。
⑧ 措六合于太和中：措，放置，安放。六合，上下和东西南北四方，即天地四方。泛指天下或宇宙。太和，亦作"大和"。天地间冲和之气。
⑨ 懵：糊里糊涂，模糊不清。

葛洪、殷浩，齐之褚澄，梁之陶弘景皆精焉。唐陆贽斥忠州纂集方书；而苏、沈二公《良方》至今传之，是则吾侪以从正讲学余隙，而于此乎搜研，亦不为无用也。余自幼多病，数①与医者语，故于医家书颇尝涉猎。在淮阳时，尝手节本草一帙，辨药性大纲，以为是书，通天地间玉石、草木、禽兽、虫鱼万物性味，在儒者不可不知。又饮食服饵禁忌，尤不可不察，亦穷理之一事也。后居大梁，得闲阅赵公家《素问》善本，其上有公标注，夤缘②一读，深有所得。丧乱以来，旧学芜废，二书亦失去。尝谓他日安居，讲学论著外，当留意摄生。今岁游平水，会郡人张存惠魏卿，介吾友弋君唐佐来言，其家重刊《证类本草》已出，及增入宋人寇宗奭《衍义》，完焉新书，求为序引，因为书其后。

己酉中秋日，云中刘祁云

4.4 《绍兴校订经史证类备急本草》

4.4.1 书籍简介

《绍兴校订经史证类备急本草》简称《绍兴本草》，成书于绍兴二十九年（1159年）。本书是医官王继先奉命校订本草，以《大观本草》为底本撰写而成。

全书共32卷。该书除了校勘之外，还根据当时的实际用药情况，突出讨论了常用药物的使用，在临床药学方面对《大观本草》进行了一次全面的校订。《绍兴本草》在国内于明末清初已佚，现存只有多种日本抄本，且均不全，以19卷或5卷本居多，各抄本均以药图为主，文字甚少，故影响甚微。

4.4.2 作者简介

王继先，生卒年不详。南宋官吏，兼通医学。其家祖为外科疡医，由"黑虎丹"出名。王氏因医术晋升官职，曾任昭庆军承宣使、奉宁军承宣使等职。因奸佞狡黠而遭贬谪。绍兴年间被任命为详定校正官，与张孝直、高绍功等校订《证类本草》，编成《绍兴校订经史证类备急本草》。

4.4.3 序文

臣闻《本草》者，神农之书也。后世宗而行之，以为大典。盖悯有生之札瘥，思药石以拯济，而功莫大焉。上下数千百载，罔③敢失坠。逮④及嬴秦，焚灭先代之典籍，而此经混于医卜之书得不废。奈何汉晋之季，文籍散失。神农旧经所存者仅三卷，药止三百六十五种，致使后世不见圣人之全经，惜哉！梁·陶氏隐居高尚，本神农旧经，附《名医别录》，朱墨分别，例举科条，又加注文。然而独智自

---

① 数：经常。
② 夤缘（yín yuán）：恭敬。
③ 罔：无、没有。
④ 逮：达到，到了某种程度。

思，偏方寡见，得失相半。逮唐之兴，苏敬表请修定，增益虽多，附会或紊①，损益不分，寒热莫辨。洪惟皇宋隆兴，真人出宁，泽②及四海③，其仁如天。开宝中命卢多逊等重定。嘉祐中，诏掌禹锡等《补注》。元祐陈承著立《别说》。大观中唐慎微集为《证类》。谨详④古今注说，诸家论议，纷纭绪乱，异同颇多，虽"唐注"摭⑤陶氏乖违，而反有阙失；"今注"举"唐注"谬误，而间有未尽。彼是此非，互相矛盾。考禹锡《补注》，慎微《证类》，又不过备录诸家异同，亦不能断其是非。其中性寒之物而或云治寒；性热之物而或云治热。或补药云泻，或泻药云补。其辨寒热补泻之性，理实倒置。及物之有毒者，而或云无毒；物之无毒者，而或云有毒。其辨有毒无毒之性，义亦相反。以至某药在诸方常用之验，而经注前后之未载；某药合外用与服饵之宜，而辨用的当之未详。传之既久，朱墨杂糅，不可概⑥举。执而用之，所误至大，天下后世，何所折衷？举而正之，在于今日。恭维圣主中兴，好生之德，寝兵措刑，固足以跻民于寿域，而俾无横夭之患矣。然且宸心轸虑，以谓《本草》之书，经注异同，治说讹谬，于是举祖宗开宝、嘉祐之故事，诏臣等俾加校定。仰以见圣人仁德之至也！今敢不研精覃思，博采方术，参校诸家，别⑦其同异。若夫物性寒热补泻，有毒无毒，或理之倒置、义之相反者，辨其指归，务从至当。形像本旧绘，画以大纲，取识则不敢臆说，执以有据，考名方五百余首，证舛错八千余字，而使用之者不惑，施之者必验。可以跻上寿，可以致十全。上裨圣政之万一，下以传之于将来，岂曰小补之哉？臣等诚惶诚恐，顿首谨言。绍兴二十九年二月　日上进。

检阅校勘官翰林医候御医兼权太医局教授赐紫臣高绍功
检阅校勘官翰林医效诊御脉兼权太医局教授赐绯鱼袋臣柴源
检阅校勘官成和郎御医兼权太医局教授臣张孝直
详定校正官昭庆军承宣使太原郡开国侯食邑一千七百户食实封壹佰户致仕臣王继先

---

① 紊：乱。
② 泽：恩泽，恩惠。
③ 四海：指全国各地，指天下、全国。
④ 详：细说。
⑤ 摭："察"义。
⑥ 概：归纳，总括。把事物的共同特点归结在一起加以简明地叙述，扼要重述。
⑦ 别：区分；区别。

《本草衍义》

(宋·寇宗奭编撰)

1.《本草衍义》

1.1 书籍简介

《本草衍义》原名《本草广义》(《文献通考》),成书于宋代宣和元年(1119年)。该书系寇宗奭个人收集资料编写的本草名著,内容翔实丰富。书中分部及药物编排次序均同《嘉祐本草》,唯不录"有名未用"类药物。其内容涉及各种药物的名义、产地、形色、性状、采收、真伪鉴别、功能、主治、禁忌、炮制、制剂等方面,并结合具体病例阐明作者观点,纠正前人错误。基于中药的药理药性及个人经验,参考各家之说,对一般常用药物做了进一步阐述。本书关于中药鉴定内容的记载比较详细和全面,对中药鉴定学的贡献不可磨灭[1]。

1.2 原文整体框架

《本草衍义》全书20卷。前3卷为序例(相当于总论),阐述医药理论,提出治病八要(虚、实、冷、热、邪、正、内、外),药物剂量、单味药运用若干典型医案,并改传统的"四气"(寒、热、温、凉)为"四性",于中医诊治及摄养、制剂等均多新见。后17卷为502种药物的各论,论药采用类似笔记的形式,参考了有关文献及寇氏自己的辨药与用药经验,补旧本草未备之言。

2.作者简介

寇宗奭,陕西渭南人,宋代杰出医药学家。出生在官宦之家,名门之后,宋朝名相寇准的曾外孙。任承直郎澧州司户曹事,又曾在杭州、顺安、曹州等地为官。因对药物学很有研究,编撰了《本草衍义》一书进呈朝廷,被任命为收买药材所辨验药材官。政和间(1111—1117年)任医官,授通直郎,通明医理,尤精于本草学。在辨别药物优劣真伪方面,他常用调查和实验的方法来证实旧说之是非,因此在中药鉴定方向经验丰富,见解独特。

3.序文

3.1 寇宗奭自序

天地以生成为德，有生所甚重者身也。身以安乐为本，安乐所可致者，以保养为本。世之人必本①其本，则本必固。本既固，疾病何由而生？夭横何由而至？此摄生之道无逮于此。夫草木无知，犹假灌溉，矧②人为万物之灵，岂不资以保养？然保养之义，其理万计，约而言之，其术有三：一养神，二惜气，三隄③疾。忘情去智，恬淡虚无，离事全真，内外无寄。如是则神不内耗，境不外惑，真一不杂，则神自宁矣，此养神也。抱一元之本根，固归精之真气，三焦定位，六贼忘形，识界既空，大同斯契，则气自定矣，此惜气也。饮食适时，温凉合度，出处无犯于八邪④，寤寐不可以勉强，则身自安矣，此隄疾也。三者甚易行，然人自以谓难行而不肯行。如此，难有长生之法，人罕敦尚，遂至永谢。是以疾病交攻，天和顿失，圣人悯之，故假⑤以保救之术，辅以蠲疴⑥之药，俾有识无识，咸臻寿域。所以国家编撰《圣惠》，校正《素问》，重定《本草》，别为《图经》。至于张仲景《伤寒论》及《千金》《金匮》《外台》之类，粲然列于书府。今复考拾天下医生，补以名职，分隶曹属，普救世人之疾苦。兹盖全圣至德之君，合天地之至仁，接物厚生，大赉天下。故野无遗逸之药，世无不识之病。然《本草》二部，其间撰著之人，或执用己私，失于商较，致使学者检据之间，不得无惑。今则并考诸家之说，参之实事，有未尽厥理者，衍之以臻其理（如东壁土、倒流水、冬灰之类）；隐避不断者，伸之以见其情（如水自菊下过而水香，鼹鼠溺精坠地而生子）；文简误脱者，证之以明其义（如玉泉、石蜜之类）；讳避而易名者，原之以存其名（如山药避本朝讳及唐避代宗讳），使是非归一，治疗有源，检用之际，晓然无惑。是以搜求访缉者，十有余年。采拾众善，胗⑦疗疾苦，和合收蓄之功，率皆周尽。矧疾为圣人所谨，无常不可以为医，岂容易言哉！宗奭常谓：疾病所可凭者医也，医可据者方也，方可恃者药也。苟知病之虚实、方之可否，若不能达药性之良毒，辨方宜之早晚，真伪相乱，新陈相错，则曷由去道人陈宿之蛊（唐甄立言仕为太常丞，善医术，有道人心腹懑烦，弥二岁。诊曰：腹有蛊，误食发而然。令饵雄黄一剂，少选，吐一蛇如拇无目，烧之有发气，乃愈），生张果骈洁之齿（唐张果诏见，元⑧

---

① 本：以……为本。
② 矧（shěn）：况且。
③ 隄：音滴，预防之意。
④ 八邪：经外奇穴名，在手背，第1～5指间指蹼缘后方赤白肉际处，左右共8穴。
⑤ 假：通"借"。
⑥ 蠲疴（juān kē）：治病，去疾。
⑦ 胗：音诊，《释名·释疾病》，胗，义亦通诊。
⑧ 元：当为玄，即唐玄宗，因避宋始祖赵玄朗之讳，而改为元。

宗谓高力士曰：吾闻饮堇无苦者，奇士也。时天寒，取以饮，果三进，颓然曰：非佳酒。乃寝。顷，视齿焦缩。顾左右取铁如意，击堕之，藏带中，更出药傅其龂①。良久，齿已生，粲然骈洁，帝益神之）。此书之意，于是乎作。今则编次成书，谨依二经类例，分门条析，仍衍序例为三卷。内有名未用及意义已尽者，更不编入。其《神农本经》《名医别录》《唐本》先附、今附、新补、新定之目，缘《本经》已著目录内，更不声说，依旧作二十卷，及目录一卷，目之曰《本草衍义》。若博爱卫生之士，志意或同，则更为诠修，以称圣朝好生之德。

时政和六年丙申岁记。

3.2　附：付寇宗奭劄

太医学状：承②尚书省批送下提举荆湖北路常平等事刘亚夫状③：承直郎澧州司户曹事寇宗奭撰成《本草衍义》二十卷，申尚书省投纳后，批送太医学看详，申尚书省。本学寻牒送众学官看详去后，今据博士李康等状：上件寇宗奭所献《本草衍义》委是用心研究，意义可采④，并是诣实⑤申闻事。十二月廿五日奉圣旨：寇宗奭特与转一官，依条施行，添差充收买药材所辨验药材。

右劄付寇宗奭，政和六年十二月二十八日

3.3　陆心源重刻《本草衍义》序

《本草衍义》二十卷，宋通直郎、添差充收买药材所辨验药材寇宗奭撰。晁公武《读书志》、陈直斋《书录解题》皆著于录。政和六年，提举荆湖北路常平等事刘亚夫，申投尚书省太医学博士李康看详状申，有旨转一官，添差充收买药材所辨验药材。宣和元年，其侄宣教郎知解州解县丞寇约，镂板印行。宗奭里贯无考，以劄付及卷六礜石条、菊花水条、卷十三桑寄生条推⑥之，知其曾官杭州、永耀、顺安军等处，由承直郎澧州司户进书转一官而已。《神农本草》之名始见于梁《七录》，凡三百六十五种。陶隐居又增三百六十五种，是为《名医别录》。唐显庆中，命苏恭等参考得失，增一百一十四种，是为《唐本草》。宋太祖命刘翰等，以医家尝⑦用有效者，增一百三十三种，是为《开宝重定本草》。仁宗命掌禹锡等再加校正，增一百种，是为《嘉祐补注本草》。蜀人唐慎微博采群书，增六百余种，是为《经史证类本草》。徽宗又命曹孝忠刊正⑧之，是为《政和重修经史证类备用

---

① 龂：音龈，通龈，即牙龈。
② 承：承蒙。
③ 状：陈述事件或记载事迹的文字。
④ 采：选取；采纳。
⑤ 诣实：符合实际。
⑥ 推：根据已知的事实断定其他；从某方面的情况想到其他方面。
⑦ 尝：曾经。
⑧ 正：校正。

本草》。宗奭以禹锡所修、慎微所续，尚有差失，因考①诸家，参以目验，拾遗纠谬，著为此书。凡名未用而意义已尽者，皆不编入。其所辨证，如东壁土取太阳少火之壮，冬灰取冬令烧灼之久，水味不因菊花而香，鼹鼠不能遗溺生子，玉泉为玉浆之讹，石中黄子为黄水之讹，皆能实事求是，疏通证明，洵②乎本草之功臣，医林之津筏③也。宋时与《证类本草》别本单行，自金人张存惠采附《证类本草》之中，明人因之，而单行本遂微。余所藏为南宋麻沙本，完善无缺，因重梓④以广其传。

光绪三年岁在疆圉赤奋若仲冬之月　　归安陆心源撰

4.版本介绍与推荐

《本草衍义》由寇氏之侄寇约刊于宣和元年（1119年），宋淳熙十二年乙巳（1185年）江西转运司刻、庆元元年乙卯（1195年）重刻，藏于国家图书馆；日本文政六年丹波元胤重刊本藏于中国医学科学院图书馆；清宣统二年武昌医馆据元本重刊，藏于中国中医科学院图书馆。

版本推荐：

①《中医古籍珍本集成·本草卷·本草衍义》周仲瑛、于文明主编，长沙：湖南科学技术出版社，2014。本书是国家重点项目《中医古籍珍本集成》——此乃中国医学史上以古籍原貌面世的一部大型丛书中的一本——在中国医学史上具有重要的学术传承价值。

②《本草衍义》（宋）寇宗奭撰，颜正华等点校，北京：人民卫生出版社，2019。本次点校以现存最早卷帙基本完好的江南西路转连司修刊本为底本，以武昌医馆影刻重刊本和1975年商务印书馆铅印本为主校本。本书价值在于将古代药物性味、效验详加补充说明，并对药物的真伪加以鉴别，对现代研究本草的学者和医家有很大帮助。

参考文献

[1]李振国，贾敏如.《本草衍义》对中药鉴定的贡献[J]. 中药材，1990（4）：48-49.

---

① 考：提出问题让对方回答，以检测对方的知识或技能。
② 洵：文言副词。实在；确实。
③ 津筏：释义是渡河的木筏。多比喻引导人们达到目的的门径。
④ 梓：用木头雕刻成印刷用的版。

《履巉岩本草》

(南宋·王介编撰)

1.《履巉岩本草》

1.1 书籍简介

《履巉岩本草》成书于南宋嘉定庚辰年（1220年），为杭州地方性谱录本草。该书采用截取植株局部来表现整体的方法，收录了许多草药，多数药图绘制精良，画作精致，图画逼真，并为彩绘之作，突出了植物特征，是现存彩绘地方本草图谱佼佼者。该书还收录了一些民间药物的土名和用药经验，为后人考证古代地方本草提供了有力依据，利于进一步拓宽民间药用资源。

《政和证类本草》出现时，已著录1748种药物。在前代药物基数大的情况下，提供新增药品很不容易。王介深入民间，进行小区域调查，在书中新增了许多民间草药。作者也自序编绘此书是"因拟图经""参以单方"，以期"药不旁求，方以单用"，即以试用为宗旨。据统计，目前可考的新增药品有22种，尚不包括40余种植物基原待考的药物，这40余种药物的药名和药图亦不见于前代本草书中，实属难能可贵，更体现出本书的编写特点。由于王介在当时影响不大，该书较少流传，现仅存明抄彩绘本，收藏于国家图书馆。

1.2 原文框架

《履巉岩本草》全书分上、中、下三卷，共收药206味，实存202味，彩图202幅，残脱4味。全书仅两万余字，简明扼要，实用性强，以山地植物药为多。一药一图（彩绘），先图后文，没有加以分类。在文字部分，作者记述了性味、功能、单方及别名等。关于植物形态，作者鲜有描述，大部分精力都投入到药图的绘制之中。书中常用药多列在前面，内容或取自其他本草书，或采自民间经验。

2.作者简介

王介（1163—1224年），字圣与，号默庵，临安（今浙江省杭州市）人。祖籍山东琅琊，约生活于南宋孝宗至宁宗年间，善于画画，懂医药。他虽然在画界渺然无闻，却不甘于寂寞。其扬长避短，另辟蹊径选择本草图谱作为自己的发展方向。庆元年间曾官居内阁太尉，晚年归隐于杭州慈云岭西，所居之处有堂名为"履巉岩"。

3.序文

3.1　王介自序

自本草之学兴，至人间生名医相继，如陶隐居、陈藏器、孙真人、日华子辈，参说甚明，然甲名乙用，彼是此非，终弗一揆。切思产类万殊，风土异化，岂能足历而目周之？况真伪相杂，卒难辨析，宜乎若是。至《大观证类》《绍兴校定》，始详而备矣。老夫有山梯慈云之西，扪萝①成径，疏土得岩。日硊月磨，辟亩几百数，其间草可药者极多。能辨其名与用者，仅二百件。因拟图经，编次成集。仍参以单方数百只，不敢施诸人，或恐园丁野妇，皮肤小疾，无昏暮叩门入市之劳，随手可用，此置图之本意也。若夫召和穹壤，跻民仁寿，有司奉明昭，蕃夷贡异产，乃国家所务，此岂中以裨赞万一？药不旁求，方以单用。其佐使反恶，采摘时月，故略而不书。山中有堂，曰"履巉岩"，因以名之。

嘉定庚辰孟夏望日琅琊默庵书

3.2　赵燏黄跋

宋代王介圣与撰《履巉岩本草》三卷，手绘五彩草药凡二百有五图，乃距今七百年前未刊之原稿，诚海内空前之孤本也。按介字圣与，号默庵。庆元间官内阁太尉。工丹青，著有《画苑》，其人物山水花卉之作，见于著录者，所见不鲜。本图朱砂矿绿，历久如真；铁画银钩，古朴有力。宋以后之本草图墨迹，以余所见，唯有明画家赵文淑所绘者，可以并驾。他如明内府所藏《本草品汇》图，虽亦色采兼施，然自邻以下②矣。查旧刻本草之有图绘，较有根据者如宋高宗绍兴二十九年王继先撰《绍兴校定经史证类备急本草》图卷（此本中国少见，日本旧钞影印）、明永乐四年周定王撰《救荒本草》图卷、天启二年新安鲍山在斋撰《野菜博录》、清嘉庆二十四年固始吴其浚瀹斋撰《植物名实图考》诸籍，仅仅可指数者，不过此四种，其余本草有图者可考者虽多，然皆依稀③影响，疏忽失实；反复誊写，摹入版本，以讹传讹。今之本草学者，欲以实物对证古本，暗中摸索，似是而非，殊为苦之。盖吾国古来图画之能传真者，其惟丹青家之善于写生者乎？然则王介所撰《履巉岩本草》一帙，可谓丹青家之本草写生鼻祖矣！余研究本草垂四十余年，此

---

① 扪萝：攀缘葛藤。
② 自郐（kuài）以下：比喻不足挂齿、不屑一谈的事物。
③ 依稀：些许、微少。

本极有重修本草时参证之价值。其如代价连城，力不能致何！岁在辛卯农历九月初七日，武进迟老人赵燏黄跋于北平，时年六十有九。（余亲笔写作已交王文进，预备装入原帙，此稿系徐衡之代为录存。）

乙未冬至后二日迟老人记

4.版本介绍与推荐

《履巉岩本草》在清代以前未见著录，一直为私人所收藏。现存有明抄绘本，原为北京顺义张化民所藏家宝，1947年为琉璃厂文禄堂王文进所得，考证并写有题识，并请赵燏黄题跋，现收藏于国家图书馆。

版本推荐：《履巉岩本草》（南宋）琅琊默庵著，北京：国家图书馆出版社，2014。本书是一部迟至近几十年才为世人所知的南宋彩绘本草，今仅有明抄绘孤本存世，在本草史上极为罕见，将此书考校印行是它成书770年后的第一次。该书写实性强，对药物种类的考订来说，是不可多得的珍贵资料。

《饮膳正要》

(元·忽思慧编撰)

1.《饮膳正要》

1.1 书籍简介

《饮膳正要》成书于元天历三年（1330年），是一部重点从饮食入手求得养生保健的专著，以未病先防、重视饮膳、调养脾胃为原则，基于元代宫廷的养生需要及饮膳习惯，阐述了饮食养生与保健养生的诸多理论及方法。本书作为元代宫廷的一部养生专著，成书于特定的历史时期，与其他养生著作相比，具有独特的风格，主要体现在四方面：宫廷饮膳多元奢华、民族特色浓厚、兼具儒道养生思想、食物博采中外。《饮膳正要》是迄今为止介绍元代宫廷御膳和民间饮食疗法最为翔实的著作，对中国古代饮食文化的考证具有重要意义。

1.2 原文整体框架

《饮膳正要》全书共3卷，卷1共载有"三皇圣纪、养生避忌、妊娠食忌、乳母食忌、饮酒避忌和聚珍异馔"等94方，每方皆说明其食疗效用、材料、调味品、烹调技术，如蒸、炒、滑、炙、攒、盐、熬诸法。在这些珍异肴馔中，有70多种皆用羊肉或羊的脏器制成，因此实为一个以羊为主料的食谱，突出体现了元朝王室饮膳的特色。

卷2共载有"诸般汤煎"55方，"诸水"2方，"神仙服食"24方，"食疗诸病"61方，还有"四时所宜""五味偏走""食物中毒""禽兽变异"等内容。本卷主要阐述用于保健医疗的药用饮料、食品配料及制作方法，寓养生治病于日常饮食，具有一定的参考价值。

卷3载有各种食品原料近200种，其中谷品4种，包括用粮食制成的调味品，如曲、醋、酱、豉、酒等，兽品31种，禽品17种，鱼品21种，果品39种，菜品46种，包括干鲜蔬菜，料物28种。每种食品的性味和作用皆依次予以说明，酒类只简述其制法与疗效。此卷大部分内容都有绘图，使人一目了然。

2.作者简介

忽思慧（生卒年月不详），蒙古人，元代著名营养学家。忽思慧兼通蒙汉医学，于延祐年间任饮膳太医，接触到了大量奇珍异馔、汤膏煎造，积累了丰富的烹饪技艺与饮食保健方面的经验，其著作在我国食疗以及医药发展史中具有重要的地位[1]。

3.序文

3.1 《饮膳正要》进表

伏睹国朝，奄有四海，遐迩罔不宾贡①。珍味奇品，咸萃②内府，或风土有所未宜，或燥湿不能相济，倪司庖厨者，不能察其性味而概于进献，则食之恐不免于致疾。钦惟世祖皇帝圣明，按《周礼·天官》有师医、食医、疾医、疡医，分职而治。行依典故③，设掌饮膳太医四人。于《本草》内选无毒、无相反、可久食、补益药味，与饮食相宜，调和五味，及每日所造珍品，御膳必须精制。所职何人，所用何物，进酒之时，必用沉香木、沙金、水晶等盏。斟酌适中，执事务合称职。每日所用，摽注于历④，以验后效。至于汤煎、琼玉、黄精、天门冬、苍术等膏，牛髓、枸杞等煎，诸珍异馔，咸得其宜。以此世祖皇帝圣寿延永无疾。恭惟皇帝陛下自登宝位，国事繁重，万机之暇，遵依祖宗定制，如补养调护之术，饮食百味之宜，进加日新，则圣躬万安矣。臣思慧自延祐年间选充饮膳之职，于兹有年，久叨天禄，退思无以补报，敢不竭尽忠诚，以答洪恩之万一。是以日有余闲，与赵国公臣普兰奚，将累朝亲侍进用奇珍异馔，汤膏煎造，及诸家《本草》，名医方术，并日所必用谷肉果菜，取其性味补益者，集成一书，名曰《饮膳正要》，分为三卷。本草有未收者，今即采摭附写。伏望陛下恕其狂妄，察其愚忠，以燕闲之际⑤，鉴⑥先圣之保摄，顺当时之气候，弃虚取实，期以获安，则圣寿跻于无疆，而四海咸蒙其德泽矣。谨献所述《饮膳正要》一集，以闻，伏乞圣览下情，不胜战慄激切屏营之至。[2]

天历三年三月三日饮膳太医臣忽思慧进上

---

① 遐迩罔不宾贡：远近各处没有不归服进贡的。遐迩，远处和近处。罔，没。宾，宾服、归服。贡，向皇帝进贡物品。
② 咸：都、皆。萃：聚集。
③ 典故：典制和掌故，也就是老规矩。
④ 历：日历。史书名。记载皇帝每天的起居。
⑤ 燕闲之际：安闲的时候。
⑥ 鉴：鉴戒、引往事为教训。

3.2 《饮膳正要》序

天之所生，地之所养，天地合气，人以禀天地气生，并而为三才。三才者，天、地、人。人而有生，所重乎者心也。心为一身之主宰，万事之根本，故身安，则心能应万变，主宰万事，非保养何以能安其身？

保养之法，莫若守中①。守中，则无过与不及之病，调顺四时，节慎饮食，起居不妄。使以五味，调和五藏，五藏和平，则血气资荣，精神健爽，心志安定，诸邪自不能入，寒暑不能袭，人乃怡安。夫上古圣人，治未病，不治已病，故重食轻货，盖有所取也。故云："食不厌精，脍不厌细。鱼馁肉败者、色恶者、臭恶者、失饪不时者，皆不可食"。然虽食饮，非圣人口腹之欲哉？盖以养气养体，不以有伤也。若食气相恶则伤精，若食味不调则损形。形受五味以成体，是以圣人先用食禁以存性，后制药以防命。盖以药性有大毒，有大毒者，治病十去其六；常毒，治病十去其七；小毒，治病十去其八；无毒，治病十去其九；然后谷肉果菜，十养一侭之②，无使过之以伤其正。虽食饮百味，要其精粹，审其有补益助养之宜，新陈之异，温凉寒热之性，五味偏走之病。若滋味偏嗜，新陈不择，制造失度，俱皆致疾。可者行之，不可者忌之，如妊妇不慎行乳，母不忌口，则子受患。若贪爽口而忘避忌，则疾病潜生而中③不悟，百年之身，而忘于一时之味，其可惜哉！孙思邈曰："谓其医者，先晓病源；知其所犯，先以食疗；不瘥，然后命药，十去其九。"故善养生者，谨先行之，摄生之法，岂不为有裕矣？

4.版本介绍与推荐

《饮膳正要》于元天历三年（1330年）问世，是元代唯一的刻本。后历代书目如《医藏书目》《百川书志》《四库全书总目》等亦有所记载。现存主要版本有明经厂刊大字本、上海涵芬楼影印明景泰刊本、上海商务印书馆以《国学基本丛书》与《万有文库》分别刊出铅印本、内蒙古人民出版社出版胡和禄翻译的蒙文本、人民卫生出版社出版的刘玉书点校本和北京中国书店出版的《中医基本丛书》本等。

推荐版本：

①《饮膳正要译注》（元）忽思慧著，张秉伦，方晓阳译注，上海：上海古籍出版社，2017。本书以《四部丛刊》影印本为底本，参考刘玉书点校本与李春方的译注本，增加了《御制饮膳正要序》，尽可能地将原文译成现代文，方便读者

---

① 守中：持守中正之道，不偏不倚。
② 十养一侭之：养，治疗，调养。侭与尽通，完全之意。全句意谓所余十分之一的病毒，以食疗方法医治，完全把毒清除。
③ 疾病潜生而中："而"犹"其"也，意谓疾病潜生其中。《管子·问篇》："毋使谗人乱普而德。"意指乱普其德也。《墨子·亲士篇》："皆于其国抑而大丑也。"意指抑其大丑也。参王引之《经传释词》。

阅读。

②《饮膳正要》（元）忽思慧著，姚伟钧、李亮宇、崔磊、王希辉注评，郑州：中州古籍出版社，2015。本书在保留原文内容的基础上增加了评论、注释、配图，内容精炼，图文清晰。

参考文献

[1]《中华本草》编委会．中华本草[M]．上海：上海科学技术出版社，2005．

[2]（元）忽思慧著，李春方译注．饮膳正要[M]．北京：中国商业出版社，1988．

《救荒本草》

(明·朱橚编撰)

1.《救荒本草》

1.1 书籍简介

《救荒本草》成书于明永乐四年（1406年），该书共8卷，是一部食用植物图录性质的专著。据《明史》本传载，朱橚封周王于河南开封时，咨访野老田夫，广泛搜集"可佐饥馑者"植物四百余种，植于园中，亲自观察，从中选出食用品种，命画工依照实物逐一绘图，附以说明，指出产地、形态、性味及其可食用部分和食法，编成此书。书中所载植物，除米谷、豆类、瓜果、蔬菜等供日常食用的以外，还记载了一些须经加工处理才能食用的有毒植物，以备荒年时借以充饥。《救荒本草》是世界第一部图文并茂的专门记录可食用野生植物的著作。

1.2 原文整体框架

《救荒本草》共分为上下2卷，共载药414种。按部编目，包括草类、木类、菜类、米谷类、果类。草部245种，木部80种，米谷部20种，果部23种，菜部46种，其中见于旧本草者138种，新增276种。在每一部下根据叶可食、根可食、果实可食等进一步细分，叶可食237种、果实可食61种、叶及实皆可食43种、根可食28种、根叶可食16种、根及实皆可食5种、根笋可食3种、根及花可食2种、花可食5种、花叶可食5种、花叶及实皆可食2种、叶皮及实皆可食2种、茎可食3种、笋可食1种、笋及实皆可食1种。其中草本野生谷物，归入种实可食部的稗子、雀麦、薏苡仁、蓩草子、野黍、燕麦等都是禾本科植物，米谷部的野豌豆、山扁豆、胡豆、蚕豆、山绿豆都是豆科植物。同类排在一起，既方便于识别，也反映了它们之间的亲缘关系。

2.作者简介

朱橚（1361—1425年），明朝宗室，著名医学家。明太祖朱元璋第五子，明成祖朱棣的胞弟。洪武三年（1370年）封吴王，洪武十一年（1378年）改封为周王，十四年（1381年）就藩开封，洪熙元年（1425年）薨，谥号"定"。朱橚擅学，精通诗词，钻研医药，著有《元宫词》百章以及《救荒本草》《保生余录》《袖珍方》和《普济方》等医药学著作，对我国医药事业的发展做出了突出贡献。

3.序文——原序

　　植物之生于天地间，莫不各有所用。苟不见诸载籍，虽老农老圃亦不能尽识，而可烹可芼①者，皆蹢籍②于牛羊鹿豕而已。自神农氏品尝草木，辨其寒温甘苦之性，作为医药，以济人之夭札③，后世赖以延生。而本草书中所载，多伐病之物，而于可茹以充腹者，则未之及也。

　　敬惟周王殿下体仁遵义，孳孳为善。凡可以济人利物之事，无不留意。尝读《孟子》书，至于五谷不熟，不如荑稗④，因念林林总总之民，不幸罹于旱涝、五谷不熟，则可以疗饥者，恐不止荑稗而已也。苟能知悉而载诸方册，俾不得已而求食者，不惑甘苦于荼荠，取昌阳，弃乌喙，因得以裨五谷之缺，则岂不为救荒之一助哉！于是购⑤田夫野老，得甲坼勾萌⑥者四百余种，植于一圃。躬自阅视，俟其滋长成熟，乃召画工绘之为图，仍疏其花实根干皮叶之可食者，汇次为书一帙，名曰《救荒本草》，命臣同为之序。臣惟人情于饱食暖衣之际，多不以冻馁为虞，一旦遇患难则莫知所措，惟付之于无可奈何，故治已治人鲜不失所。今殿下处富贵之尊，保有邦域，于无可虞度之时，乃能念生民万一或有之患，深得古圣贤安不忘危之旨，不亦善乎！神农品尝草木以疗斯民之疾，殿下区别草木欲济斯民之饥，同一仁心之用也。虽然，今天下方安，雍熙泰和之治，禾麦产瑞，家给人足，不必论及于荒政耳。殿下亦岂忍睹斯民仰食于草木哉？是编之作，盖欲辨载嘉植，不没其用，期与《图经本草》并传于后世。庶几萍实有征，而凡可以烹芼者得不蹢籍于牛羊鹿豕。苟或见用于荒岁，其及人之功利，又非药石所可拟也。尚虑四方所产之多，不能尽录，补其未备，则有俟于后日云。[1]

永乐四年丙戌岁秋八月奉议大夫周府左长史臣卞同

---

① 可烹可芼：指可食用的植物。烹，烹饪。芼，择取。
② 蹢籍：指践踏、踩蹢。
③ 夭札：指遭疫病而早死。
④ 五谷不熟，不如荑稗：五谷，泛指古代主要的粮食作物，在不同的历史时期及不同的地域，所指谷物种类会有所不同。荑，通"稊"，草名，禾本科植物中一种，具体属种待考。
⑤ 购：重赏征求，重金购买。
⑥ 甲坼勾萌：从坼裂的种壳中萌发出幼苗。此处形容幼小的植株。

4.版本介绍与推荐

《救荒本草》最早成书于明永乐四年,现存最早的刻本为嘉靖四年(1525年)山西太原出版《重刻本救荒本草》。此后又出现较多翻印版本,包括嘉靖十三年甲午(1534年)周金重刊本;嘉靖三十四年乙卯(1555年)陆柬重刊本,该刊本中误以为序是周宪王编撰,万历十四年(1586年)亦有刊本。此后在《本草纲目》《农政全书》《四库全书》中亦收录此本,广为流传。

推荐版本:

①《救荒本草校释与研究》(明)朱橚著,王家葵等校注,北京:中医古籍出版社,2007。本书以现存年代最早之太原本(上海古籍出版社影印《中国古代版画丛刊》本)为底本,图例精确度高,多数植物能够确定科属,部分植物可推到种,内容较完整丰富。由于本书著于救荒之年,重点关注食用而非药用。

②《救荒本草译注》(明)朱橚著,王锦秀,汤彦承译注,上海:上海古籍出版社,2015。本书采用中华书局上海编辑所1959年影印本为底本,先点校,后注释,重点从植物分类的角度考证植物学名、产地,以及对相关术语进行了系统归纳。

参考文献

[1] (明)朱橚著. 王锦秀. 汤彦承译注. 救荒本草译注[M]. 上海:上海古籍出版社,2015.

《滇南本草》

(明·兰茂编撰)

1.《滇南本草》

1.1 书籍简介

《滇南本草》成书于明正统年间(1436—1449年),是一部记述西南高原地区药物(包含民族药)的珍贵著作。本书涵盖了云南省嵩明县杨林镇和滇池流域的草药、民族医药及汉族医药相互结合的实例,记述了若干药材的临床疗效及民间秘方等,突出了云南少数民族地区的用药经验,为研究云南地区民间医药提供丰富资料。

1.2 原文整体框架

《滇南本草》全书共分为上、中、下3卷,记载草、鸟、兽、虫四部,共280味药,每药项下还记录有异名、性味、归经、有毒无毒及功效主治等。全书之末附有良方、单方、通治门的药物、方剂等,兼具方药的民族性与地方性特点,为后世所推崇。

《滇南本草》以介绍地区用药实践经验为主,包括少数民族经验方等[1]。本书在流传之初,经明、清两代医家传抄、增补,现存各版本在药物数量、内容、文字各方面均有不同。以务本堂本为例,其收载药物最多,该本卷上分"卷上"及"卷上之下"两部分。卷上载药68种,均附图;卷上之下系分类记载,无图,包括果品类36种、园蔬类27种、鳞介类11种、禽兽类9种,共83种。卷中载药134种,卷下载药174种,均无图,各药项下包括药名、性味、功效、主治、附方等。

2.作者简介

兰茂(1397—1476年),字廷秀,号芷庵、和光道人,世称"布衣科学家",云南省嵩明县杨林镇人,原籍河南洛阳,通经史术数,是明代著名医药学家。著有《韵略易通》《滇南本草》《兰隐君集》等。兰氏久居乡间,在与少数民族人民的共同生活中,搜集了丰富的民间医药经验和药物知识,潜心著述,流芳后世。

3. 序文

3.1 自序

上古神农氏尝百草而知药性，轩辕氏访岐伯、伯高、少俞而知脉理，后世始有生生之术矣。夫人之五脏六腑，气脉周流，而阴阳血脉，上按天道，下详地理，非冥心聚精，博考沉思，不能入其奥妙，而况粗浮之气、疏略之见哉！

余幼酷好本草，考其性味，辨地理之情形，察脉络之往来，独滇南则不同也。盖滇南乃昆仑之总脉也，而又近于西天之地，故有逆水绕之。往往奇花异草产于滇域而人不识。余留心数年，审辨数品仙草，合滇中菜蔬、草木种种性情，并著《医门揽要》二卷，特救民病，以传后世，为永远济世之策。后有学人，以诚求之，切不可心矢大利而泯救病之思。若能刻存善念，利吾救人，自有神天默佑，获福非浅。凡行医者，合脉理参悟，其应如响。然凡奇花异草，切勿轻传匪人。慎之慎之！

明滇南杨林和光道人止庵兰茂撰并识

3.2 管浚序

昔神农尝百草以辨药性，而医家始有所宗。此神灵首出，功高当世，利及来兹也。古今人每不相及，而其事则隐有于字。考滇南杨林兰先生者，自幼闭门潜修，读书好道，不求闻达于当时，惟心存利济于来世。因于滇中所产之灵药百草，无不备极精研，区类辨性，绘为图形，注为书集，圣经所谓格物①者也。先生著作甚多，明末兵燹②，残缺无存。其或存者，传写多讹。如《滇南草本》附《医门揽要》一书，先前未经刊刻，故所存者鲜。延及于今二百余年，犹多遗失，良可慨也。余承先代遗泽，窃幸家有残篇，奈年远代湮，不无废坏。余长兄喧于癸酉年春，向里人中寻访旧存，互相校对，亲为抄补，此书乃为之全备。但私之于己，其获益有限，不如公之于世，其为利甚溥③也。余念及此，因重订之。即捐家藏遗本一部，刊刻流传，俾④得者朝夕采览，识见广资，庶不贻误于医药，而先生济世之功与神农尝药之功亦后先媲美，永垂万世于不朽云。

时光绪丁亥年仲冬月上浣，乡后学文明管浚重订、题序并书

3.3 李文焕序

古有英雄豪杰之士，抱济人利物之怀，幸而兼善天下，出其经纶，燮理阴

---

① 格物：指探究事物的道理。格物：推究，探究。格物为儒家学习认识论和方法论的重要问题，是三纲八目中"八目"之基石。
② 兵燹（xiǎn）：因战乱而遭受焚烧破坏的灾祸。
③ 溥（pǔ）：广大，普遍。
④ 俾：使。

阳①，安怀老少；不幸而独善其身，本其恻怛②格物之性，救民之疾。虽究达不伦，而济人利物之心则一也。以故神农尝草、轩辕访脉，岐伯工诊，下此如雷公煎制，仲景伤寒，是皆不忍民之疾苦鲜医，各挟③济物利人之心，以求尽其在己者也，矧④以穷达异哉！然九州所产之药辨自黄帝，析⑤于汉唐，备⑥于宋元，已属无美不臻；即六诏⑦所产，《本草纲目》亦载之悉备，岂待是书出而滇南之草木始著耶！然《纲目》所载者有限，滇南所产者极多，使无人以表彰之，造物之精英不且湮没未宣耶？况滇禀昆仑正气，其间五金并产，奇草异葩，灵药瑰木，恒补中州所弗及。明兰止庵先生功深好古，志切济人，研心草木数十年，味其甘辛酸苦，明其温燥凉热，图其柯叶形状，著《滇南本草》三卷，附著《医门揽要》二卷，于是滇南之一草一木悉有功于人世，而流传不朽矣。洎⑧明鼎革⑨，遗编燔于兵燹，国朝二百年来，是书益不可考。务本堂主人王君级三，利经缨怀，不忍是书之失，蒐⑩罗搜辑。丁亥仲冬，乃得管衣冠文物昆季劫灰拨存家藏善本，不吝工资，重加剞劂⑪。正其鲁虎乌焉，厘其条目篇什，越一载而书成。为丐⑫数言，弁⑬诸简端。予喜其利物济人之心挚，而善其章句字画之辨精，且嘉其以独善其身，扩兼善之志，故乐为之序，并识其崖略⑭如此云。

大清光绪戊子大雪后五日，点苍郁堂李文焕撰并书

3.4 《滇南本草图说》后序

医之为道难言矣。其法虽备于古，而运用之妙在于心。故自轩岐而降以至有明，其间著书立说，阐其精思奥旨，代不乏人。故其书汗牛充栋，指不胜屈，使学者童而习之，皓⑮而不得其津涯焉。即能尽读其书，而但拘守陈迹，靡克变通，往往以古人最良之法，致使今人受甚烈之害者，此岂古人著作之未善欤？抑未能取古人之书探本穷源，精思研究，以尽古人之妙耳。盖上古之医，医于未病之先；中古

---

① 燮（xiè）理阴阳：指大臣辅佐天子治理国事。
② 恻怛（dá）：指恳切，希望。
③ 挟：怀着，藏着。
④ 矧（shěn）：况且。
⑤ 析：解释，辨别。
⑥ 备：完全。
⑦ 六诏：指唐初分布在洱海地区的众多少数民族部落经过相互兼并，最后形成越析诏、浪穹诏、施浪诏等六个大的部落。
⑧ 洎（jì）：及，等到，到……之时。
⑨ 鼎革：指建立新的，革除旧的，古时特指改朝换代。
⑩ 蒐（sōu）：寻找。
⑪ 剞劂（jī jué）：刻镂的刀具，雕版，刻板，此处引申为出版印制。
⑫ 丐：给，给予。
⑬ 弁（biàn）：放在前面。
⑭ 崖略：大概，梗概。
⑮ 皓：指须发洁白的老人，亦指老翁。

之医,医于将病之际;今世之医,医于既病之后。医于未病之先者,无伤其天,无戕①其性,顺养和平,故其人常无病;医于将病之际者,培养其天,辅翼②其性,祛其邪而扶其正,故其人虽不能无病,而尝知所避;医于既病之后者,其天已薄,其性已戕,即有仓、卢,具费经营。况枵③腹者不察虚实,妄投以虎狼之剂,施以肤杂之味,大则戕生,小者无济。凡此者,皆不能尽读古人之书,读其书而未克④搜其精奥以探本穷源也。兰子因母病,留心此技三十余年,其学皆探本穷源,得古人精奥。其方饵专一真切,不事枝叶,投入数剂,无不立愈。所以余将已学种种草木,著之于书,以救滇民之病。后之得斯书者,恒心寻访,细察性味,变通草木,更求明师指授脉理,参之天时,方可以为医矣。

明嘉靖丙辰年正月滇南守一子范洪抄录;
清康熙丁丑年滇南高宏业又抄录,细开记述

4.版本介绍与推荐

《滇南本草》的成书年代难以考证,后世出版有较多抄本和刻本。在明清时期有范本、清初本、于本、翰本、琴本、李本、胡本、永和本、务本等。最早的抄本系明嘉靖丙辰滇南范洪述,清康熙丁丑高宏业及乾隆三十八年朱景阳传抄的范本《滇南本草图说》残卷,藏中国中医科学院;最早的刻本为清光绪丁亥(1887年)昆明务本堂所刻务本,收药458种,藏国家图书馆、中国中医科学院图书馆等[2]。

版本推荐:

①《滇南本草》(明)兰茂著,云南省药物研究所滇南本草整理组,昆明:云南科技出版社,2009。本书基于古版和各整理版,由中国科学院周俊院士作序,云南省药物研究所相关人员组织整理,立足现代科学手段,增加了生药彩色图片、化学、药理、资源开发等内容,充分体现了科学性与完整性。

②《滇南本草》(明)兰茂著,陆拯等校点,北京:中国中医药出版社,2013。本书以清初云南刊本、清光绪务本堂本、1937年上海世界书局铅印本、1959年云南人民出版社铅印本为校本,按医理或文义纠正书中讹误,依正文编目,适当添加注解,最大程度还原了原书内容。

---

① 戕:伤害,残害。
② 翼:帮助,辅佐。
③ 枵(xiāo):指腹空,饥饿。
④ 克:能,能够。

参考文献

[1]《中华本草》编委会. 中华本草[M]. 上海：上海科学技术出版社，2005.

[2]张廷瑜，邱纪凤.《滇南本草》的版本与作者[J]. 云南中医学院学报，1989（1）：30-34.

《本草品汇精要》

(明·刘文泰等编撰)

1.《本草品汇精要》

1.1 书籍简介

《本草品汇精要》成书于明弘治十八年（1505年），是明代唯一的官修大型综合性本草，也是中国古代最大的一部彩色本草图谱。书内共附1358幅药图，其中931幅根据《重修政和本草》药图摹制敷色或另行彩绘。新增图有427幅，其中一部分是据实物写生绘制。此外尚有炼丹采制药图解，冶金、制盐、制墨、酿酒、制樟脑等技术涉及的设备和操作流程图，充分体现了明代科技发展水平[1]。该书系统总结明代弘治以前本草学成就，列目详细、叙述精要、绘图考究，是继宋代《证类本草》之后明代朝廷组织编撰的一部本草学著作。

1.2 原文整体框架

《本草品汇精要》共42卷，收载药物1815种，附药图1358幅。分为玉石、草、木、人、兽、禽、虫鱼、果、米谷、菜共十部。另有序例、凡例、目录共1卷。正文为药物各论，卷末有附录。各论每药首述功能主治，均用大字，出《本经》者朱书，出《名医别录》者墨书；历代诸家本草注文则用小字，分列于24项子目下。24项子目为：名（记别名）、苗（植物形态）、地（产地）、时（采收时间）、收（加工贮藏）、用（药用部分）、质（药材性状）、色（色泽）、味（五味）、性（寒热温凉，收散坚缓）、气（厚薄，阴阳，升降之能）、臭（五臭）、主（功效）、行（所行经络）、助（佐使）、反（畏恶）、制（炮炙）、治（诸家所述疗效）、合治（配伍）、禁（用药禁忌）、代（代用品）、忌（配伍禁忌）、解（解毒作用）、赝（伪品及其鉴别）等。卷末附录为"解百药及金石等毒例""服药食忌例""药味畏恶反忌""旧本地名即今当代郡邑（地名考）"等内容。同时根据实践所获或有其他见解者，对某些药物用"谨按"的形式加以叙述，以论证前人之谬误，补充旧本之不足。

2.作者简介

刘文泰,明代江西省上饶市人,弘治年间(1488—1505年)任承德郎太医院院判,奉命主持编撰《本草品汇精要》,明弘治十六年癸亥(1503年)八月议纂,至弘治十八年乙丑(1505年)三月完稿,参加编修的有太医院院判、御医、医士、儒士、画士、官员及太监等49人[1]。

3.序文——刘文泰等序

本草之兴,神农既辨药味,而即有其目,盖载之三坟①者也。其三百六十五种,取以应度数耳,此即《神农本草经》上药一百二十种为君,主养命以应天,无毒,多服久服亦不伤人,故有轻身益气、不老延年之说;中药一百二十种为臣,主养性以应人,无毒有毒,斟酌其宜,故有遏病补虚益损之用;下药一百二十五种为佐使,主治病以应地,多毒,不可久服,故有除寒热邪气、破积聚愈疾之功。逮后品第之者,率由此也。其伊尹《汤液》之兴,本乎神农,仲景《伤寒论》作,出诸《汤液》,至梁陶隐居,始进《名医别录》,亦三百六十五种。唐显庆中,命苏敬、李世勣等摭其差谬,参考得失,又增一百一十四种,谓之《唐本草》。宋开宝中,诏刘翰、马志、卢多逊、李昉、王祐、扈蒙等,又取医家曾用有效者一百三十三种,刊定而附益之,谓之《宋本》先附②。蜀孟昶命韩保升等以唐本《图经》稍加增广,世谓之《蜀本草》。而汉、唐、宋千载之间,三经刊著增补,犹为未当。厥后宋之嘉祐二年,复命掌禹锡等参究诸家本草,再加校正补注而成,名曰《政和经史证类本草》③。世传既久,经阅贤哲不为不多,每有识者,病其繁乱,卒不可正,虽有《衍义》之兴,以其讹正并存,用之难别,及王好古、李明之、朱彦修等皆作《本草》,俱简而略。皇上嗣登大宝十有六年④,尝于万几之暇,亦亲览之,特命臣等删繁补缺,纂辑成书,以便观览。然而仁民爱物之心,即神农黄帝之心也。掌太医院事右通政臣施钦、臣王玉,院判臣刘文泰、臣王槃,御医臣高廷和等,与同总督修辑太监臣张瑜,膺⑤命以来,夙夜惊惕,敢不竭庸闻肤见,考证诸家之说,删定补辑,以副圣意。切维臣等医固职业所当司预者,非圣君简命,恐不能息偏执者之言,又何以垂乎绵远也?前代之人虽妍于辞章,而方伎⑥

---

① 三坟:指典籍名称,传说中远古时代三皇作的书叫"三坟"。
② 《宋本》先附:当指《开宝本草》。
③ 《政和经史证类本草》:按宋嘉祐二年掌禹锡等编修之本草,当为《嘉祐补注神农本草》。此序例之文误为政和年修《政和经史证类本草》。
④ 十有六年:此指弘治十六年。据《明孝宗实录》载,诏议编修本草始于弘治十六年八月初十日。
⑤ 膺:接受,承担。
⑥ 方伎:指古代以天文、医筮、算学等科技人才或以一技之长任官的制度。

之理恐有未谙，但臣等才识浅陋，不足以当付任。盖阴阳五行，形而上者也；飞潜动植①，形而下者也，《皇极经世·观物篇》云：五行之具，各有相兼，飞走之情，不无草木。故石有水火之分，水有木石之异，如斯之类，不可不明，品汇所生，尤当识别。鸟兽虫鱼，别胎卵湿化之生；草木果菜，分丛植散寄之长。其《神农本经》，朱书于前，《名医别录》，墨书于次，此盖以旧本而参订之者也。尝观旧本，陶隐居已言于前，《日华子》复注于次。至于《图经》、宋按《蜀本》，陈藏器一物之名，言之二三，一品之情，序之再四。唐本既已辨其乖，《衍义》复以非其说，陶言既知少当，竟未删除；宗奭已鉴前非，不能尽释。如此，立言者尚昧其真，考用者何所取据？今则定为二十四则，采诸家之确论，条陈于各则之下；取旧本之精微，参注于今昔之上。其《图经》议论，经前人之讲究者也，多有切当，故书于前，陶氏之言择备于次。《日华子》《唐本》《蜀本》云，次第其详。《药性论》《衍义》、陈藏器，各著其要，但重叠荐赘者，亦从而删之。是非未决者，则考而择用。如吴普、禹锡、沈括诸人之言，《斗门》《博济》《肘后》等方之说，不必尽言其人，俱谓之"别录"。若近代用之获效，舆论昭然者，则曰"谨按"，旧本不分者，如独活、羌活、青皮、陈皮、白术、苍术、青广木香之类，功效颇殊，形质亦异，皆各立其条。旧本所遗者，若草果、三赖②、八角茴香、樟脑、炉甘石之流，亦绘图增品，此医之所常用，而世之不能无者。其生长、花叶、形质、性味，先究之于用者、货者，复访之于土产之人，一言而必叩其端，未尝己意增损其名。请定宸宫③，制曰《本草品汇精要》。臣等稽首④奉行。是书既就，非敢欲超越前代，但旧本之文，而志士鸿儒则能斟酌其是非；新本之条，虽初学庸材不待参详而即悟。大抵方技之书，何须义理渊微？治病之由，贵乎功能易晓。臣愚肤见如斯，条陈次序于后。

4.版本介绍与推荐

　　《本草品汇精要》成书于明弘治十八年（1505年），较《本草纲目》早73年。因存内府以至清康熙三十九年（1700年）于秘库发现弘治原本，即诏武英殿监造赫世亨等人照原本再行绘录（康熙重绘本）。次年（1701年）复命王道纯等人录为校正本，并仿原本格式增《本草纲目》等内容490余条，录为《本草品汇精要续集》，亦只存秘府而未能传世。二十世纪初，弘治原本及康熙重绘本流入民间，故宫仅存校正本及其续集。1936年商务印书馆据校正本铅印刊行，此书始显于世[2]。

---

① 飞潜动植：指各种动物和植物。
② 三赖：恐应为三棱。
③ 宸宫：此处借指帝王所居，引申为王位、帝王的代称。
④ 稽首：指古代跪拜礼，为九拜中最隆重的一种。常为臣子拜见君主时所用。

版本推荐：

①《本草品汇精要》（明）刘文泰等著，陆拯等校点，北京：中国中医药出版社，2013。本书以1936年商务印书馆第一次刊印本为底本，以《政和本草》《本草衍义》《本草纲目》进行参校，尽量保持原书体例与风貌，书内一律加用标点符号，以方便读者阅读。

②《本草品汇精要》（明）刘文泰等著，曹晖校注，北京：北京科学技术出版社，2019。本书以弘治十八年（1505年）原本为校勘底本，参照多本古籍对原书中错漏之处进行校勘，又对书中的冷僻字及一些具有含义的字词、术语进行解释；同时保留原书特色，配以高清彩绘药图，最大程度还原了书籍原貌。

参考文献

[1]《中华本草》编委会. 中华本草[M]. 上海：上海科学技术出版社，2005.

[2]曹晖，刘玉萍.《本草品汇精要》版本考察补遗[J]. 中华医史杂志，2006（4）：211-214.

《本草蒙筌》

（明·陈嘉谟编撰）

1.《本草蒙筌》

1.1 书籍简介

《本草蒙筌》又名《图象本草蒙筌》《撮要便览本草蒙筌》《撮要本草蒙筌》，由明代陈嘉谟（1486—1565年）自明嘉靖己未（1559年）着手撰写，历经七年"五易其稿"，至乙丑（1565年）撰成。陈氏重视本草，视之为"方药之根柢，医学之指南"，即熟知本草为初学者首要的基本功，故"本《会编》之例，广《集要》之遗，约《大观》之繁"，在三书的基础上，取长补短，会通折衷，并附以己意，编成此书[1]。

本书为综合性本草，是一部启蒙著作，李时珍在《本草纲目》中称其"创成对语，以便记诵，间附己意于后，颇有发明，便于初学，名曰蒙筌，诚称其实"。由此可见，此书堪称一部既深入浅出，又学术精致的本草佳作[2-3]。

1.2 原文整体框架

《本草蒙筌》全书12卷，刊于明嘉靖四十四年（1565年）。卷首绘有历代名医画像14幅，配以图赞和简介（引自熊宗立《医学源流》）。其后为总论，不取传统的序例形式，而撰"出产择地土""收采按时月""藏留防耗坏""贸易辨假真""咀片分根梢""制造资水火"等18篇专论，讨论药物的采收、贮存、鉴别、药性、用药、炮制等，多取历代本草及金元医家之药论。举其要领，发明大意。

卷1~12为药物各论，共826种，包括正文收药448种，附录388种。全书分为草、木、谷、菜、果、石、兽、禽、虫鱼、人10部。每药述其气味、阴阳升降、良毒、归经、产地、形态、炮制、功效、主治、用药配伍等。每药正文附有一药图，有118种药物之后以"谟按"评述或引前人药论，或抒发己见，以扩未尽之旨。

2.作者简介

陈嘉谟(1486—1570年),字廷采,号月朋,新安祁门人(今安徽省祁门市人)。少时从举子业,天性聪颖,攻读儒学,尤其喜好金元四大家的医学著作及其学术思想,受李杲和朱丹溪思想的影响最大,后因体弱多病,由儒入医,精研轩岐之术,晚年撰成《本草蒙筌》而成一代医药名家。

3.序文

予少业举子,寻以体弱多病,遂留意轩岐之术。于凡三代以下,诸名家有裨[①]卫生者,罔不遍阅精绎之。乃知医之为道,与吾儒实相表里,而其理未始不一也。故夫医有《素》《难》,犹吾儒之有《六经》也;其有《本草》,犹吾儒之《尔雅》诸训诂[②]也。不观《尔雅》,无以达六经立言之奥旨;不读《本草》,无以发《素》《难》治病之玄机。是故《本草》也者,方药之根柢[③],医学之指南也。尝悲世之医者,凡遇某病不察虚实三因,则曰:古方以某药治效。吾智不逮古人,而敢不遵也?殊不知病有标本久新,治有逆从缓急。医贵通变,药在合宜。苟执一定之方,以应无穷之证,未免虚虚实实,损不足益有余,反致杀人者有矣,安望以活人乎?揆厥[④]所由,皆未深知《本草》故尔。然《本草》旧有多刻,如《大观》,则意重寡要。如《集要》,则词简不该。至于吾邑汪石山续集《会编》,喜其详略相因,工极精密矣,惜又杂采诸家,而讫无的取之论,均未足以语完书也。予时侨居郡城,适从游者日益,进思欲厘正是书,以引来学,而求免三者之弊。乃取诸旧本,会通而折衷之[⑤]。先之气味降升、有毒无毒;次之地产优劣,采早采迟;又次之诸经所行,七情所具。其制度,其藏留,与夫治疗之宜及诸名贤方书应验者,靡不殚述。间有旁掇旧文,窃附臆见,以扩未尽之旨。且虑其繁而不整也,为之撰辑章句,排偶声律。重者删,略者补,吻者取,乖者遗。内附同种堪治者并朱书,外续异名相类者加圈别。首尾该贯,纤悉著明,其义增补,绘刊图像,俾读者易记,无龃龉[⑥]之患,考者易寻,免琐屑之劳,初学由此,日渐造夫精微,亦庶乎行远升高一助也。是书也创自嘉靖己未,凡五易稿,七阅岁而始成,题其篇曰《本草蒙

---

① 裨(bì):裨益,助益。
② 训诂(xùn gǔ):也叫"训故""诂训""古训"。一般认为,用通俗的语言解释词义叫"训",用当代的话解释古代的语言叫"诂"。《尔雅》前三篇叫《释诂》《释言》《释训》,"训诂"一词即来源于此。
③ 根柢(gēn dǐ):事物的基础。《后汉书》卷四九王充等传论曰:"百家之言政者尚矣。大略归乎宁固根柢,革易时敝也。"
④ 揆厥(kuí jué):揆,度(duó),揣测;厥意为其,他的,那个的。
⑤ 会通而折衷之:会通,融会贯通;折衷,调和太过与不及,使之得当合理。
⑥ 龃龉(jǔ yǔ):上下牙齿对不齐,意即意见不合,互相抵触。

筌》，以授诸弟子，金曰：先生嘉惠后学之心盛矣，岂惟以训二三子，须以公诸人人可也。固请寿诸梓，因述颠末，以识岁月云。

嘉靖乙丑春二月吉旦，新安八十翁月朋陈嘉谟廷采序

4.版本介绍与推荐

《本草蒙筌》最早刊本为明嘉靖乙丑四十四年（1565年）。此书近由浙江苕溪医人陆拯等校点列入本草必读丛书。

推荐版本：

①《本草蒙筌》（明）陈嘉谟著，张印生等校，北京：中医古籍出版社，2009。该版本以崇祯元年刘孔敦本为底本，参照万历元年，崇祯元年释在喆本，明书林刘氏刊校注而成。全书插图据底本原图复制，保持原书原貌，采用简体横排、现代标点，便于读者阅读。

②《本草蒙筌》（明）陈嘉谟著，陆拯校，北京：中国中医药出版社，2013。该版本以明崇祯元年（1628年）刘孔敦增补本为底本，并补入明书林刘氏刊本原书凡例。该版本较实用，既注重临床应用，又重视渊源规律。

参考文献

[1]尚志钧. 明代安徽名医陈嘉谟和《本草蒙筌》[J]. 中医临床与保健, 1991, 3（1）: 49.
[2]吴昌国. 明代本草名著《本草蒙筌》之学术特色研究[J]. 陕西中医, 2012, 33（3）: 363-364.
[3]陈湘萍. 陈嘉谟及其《本草蒙筌》[J]. 中医杂志, 1986（6）: 62-63.
[4]张鸣钟. 中医名著书名选释——《本草蒙筌》[J]. 中医研究, 2014, 27（8）: 80.

《本草纲目》

(明·李时珍编撰)

1.《本草纲目》

1.1 书籍简介

《本草纲目》成书于明代,李时珍自嘉靖三十一年壬子(1552年)至万历六年戊寅(1578年),三易其稿,历时26年完成,其子孙6人参加辑校绘图。本书在编撰体例上,首创纲目体例,即"物以类从,目随纲举"的药物分类方法,根据药物的天然来源及自然属性,将药物分16部为纲,以属性相近者归为若干类为目,共计60类。该书收药众多,系统整理了明以前的本草学成就,辑录和保存了大量古代药学文献,并补充了许多经采访和亲身体验得到的经验,内容丰富,资料广博,堪称集明以前本草之大成。

《本草纲目》作为中国古代本草学的巅峰之作,对我国及世界医药学和自然科学做出了不朽贡献。英国科技史学家李约瑟称其为"中国博物学中的无冕之王";著名生物学家达尔文在讨论鸡的变异及金鱼育种时,均引用了《本草纲目》的资料,并称它为"古代中国的百科全书"。

1.2 原文整体框架

《本草纲目》共52卷,收药1892种,新增药物374种,附方11096首,集旧方2938首,新增方8000多首。药图1109幅,由其子建中、建元所绘,对药物鉴别有一定的参考价值[1]。

序例(卷1~2)相当于总论,述本草要籍与药性理论。卷1"历代诸家本草"介绍了明以前主要本草《神农本草经》《名医别录》《雷公炮炙论》《唐本草》等41种;另又附列引用医书277种,经史百家书籍440种,共计717种。通过引述前人专论如神农本经名例、陶隐居名医别录、合药料理法则、采药分六气岁物、七方十剂、五味宜忌、五味偏胜、标本阴阳、升降浮沉等,使中药理论获得系统整理[2-3]。

卷3~4为百病主治,大致沿袭宋以前本草"诸病通用药"旧例,以诸风等一百一十三种病证为纲,分列主治药物,或于病证下再分若干证,类列药物用法,复设草部、菜部、果木等为小纲,并详其主治,编次有序,便于临证参考。

卷5～52为各论，收药1892种，附图1109幅。以部为"纲"，分16部（水、火、土、金石、草、谷、菜、果、木、服器、虫、鳞、介、禽、兽、人）。各部"从微至巨"，体现出生物进化思想。以类为"目"，分60类，各类中常将许多同科属生物排列在一起。

2. 作者简介

李时珍（1518—1593年），字东璧，号濒湖，蕲州（今湖北省蕲县）人，明代著名医药学家。出身于医学世家，其祖父是草药医生，父亲李言闻是当时名医，曾任太医院吏目，自幼热爱医学，不热衷科举，前后三次赴武昌应试，均不第，故决心弃儒学医，钻研医学。后为楚王府奉祠正、皇家太医院判，去世后明朝廷敕封为"文林郎"。李氏考古证今、穷究药理，历26年撰成《本草纲目》，集明以前本草之大成。李氏对脉学及奇经八脉也有研究，著述有《奇经八脉考》《濒湖脉学》等，被后世尊为"药圣"。

3. 序文（王世贞）

3.1 王世贞简介

王世贞（1529—1593年），字符美，号凤洲，又号弇州山人，太仓（今属江苏省）人，明代文学家、戏曲理论家，官至南京刑部尚书。

本篇序文系王氏晚年所作。根据李时珍口述，扼要说明《本草纲目》的写作动机、过程和概貌；通过自己的研读体会，介绍其体例，推崇其价值，嘉勉其用心，深望《本草纲目》能早日刊行，公之于世。文章开头以当世博物之士寥若晨星而深为遗憾，结尾以有李时珍其人其书而感到快慰，首尾呼应。文中以简洁的语言，描绘李时珍的形象，读来倍感亲切。并多运用典故、比喻等修辞手法，使文章曲折生动，含蓄精炼而典雅，是医籍序文中的佳作。

3.2 序文

纪①称望龙光②，知古剑，觇③宝气，辨明珠。故萍实商羊④，非天明⑤莫洞；厥

---

① 纪：指古籍的记录。
② 龙光：指龙泉、大阿两柄古剑的宝气。《晋书·张华传》：张华见牛斗二星之间有紫气，雷焕认为系豫章丰城之剑气上通于天。张华即以雷为丰城县令。雷果在监狱地基中掘得龙泉、太阿双剑。
③ 觇（chān）：侦察。据唐代苏鹗《杜阳杂编》卷上载：唐肃宗李亨即位后，掌库者发现库中有宝气，肃宗认为大概是上清珠发出的，令其检出，外裹绛纱，垂泪告诉近臣说：此是自己儿时玄宗所赐。
④ 萍实：《艺文类聚》卷82引《孔子家语》：楚昭王渡江，有物大如斗，圆而赤，直触王舟，无人能识，询于孔子，孔子说：此谓萍实，可剖食，惟霸者能得。《本草纲目萍》条，李时珍认为萍实是水萍之实。商羊：传说中的鸟名。下大雨前，常屈一足起舞。《说苑·辨物》《论衡·变动》及《孔子家语·辨政》均有记载。
⑤ 天明：等于说"天才"。

后博物称华①，辨字称康②，析宝玉称倚顿③，亦仅仅晨星④耳。

楚蕲⑤阳李君东璧，一日过予弇山园⑥谒予，留饮数日。予窥其人，晬然⑦貌也，癯然⑧身也，津津然谭⑨议也，真北斗以南一⑩人。解其装，无长物⑪，有《本草纲目》数十卷。谓予曰："时珍，荆楚鄙人⑫也。幼多羸疾，质成钝椎，长耽典籍，若啖蔗饴。遂渔猎⑬群书，搜罗百氏。凡子、史、经、传、声韵、农圃、医卜、星相、乐府诸家，稍有得处，辄著数言。古有《本草》一书，自炎皇及汉、梁、唐、宋，下迨国朝，注解群氏旧⑭矣。第其中舛谬差讹遗漏，不可枚数，乃敢奋编摩之志，僭纂述之权。岁历三十稔，书考八百余家，稿凡三易。复者芟之，阙者缉⑮之，讹者绳之。旧本一千五百一十八种，今增药三百七十四种⑯，分为一十六部，著成五十二卷。虽非集成⑰，亦粗大备，僭名曰《本草纲目》。愿乞一言，以托不朽。"

予开卷细玩⑱，每药标正名为纲，附释名为目，正始也；次以集解、辨疑、正误，详其土产⑲形状也。次以气味、主治、附方，著其体用⑳也。上自坟典，下及传奇㉑，凡有相关，靡不备采。如入金谷㉒之园，种色㉓夺目；如登龙君之宫，宝藏悉陈；如对冰壶玉鉴㉔，毛发可指数也。博而不繁，详而有要，综核究竟㉕，直窥渊

---

① 华：指西晋的张华，著有《博物志》十卷。《晋书》本传称他强记博识，广学多闻，当时推为第一。
② 康：嵇康。《艺文类聚》卷78记晋代王烈到抱犊山中，发现一座石室内有两卷帛书。王不识其文字，记下十几个字的形体，请嵇康辨认，康尽识其字。
③ 倚顿：即"猗顿"，春秋时富豪。曾经营珠宝，以能识别宝玉著称。
④ 晨星：喻稀少。
⑤ 楚：指湖北省。湖北旧属楚国，故名。蕲：蕲州，李时珍家居于此。
⑥ 弇（yǎn）山园：王世贞所筑，在今江苏省太仓隆福寺西。
⑦ 晬（zuì）然：润泽有光采的样子。
⑧ 癯然：清瘦的样子。癯，同"臞"。
⑨ 津津然：有趣味的样子。谭：通"谈"。
⑩ 北斗以南：指普天之下。一：第一。
⑪ 长（zhàng）物：多余的东西。
⑫ 鄙人：浅陋之人，自谦之词。
⑬ 渔猎：喻泛览博涉。
⑭ 旧：久远。
⑮ 缉：通"辑"。
⑯ 三百七十四种：据人民卫生出版社刘衡如校勘本，实有377种。
⑰ 集成：即"集大成"。语见《孟子·万章下》。这里指集中前人的成就而达到完备的程度。
⑱ 玩：研读。
⑲ 土产：本土所产之物。这里指产地。
⑳ 体用：指药物的性质和功效。
㉑ 传奇：古代的短篇小说。这里指一般的文艺作品。
㉒ 金谷：晋代巨富石崇的园名，在今河南省洛阳市郊。
㉓ 种色：品种。色，种类。
㉔ 冰壶：贮冰的玉壶，比喻晶莹皎洁。玉鉴：玉制的镜子。鉴，镜。
㉕ 究竟：穷极，指深入研究。

海①。兹岂仅以医书觏②哉？实性理③之精微，格物④之《通典》，帝王之秘箓⑤，臣民之重宝也。李君用心嘉惠⑥何勤哉！噫，碔玉莫剖⑦，朱紫相倾⑧，弊也久矣。故辨专车之骨⑨，必俟鲁儒⑩；博支机之石⑪，必访卖卜。予方著《弇州卮言》，恚博古如《丹铅卮言》⑫后乏人也，何幸睹兹集哉！兹集也，藏之深山石室无当，盍锲⑬之，以共⑭天下后世味《太玄》如子云者？

时万历岁庚寅春上元日⑮，弇州山人凤洲王世贞拜撰

4.作者其他相关作品

李时珍的著作尚有《奇经八脉考》《濒湖脉学》传世；还有《命门考》《濒湖医案》《五脏图论》《三焦客难》《天傀论》《白花蛇传》等，皆佚。李时珍一生所作的诗文甚多，可惜大多已佚失，现仅存诗两首，是在其友人诗文集中发现的，为《吴明卿自河南大参归里》和《题雪湖画梅》。

《奇经八脉考》集前人诸说之大成，为后世奇经八脉辨证用药及养生作出了重大贡献。明代理学家顾日岩赞其："《奇经八脉考》者，李君濒湖所撰辑，以活人者也。经有正有奇，独考奇者，奇经人所略，故致详焉。并病原治法，靡不条具，若指诸掌，岂惟医学有赖，玄修之士亦因以见身中造化真机矣。"[4]

《濒湖脉学》为普及脉法所撰，论述脉象27种，对于脉的体状、相类、主病都作了七言歌括，言浅义深，易于习诵，流传甚广[5]。

---

① 直：径直；直接。渊海：深渊与大海，比喻内容深入广博。
② 觏：同"遘"，遇见，这里意为"看待"。
③ 性理：宋、明道学家所研究的性命理气之学。
④ 格物：指研究事物的道理。《素问·方盛衰论》张志聪注"格，穷究也"，吴昆注"格，穷至其理也"。
⑤ 箓：簿籍。
⑥ 用心：尽心。嘉惠：指给人们以恩惠。
⑦ 碔（wǔ）玉莫剖：碔砆和美玉不能区别。碔，"碔砆"，像玉的石头。
⑧ 朱紫相倾：朱色和紫色相排斥，喻真假优劣相混，语本《论语·阳货》。
⑨ 专车之骨：装满一车的一根骨节。语本《国语·鲁语下》。
⑩ 鲁儒：指孔子。
⑪ 博：通晓。支机之石：传说汉武帝命张骞寻黄河之源，张乘筏至天河，一浣纱妇以石与之。张携石归，请教成都卖卜人严君平，严说是织女支垫织机的石块。说见《大平御览》卷8。
⑫ 丹铅卮言：指明代杨慎所著《丹铅余录》《丹铅续录》《丹铅摘录》等冠以"丹铅"之名的考据学著作，后由其弟子梁佐删辑为《丹铅总录》。
⑬ 锲：刻。这里指刻版印刷。
⑭ 共：供。
⑮ 万历庚寅：1590年。万历，明神宗朱翊钧的年号。上元日：农历正月十五日。

5.版本介绍与推荐

《本草纲目》首次版本祖本金陵本最富历史价值,其底本为李时珍之孙李树本誊写的清稿本。之后大致每隔五六年就有新版本出现,至今已超过100种。这些版本可以依据图版的不同划分为三个不同的版本系统:江西本系统、杭州本系统和合肥本系统。

推荐版本:

①《本草纲目》(明)李时珍著,刘衡如、刘山永、钱超尘等点校,北京:华夏出版社,2009。本版是刘山永在其父刘衡如校点本基础上,以国内仅存的两种金陵本为主副底本,以3种江西本、9种明清版本为参校本,校勘注释而成。该版本是《本草纲目》初版金陵本问世以来文字最准确、校注最完密、考证最详审之著,代表了当代研究《本草纲目》的成就。

②《本草纲目》(明)李时珍著,罗希文译,北京:外文出版社,2012。该译本是世界上首部、亦是目前唯一的《本草纲目》英文全译本,从内容到体例还原度都较高。

参考文献

[1]刘心媛. 李时珍两下太仓成就《本草纲目》金陵本[J]. 江西中医药,2020,51(1):17–19.

[2]全瑾,吴佐忻.《本草纲目》文献引用初考[J]. 中医文献杂志,2011,29(2):8–9.

[3]宋知行. 略谈《奇经八脉考》的学术价值[J].中医杂志,1981(2):7–8.

[4]赵方舟,刘玥芸,陈家旭. 李时珍《濒湖脉学》对中医脉学的传承与发展[J]. 世界科学技术——中医药现代化,2017,19(4):563–568.

[5]钱超尘. 刘衡如先生的中医文献学成就[J]. 中医药文化,2014,9(1):22–25.

《本草原始》

(明·李中立编撰)

1.《本草原始》

1.1 书籍简介

《本草原始》由明代李中立撰于明万历四十年（1612年）。全书以图述药，图两旁注有药材鉴别特征，文字简洁、重点突出，为药材鉴别提供了重要依据。与以往《本草》不同点为药图不绘原植物，仅绘其药用部分，手绘本草性状以推药物本始，图文并茂，真伪对照，以利药材鉴别，如"凤眼降香""鹅眼枳实"等鉴别特点，又如肉豆蔻"外有皱纹，内有斑缬，纹如槟榔，纹肉油色者佳"的质量把握，暗合近代生药学[1]。范行准称其为继《图经本草》后又一部优秀的本草图谱。其最大特点是打破了《大观本草》之后各家本草所附本草图的承袭，为我国现存最早的生药形态书籍[2]。

1.2 原文整体框架

《本草原始》书首无作者自序及一般性本草的总论篇。全书12卷，分草、木、谷、菜、果、石、兽、禽、虫鱼、人10部，共载药物452种，其中420种附有药材图，除50余幅引用旧本草者外，大部分皆为作者据市售药材实物写生绘制而成，药材特征突出。

2.作者简介

李中立（生卒年不详），字正宇，雍丘（今河南省杞县）人。少时跟随罗文英攻读儒学，博览秦汉群书。李氏天资聪敏且多才多艺，尤其是在绘画和药物学上有一定造诣。学习儒学之余对药材市场进行实地考察，因见当时有些医家"谬执臆见，误投药饵，本始之不原而憒憒"，于是"核其名实，考其性味，辨其形容，定其施治"，并结合前人所著本草的相关内容，完成《本草原始》的编著。该书以图文结合的方式详细介绍了药材的形态特点及其真伪鉴别等，对药材学的发展起到很大的作用。关于李中立生平无太多史料可考，仅据卷首罗文英、马应龙二序知李氏生平梗概。

3. 序文

3.1 罗文英质先甫序

李君,儒者也,胡以辑本草?余授李君业儒者也,胡为李君叙本草?要以物而物视之,物其与于我?物而我视之,即一根一亥,一飞一游一泳,以及块然、凝黮然,呈者畴,非吾性之森罗①而法象乎哉!矧三五以降②,气渐浇漓③,疵④疠夭扎。人或不尽其天年。咎在方术之家,谬执臆见,误投药饵。本始之不原而懵懵焉,承舛⑤袭讹,曷其有极?乃吾儒者,又末技鄙之,置弗道。夫孰知格物穷理之非二事,而同类瘅瘵⑥,固无异其身之疴痛耶?若然,则李君之辑《本草原始》,其意良厚而心独苦矣。以较他刻,樊然淆乱,挂此漏彼者,不啻轩轾。试取而披之,图其象矣,必核其名;详其用矣,必推其体。与夫甘苦辛咸之味,青黄赭垩之色,寒热温凉之性,采制蒸晒之宜,无不种种具备。令观者焕若发朦,灿如指掌,斯刻拒不大有裨于世哉!虽然,始者始矣,所以始者,口不可得而述,简不可得而陈。探之未始有始之先,以观其妙;验之既始有始之后,以观其窍。则始从何始,原无可原,即伊耆⑦、巫彭⑧、桐君⑨之著,犹糟粕也。是在得鱼兔而忘筌蹄者⑩之神遇耳。李君,名中立,少从余游,博极秦汉诸书,余雅器重李君,与李君夙自负更有进于此者。此一斑,又何足为李君知己。

时万历四十年岁次壬子吉旦　赐进士第征仕郎中书科中书舍人雍丘罗文英质先甫撰

3.2 马应龙序

医虽方技尔,然理微而道大,用广而功切,故称仁术焉。上古神农氏始尝百草

---

① 森罗:道家术语。森:众多;罗:罗列;万象:宇宙内外各种事物和现象。指天地内外纷纷罗列的各种各样的景象,形容包含的内容极为丰富。出处自南朝梁陶弘景《茅山长沙馆碑》"夫万象森罗,不离两仪所育;百法纷凑,无越三教之境"。
② 矧三五以降:矧(shěn),况且;三五,三皇五帝;以降,以后。
③ 浇漓:浮薄不厚。
④ 疵:疵,病也。
⑤ 舛:差错。
⑥ 瘅瘵:病名。瘅,指热症;瘵,冻疮。瘅瘵合,指性质相反的事物。
⑦ 伊耆:古帝号。即神农,一说即帝尧。
⑧ 巫彭:古代中国传说中的神医名。
⑨ 桐君:传说为黄帝时医师,曾采药于浙江省桐庐县的东山,结庐桐树下。人问其姓名,则指桐树示意,遂被称为桐君。南朝梁陶弘景《本草经集注》序:"又云,有桐君《采药录》说其花叶形色。"宋司马光《药圃》诗"山相惭多识,桐君未偏知。"一说,为传说中古仙人。
⑩ 得鱼兔而忘筌蹄:筌,捕鱼竹器;蹄,捕兔网。筌蹄比喻达到目的的手段或工具。本句话是说获得医学的实质精华而不去考虑它的形式。

而知医药,轩辕氏咨访岐伯、伯高、少俞而知脉,后世始有生生之术矣。夫人之五脏六腑,气脉周流,阴阳穴络,上按天道,下俘①地理,非冥心聚精,博考沉思,不能入其奥妙,而况粗浮之气,疏略之见,又何当焉?余幼善病,留心此技二十余年,仅得其梗概以自卫。宰杞时,得李君中立,年幼而姿敏多才艺,其医虽不敢即谓与古人方驾,而偏至之能,有足取焉。所著有《本草原始》。夫本草者,医之肯綮②也,之生而致死,之死而致生,所系在呼吸间,可弗慎乎?李君核其名实,考其性味,辨其形容,定其施治,运新意于法度之中,标奇趣于寻常之外,皆手自书而手自图之,抑勤且工矣。书成,遣人邸中,丐余一言以传,余以为昔人读《尔雅》不熟,为蟛蜞③所误;考白泽④不审,陷猰囊⑤于亡,然则非有易牙之口,不能辨淄渑之水⑥;非有师旷之聪,不能察劳薪之味⑦,故古人不三折肱⑧,不称良医。吾与子固无所用其患矣,特以告夫来者。

赐进士第文林郎礼部仪制清吏司主事渤海马应龙伯光甫撰

4.版本介绍与推荐

《本草原始》自从1612年初刻本刊行以后,流传甚广,刊行版本颇多。王玠曾对《本草原始》的版本进行了详细的梳理,共列出了35个版本。在后世传承过程中主要分化为两个系统,即葛鼐校订的永怀堂版本系统以及《本草原始合雷公炮制》版本系统。之后诸多版本,均是在这两个版本基础上校订而成。

推荐版本:

①《本草原始》(明)李中立著,郑金生等校注,北京:人民卫生出版社,2007。该版本以明万历四十年(1612年)作者亲手书画原本为底本,参考其他刻本重新整理。全书力求原文准确,增添导读部分,提要钩玄、启迪读者。

②《本草原始》(明)李中立著,张卫等校注,北京:学苑出版社,2011。该

---

① 俘:获取。语见《韩非子·五蠹》"蓄积待时而俘农夫之利",同牟。
② 肯綮(kěn qìng):筋骨结合的地方,比喻要害或最重要的关键。
③ 蟛蜞(péng qí):螃蟹的一种,身体小,常见的头胸甲略呈方形,穴居海边或江河口泥岸,亦作"彭蜞",又名"螃蜞"。
④ 白泽:传说中的神兽名。
⑤ 猰囊:古代传说中的精怪名。
⑥ 非有易牙之口,不能辨淄渑(zī miǎn)之水:易牙,春秋时齐国的厨师,善于辨味。淄渑之水,淄水和渑水的并称,皆在今山东省,相传二水味各不同,混合之则唯以辨别,比喻性质截然不同的两种事物。典出《列子·说符》"孔子曰:淄渑之合,易牙尝而知之"。
⑦ 非有师旷之聪,不能察劳薪之味:师旷,春秋晋国音乐师,善于辨音。劳薪,旧时木轮车的车脚吃力最大,使用数年后,析以为烧柴,故称劳薪。典出《北史·王邵传》"师旷食饭,云是劳薪所炊,晋平公便视之,果然车轴"。
⑧ 不三折肱(shé gōng):比喻经过磨炼而经验丰富。参见"三折肱为良医"条。明王守仁《传习录卷下》"医经折肱,方能察人病理"。

版本以明崇祯十一年戊寅（1638年）永怀堂刻本为底本，明万历四十年（1612年）作者亲手书画初刊本为校本及旁参《证类本草》《本草纲目》等书，图注文字均依原貌，整篇文章均加标点，便于读者阅读。

参考文献

[1]王梅，王予英. 李中立及其《本草原始》[J]. 河南中医，2001，21（6）：34.

[2]王玠，谢宗万，章国镇. 《本草原始》研究概述[J]. 中药材，1989，12（10）：43-45.

《神农本草经疏》

(明·缪希雍编撰)

1.《神农本草经疏》

1.1 书籍简介

《神农本草经疏》又名《本草经疏》。缪氏因其有感于为医者必明药性、药理的重要性，故以《神农本草经》为对象，对其性味功效的原理进行注疏，其一，主治互参中采纳诸家之说，注明药物的功用；其二，结合临床心得，强调随证变通。本书是明代重要的药学著作之一，也是注解《神农本草经》的重要本草文献之一[1-2]。

《神农本草经疏》的刊出使我国的本草学学说发展到一个新的阶段，故《明史·方伎传》将缪氏与李时珍并列[3]。任应秋教授也称此书："从讨论药理言，此实空前巨著，若与李氏《纲目》相较，彼以品种的齐备、部类的系属、采治的鉴定、功用的综述为胜；此则以述功录验，明所以然，条分缕析，发其隐微为胜。"

1.2 原文整体框架

《神农本草经疏》全书30卷，共载药物1400余种，经诠释者493种。附"主治参互"以尽其详，"简误"以防其失，是一部研究《神农本草经》的承前启后的优秀著作。

卷1为"读经疏引"1篇和"续序例"上，载有医论33篇，涉及理、法、方药诸多内容。卷2为"总例"，列举补气、温补、大热、破气、闭气、降气、破血等药物33类，还包含"续序例"下，内含"诸病应忌药"7门（即阴阳表里虚实、五脏六腑虚实、六淫、杂证、妇人、小儿、外科）和治法治要5篇。

卷3至卷29，与《证类本草》相似，列玉石部、草部、木部、人部、兽部、禽部、鱼部、果部、米部、菜部共10部，大多分上、中、下3品，唯人部、禽部、果部未分。

卷30为补遗，载《证类本草》未载之药，含玉石部、木部、人部、兽部、虫鱼部、米谷部6部，载药33种。具体药物中除引原文外，在"疏"中阐发自己的药学性味归经等理论见解，在"主治互参"中采纳诸家之说，多遵《神农本草经》《名医别录》，若两书不详，再参诸家论治或结合临床实际，每药之后又附有"主治参互"和"简误"两项，来考证药效及处方、宜忌等。

2.作者简介

缪希雍（1546—1627年），字仲淳，号慕台，海虞（今江苏省常熟市）人，我国明代著名的医学家、药学家，是李思塘（曾从吴兴名家朱远斋学过医药）之外孙。他幼年丧父，孤苦多病，有赖于慈母教诲，17岁因读《内经》自医疟疾，遂学医，悬壶济世，终成集理论研究与临实践于一身，既注重传承又勇于创新的著名医家。缪氏行医之余，勤于笔耕，积三十年心血，终撰成多本著作，其中《神农本草经疏》与《先醒斋医学广笔记》为其一生最重要的两部医学著作。

3.序文

3.1 本草经疏原序

《神农本草经》者，古"三坟"①之一也。其成于黄帝之世乎？观其尝药别味，对病主治，施之百世，无可逾越。其为开天②大圣，悯生民疾苦，于饮食衣服之外，复设针石药物，用拯夭札③，俾④得尽其天年是已。原夫药之生也，气禀⑤乎天，味成于地，性在其间。气为阳，味为阴，五味四气，各归其类，斯亲上、亲下⑥之义也。既述之以本性，又制之以君臣，合之以佐使，以成其攻邪已疾之能。遂使无情之用，同诸有识，自非生而神灵、冥契万物者，其孰能与于斯乎！去古滋远，民性滋漓，心识粗浮，莫能研精殚思，深入玄要，而不察乎即象即理⑦，物物昭然，弭⑧疾延年，功用自著。正以"三坟"之书，言大道也，言其然而不言其所以然。言亦象也。予因据经以疏义，缘义以致用，参互以尽其长，简误以防其失；而复详列病忌药忌；以别其微；条析诸药，应病分门，以究其用；刊定七方十剂，以定其法；阐发五藏苦欲补泻，以畅其神。著论三十余首，以通古今之变。始悉一

---

① 三坟：指典籍名称。传说中远古时代三皇作的书叫"三坟"。
② 开天：创始。
③ 夭札（yāo zhá）：见本草篇第十四章《原序》注释3。
④ 俾（bǐ）：使。
⑤ 气禀：亦称"禀气"，人生来对气的禀受。《韩非子·解老》"是以死生气禀焉。"《论衡·命义》"人禀气而生，含气而长。"韩非和王充都认为人的生死由生而禀受的气所决定。
⑥ 亲上、亲下：药性理论用语。《用药法象》："轻清成象（味薄，茶之类），本乎天者亲上；重浊成形（味厚，大黄之类），本乎地者亲下。"
⑦ 即象即理：依据事物的表象，寻求内在机理。古人论药，多据其法象，推衍用药之理。缪氏此书亦多用此法。
⑧ 弭：消除。

经之趣，命之曰《神农本草经疏》。读之者宜因疏以通经，因经以契往①，俾炎黄之旨，晦而复明，药物之生，利而罔害，乃余述疏意也。余生也晚，亲年已衰，得于禀者固薄，故少善病。长嗜方伎②，僻耽药妙。顾念自昔仙人道士，靡不悉由药道以济群生。加之友生协赞，后先不一。驯届耳顺③，良友凋丧，百念灰冷。惟兹一事，尚用婴怀④，手所论著，裒然成帙。倘典则可师，幽隐可显，试用于世，有广来学，固所愿也，不敢必也。采真同好，其相证诸。

缪希雍序

3.2 梓行《本草经疏》题辞⑤

药性之道，具在《本草》，虽代有哲匠，演其奥义，然去古弥远，浸⑥失其旨。予以绵质，性复疏戆⑦，本不堪尘俗。年方弱冠，值门户衰冷，世累纠缠，以是多见愤激碍膺⑧之事，十常八九。自兹数婴⑨疾病，于是检讨《图经》⑩，求其本意，积累既久，恍焉有会心处，辄札记之。历三十余年，遂成此《疏》。学士大夫见而奇之，欲予付诸梓人⑪，予未之许也。予以昔人尝云："切忌说破，恐塞断后学悟门，将兹是咎。"外孙毛凤苞文学曰："不然，世间上根⑫人少，中下人多，设使上根人出，自得无师智获，睹此书当不言而喻，默默相契；下根人读之，如盲人谈五色，总不能别；惟中人以上之资，得窥其概，则所得多矣。其为利济，宁有量耶！请亟登梓，以拯夭枉。"予曰："善"。且曰："舅祖许可，凤苞愿力任其役。"乃悉检《疏》稿付之，即集予同里门人李枝，通家子云间康元浤、松陵顾澄先二文学，并其舅氏隐沦戈汕辈董督校雠，早夜孜孜，惟恐或后，其用意可谓勤矣。志存及物，有君子之嗜尚焉，良足多也。予年已耄，倘书成而得早行于世，亦足以副海内求明斯道者之企望也。

时天启乙丑暮春海虞遗民缪希雍题于吴江舟次
吴兴晚学姚凝之书

---

① 契往：契，体会、领悟。往，此处指《神农本草经》所处的时代，意即领悟古代用药之理。
② 方伎：此指医技。
③ 耳顺：六十岁。语见《论语·为政》"六十而耳顺"。
④ 婴怀：萦绕牵挂于胸怀。
⑤ 题辞：此后有小岛尚质手书题记，今略。
⑥ 浸（qīn）：渐渐，逐渐。
⑦ 戆（gàng）：鲁莽，冒失。
⑧ 碍膺：碍，阻滞、妨害。膺，胸臆、内心。合而为心中不痛快之义。
⑨ 婴：缠绕、羁绊。婴疾即为疾病所困，亦即患病。
⑩ 《图经》：当指宋苏颂《本草图经》。然考是书所据，多为宋唐慎微《证类本草》。
⑪ 梓人：指印刷业的刻版工人。
⑫ 根：佛学名词。人能产生感觉、辨明善恶的根本所在。有"六根"（眼、耳、鼻、舌、身、意）之说。此处上、中、下三根，乃指人之灵性、悟性高低。

4.作者其他相关作品

《先醒斋医学广笔记》是缪希雍另一部代表著作。原名《先醒斋笔记》，是缪希雍门人丁元荐搜集其师常用之方及其他治验而成，是一部笔记体的医学著作。后经缪氏补充，增益群方，兼采众药，并补入伤寒、温病、时疫、治法要旨等内容，易名《先醒斋医学广笔记》。书中共记录120余则医案，病案记录从患者姓名、年龄、发病时间、病情诊断、处方，到复诊记录等均较详细，具有重要的临床借鉴意义[4-5]。

5.版本介绍与推荐

《神农本草经疏》今存版本有首刊明天启五年（1625年）毛氏绿君亭刻本，存于国家图书馆及中国中医科学院图书馆等；清代有《四库全书》写本、蕴古堂刻本、吴都大来堂刻本、周氏医学丛书初集本、方药集义阐微等多种刊本；另有日本刻本及抄本；1980年江苏广陵古籍刻印社影印周学海医学丛书本；1993年江苏科学技术出版社（吴中医集）方药类本[6]。

推荐版本：

①《神农本草经疏》（明）缪希雍著，郑金生校注，北京：中医古籍出版社，2002。该版本以绿君亭刻本为底本，周氏校刻本为主校本，兼参朱汝贤刻本及金陵本《本草纲目》诸书及参考李顺保《缪仲淳医书全集》等现代校点本，对古僻字、术语与典故、混淆药品等，酌加注释，且附有"注释索引"，可资检索。

②《神农本草经疏》（明）缪希雍著，周仲瑛、于文明主编，湖南科学技术出版社，2014。该版本以《四库全书》文渊阁本（中医古籍出版社1986年影印版）为影印底本，以明天启五年毛晋绿君亭刻本及清光绪十七年池阳周氏本为主校本，朱汝贤初刻本等为参校或旁校。本书是国家重点项目《中医古籍珍本集成》中的一本，采用珍本古籍原版影印，由中医药专家撰写导读并进行校勘、注释、点评。

参考文献

[1]董利利，宋咏梅.《神农本草经疏》学术成就述要[J]. 山东中医药大学学报，2010，34（3）：249-250.

[2]壮健，江一平.《神农本草经疏》及其学术成就简介[J]. 北京中医，1987（2）：11-13.

[3]李烨，江一平. 毛晋与缪仲淳《神农本草经疏》[J]. 南京中医药大学学报（社会科学版），2001，2（4）：210-211.

[4]宋佳，闫晓凡. 缪希雍《先醒斋医学广笔记》用药特色探讨[J]. 中华中医药杂志，

2015,30(9):3361-3364.

[5]简志谋,严世芸.《先醒斋医学广笔记》探微[J].上海中医药杂志,2001(1):44-46.

[6]《中华本草》编委会.中华本草[M].上海:上海科学技术出版社,2005.

《炮炙大法》

(明·缪希雍编撰)

1.《炮炙大法》

1.1 书籍简介

《炮炙大法》成书于1622年,为《先醒斋医学广笔记》的卷4,载药物439种。其中172种药物引用了《雷公炮炙论》的内容,但删去了一些不实用的制法,后有单印本,是继《雷公炮炙论》之后我国第二部炮制专著。列有"雷公炮炙十七法""按雷公炮炙法有十七,曰炮、曰爁、曰煿、曰炙、曰煨、曰炒、曰煅、曰炼、曰制、曰度、曰飞、曰伏、曰镑、曰挼、曰晒、曰曝、曰露是也,用者宜如法,各尽其宜。"本书在前人基础之上,又补充了当时对药物加工的经验,对炮制方法进行了第一次分类,且重视炮炙与临床应用的关系,强调药物通过炮制,引药归经,从而治疗相应的疾病。药物经炮制后,往往发生药性改变,产生新的疗效[1-2]。各药条文简要,制法实用,对明、清两代药物炮制影响较大。

1.2 原文整体框架

《炮炙大法》全书1册不分卷,按药物类别分为水部、火部、土部、金部、石部、草部、木部、果部、米谷部、菜部、人部、兽部、禽部、虫鱼部14部,共439种中药。书中以简明的手法叙述了各药的炮制方法,也包括药的出处、采集、优劣鉴别、炮制辅料、炮制过程、炮制后的贮藏方法,对某些药物还阐述了炮制前后性质的变化和不同的治疗效果,在书末附有"用药凡例",对药物的炮制原则,及煎药、服药等都进行了较详细的说明[1]。

2.作者简介

作者缪希雍,见"本草篇"《神农本草经疏》作者简介。

3.跋文

予见今之时师，童而习之，俱药性隐括①骈语，守为家珍，而于《神农本草》及先贤炮炙法，一切高文大牍②，竟未尝梦见。临证用药方产之，真赝莫别，修事之轨则③全乖。欲以攻病，譬如克敌制胜，责效④于不练之卒。至病者，甘以七尺之躯，往往听其尝试，良可悯也！先生曰：子言诚然，因检目前尝用诸药品，悉按《雷公炮炙》，去其迂阔⑤难遵者，而裁以己法；其无雷公者，则自为阐发，以益前人所未逮。凡诸使制解伏，并反忌恶畏等，附系其下。庶病家考用，一览烊然⑥，兼可质医师之误，其所裨益，功岂鲜哉！旧《笔记》所刻止九十余种，今广至四百三十九种，一一皆先生口授，而予手录之。其间删繁举要，补阙拾遗，句字之出入，必严点画之。几微必审，稿凡四易，始付杀青。予窃有微劳焉！

延陵庄继光谨识

4.版本介绍与推荐

《炮炙大法》版本众多，代表性的版本有明末庄继光校刻本，藏于中国科学院图书馆、中国中医科学院图书馆；明代崇祯十五年（1642年）刊本（附《先醒斋医学广笔记》后）；1956年人民卫生出版社影印本；1983年江苏科技出版社王新华点注本；1985年中国书店据庄继光本影印；1998年中国中医药出版社盛燕江校注本[3]。

推荐版本：

①《炮炙大法》（明）缪希雍著，（明）庄继光录校；胡晓峰校注，北京：中国书店，1992。该版本以明天启三年（1623年）京口大成堂刊本为底本，以明崇祯十五年（1642年）刊本和1956年人民卫生出版社影印本为对校本，并以《重修政和经史证类备用本草》（简称《证类》）、《本草纲目》等书进行他校，间或理校。对疑难字词加以注释，统一编排注释序码与校勘注文。

②《炮炙大法》（明）缪希雍著，张志国校注，太原：山西科学技术出版社，2009。本版本以1983年江苏科技出版社王新华点注本和1998年中国中医药出版社盛燕江校注本为蓝本，重新进行标点与注释；重点集中注释了出现频率高、相关性强

---

① 隐括：概括，语见《儒林外史》第一回"楔子敷陈大义，借名流隐括全文"。
② 高文大牍：思想高深的大著作。
③ 轨则：规则。
④ 责效：求取成效，取得成效。
⑤ 迂阔：思想言行不合实际，语见《汉书·卷七二·王吉传》"上以其言迂阔，不甚宠异也"。
⑥ 烊然：豁然。

的字词，并附上了古今度量衡和现行《药典》与"炮制通则"相关的内容。

参考文献

[1]张清华，刘成基. 《炮炙大法》评述[J]. 中药材，1992，15（3）：46-47.
[2]周锡龙，江一平. 缪希雍《炮炙大法》初探[J]. 中药通报，1988，13（4）：20-22.
[3]《中华本草》编委会. 中华本草[M]. 上海：上海科学技术出版社，2005.

《本草备要》

(清·汪昂编撰)

1.《本草备要》

1.1 书籍简介

《本草备要》约成书于清康熙初期（1683年），康熙三十三年（1694年）重加增订。该书共8卷，收载药物402种，书名《备要》，是完备、精要之意，即归纳、完善并提炼已有的本草内容。该书在撰写时引用大量古籍资料，并对引用的医家与著作进行了说明。涉及文史文献118篇，其中历代医学著作或篇章84篇，医学文史文献和民间著作34篇[1]。道光时期医者童潆作序评价此书"简要易明，乡僻无医之所与不知医之人，读之了然。且卷帙无多，行李便于携带其中"，肯定了此书在普及医药知识方面的作用。

1.2 原文整体框架

《本草备要》有2卷、4卷、5卷、6卷、8卷等多个版本，但总体上按药物自然属性分为8部，载药402种。现以8卷本为例，其中卷1为草部药177味，卷2为木部药68味，卷3为果部药25味，卷4为谷菜部药29味，卷5为金石水土部药46味，卷6为禽兽部药19味，卷7为鱼虫部药31味，卷8为人部药7味。全书开篇为"药性总义"，概论药学基本理论，包括五色五味、阴阳属性、升降浮沉、药物归经、炮制及用法等。正文每药之下首先列其主要用途和"十剂"所属，接下来述其性味、归经、功效、主治、禁忌、产地、形态、品质鉴别、炮制及采收时间等。对各药的主治之理、取用所宜多有阐发，间附前人理论及成方举例，具有较高的实用价值。

2.作者简介

汪昂（1625—1695年），字讱庵，初名恒，晚年自号浒湾老人，安徽省休宁县人，清初著名医学家和医学教育学家。主要著作有《素问灵枢类纂约注》《医方集解》《本草备要》《汤头歌诀》等。早年曾中秀才，于而立之年放弃儒业，立志学医。深厚的儒学功底使他在编撰医学书籍时能很好地归纳总结、去粗取精，将深厚医理喻于浅显文字，避免书籍"文辞古奥，卷帙浩大"而影响阅读。因此他编写的书籍受众广泛，不专为医林而设，科普价值较高。

3.序文

3.1 自序

医学之要，莫先于切脉，脉候不真，则虚实莫辨，攻补妄施，鲜①不夭②人寿命者。其次则当明药性，如病在某经当用某药，或有因此经而旁达他经者，是以补母泻子③，扶弱抑强，义有多端，指④不一定，自非⑤兼贯博通，析微洞奥，不但呼应不灵，或反致邪失正。先正云：用药如用兵，诚不可以不慎也。古今著《本草》者，无虑数百家，其中精且详者，莫如李氏《纲目》，考究渊博，指示周明，所以嘉惠⑥斯人之心，良方切至⑦。第卷帙浩繁，卒难究殚，舟车之上，携取为难，备⑧则备矣，而未能要⑨也。他如"主治""指掌""药性歌赋"，聊以便初学之诵习，要则要矣，而未能备也。近如《蒙筌》《经疏》世称善本，《蒙筌》附类，颇著精义，然文拘对偶，辞太繁缛，而阙略尚多；《经疏》发明⑩主治之理，制方参互⑪之义，又著简误，以究其失，可谓尽善，然未暇详地道，明制治，辨真赝，解处偶有傅会⑫，常品特多芟黜⑬，均为千虑之一失。余非岐黄家，而喜读其书，三余⑭之暇，特裒⑮诸家本草，由博返约⑯，取适用者凡四百品，汇为小帙，某药入某经、治某病，必为明其气味、形色，所以主治之由，间附古人畏恶兼施、制防互济、用药深远之意，而以土产、修治、畏恶附于后，以十剂、宣通、补泻冠于前，既著其功，亦明其过，使人开卷了然，庶几用之不致舛误。以云备则已备矣，以云

---

① 鲜：很少。
② 夭：使……变短，伤害。
③ 补母泻子：中医治法，出自《难经》"虚者补其母，实者泻其子"。根据五行学说"生我者为母，我生者为子"，指对某一脏腑的虚证，采取补其母脏、母经或母穴的方法治疗；对某一脏腑的实证，采取泻其子脏、子经或子穴的方法治疗。
④ 指：意图，旨意。
⑤ 自非：若不是。
⑥ 嘉惠：对他人所给予恩惠的敬称。
⑦ 切至：恳切周详。
⑧ 备：完全。
⑨ 要：精要。
⑩ 发明：启发，阐明。
⑪ 参互：相互参证。
⑫ 傅会：即牵强附会，把没有关系的事物说成有关系；把没有某种意义的事物说成有某种意义。
⑬ 芟黜：删除。
⑭ 三余：出自《三国志》，"冬者岁之余，夜者日之余，阴雨者时之余"，泛指空闲时间。
⑮ 裒（póu）：聚集。
⑯ 约：简约。

要则又要矣，通敏之士，由此而究图①焉，医学之精微，可以思过半矣。题曰《本草备要》，用以就正于宗工②焉！

休宁讱庵汪昂题于延禧堂

3.2 增补本草备要自序

言之可贵而足以垂后者，必性命之文也，其次则经济之文也。余于圣学，既无所窥，又六经、四子之书，灿如星日，即汉疏、宋注，且有遗讥，况余愚瞽③凡民，安敢以管蠡④仰测高深也哉！性命之文，吾无及矣，若经济之文，必须见诸实事，方能载诸简编。余少困棘闱⑤，壮谢制举，长甘蓬累⑥，终鲜通荣。经济之文，吾无望焉耳。至于词章诗赋，月露风云，纵极精工，无裨实用。扬子所谓雕虫篆刻，壮夫不为，不其然欤！

窃谓医药之书，虽无当于文章钜丽⑦之观，然能起人沉疴，益人神智，弱可令壮，郁可使宽，无关道脉，而能有助刚大之形躯，不系政刑，而实有裨生成之大德。言不堕绮语之障，用有当施济之仁，群居饱食之余，或可以愧小慧而胜犹贤也乎！是用寄意此中，思以寿世。初谓医学与堪舆不同，堪舆当有秘奥，天机不欲轻泄；若医集，所以济生救疾，自应无微不阐，无隐不彰，恣意极言，不遗余蕴。及泛览诸书，惟《灵》《素》⑧《难经》、仲景、叔和⑨，奥衍弘深，不易究殚。自唐宋而下，名家百氏方书，非不灿陈，而义蕴殊少诠释。如《本草》第言治某病某病，而不明所以主治之由；医方第云用某药某药，而不明所以当用之理。千书一律，开卷茫如，即间有辨析病源，训解药性者，率说焉而不详，语焉而不畅，医理虽云深造，文字多欠通明，难以豁观者之心目，良用怃然⑩。不揣固陋⑪，爰采诸家之长，辑为《本草备要》《医方集解》二编。理法全宗古人，体裁更为创制。本草则字笺句释，仿传注之详明；医疗则诠症释方，兼百家之论辨。书分两帙，用实相资。要令不知医之人读之了然，庶裨实用。两书甫出，幸海内名贤，颇垂鉴许，并用以就正焉。

今本草原刻字已漫灭⑫，特再加厘订，用酬世好。抑世尚有议余药味之简者，

---

① 究图：研究谋划。
② 宗工：宗匠，宗师。指文章学术上有重大成就，为众所推崇的人。
③ 瞽（gǔ）：盲人，此处用作自谦。
④ 管蠡：管指管仲，蠡指范蠡。
⑤ 棘闱：科举时期对考场、试院的称谓。
⑥ 蓬累：同蓬累，像飞蓬飘转流徙，转停皆不由己。形容人行踪无定。
⑦ 钜丽：宏大华丽。
⑧ 《灵》《素》：《黄帝内经》中的《灵枢》和《素问》。
⑨ 叔和：王叔和，西晋著医学家，曾整理《伤寒论》，著述《脉经》。
⑩ 怃然：形容失望的样子。
⑪ 不揣固陋：谦虚之词，不考虑自己本来是很浅陋的。
⑫ 今本草原刻字已漫灭：此句以下，至"恐泥也乎！"据光绪七年扫叶山房藏版（重刻本）补入，以供参考。

余惟歌赋汤液，药仅两百四十种，拙集广至四百种，不为少矣。如食物仅可充口腹，僻药非治所常需者，安能尽录？盖既取其备，又欲其要，应如是止也。兹因重梓，更增备而可用者约六十品，聊以厌言者之口，仍不碍携者之艰，苟小道之可观，倘不至致远之恐泥也乎！

康熙甲戌岁阳月

休宁八十老人讱庵汪昂书于延禧堂

4. 版本介绍与推荐

《本草备要》分为初刊本和增补本（《增订本草备要》）。《本草备要》初刊本国内已失，存世和流行均以《增订本草备要》为主，增补本刊于康熙三十三年。后乾隆时期太医吴谦（新安医家，乾隆时任太医院判）审定本增加"药图"一卷，民国时期商务印书馆1918年首刊《全图本草备要》前附"本草备要图集"。2005年人民卫生出版社出版的《本草备要》纠正了晚清及之后刊本沿袭已久的错误，具有很高的参考价值[1-2]。

推荐版本：

①《本草备要》（清）汪昂著，郑金生主编，北京：中国医药科技出版社，2019。该版本底本为康熙三十三年《增订本草备要》，校本为康熙成裕堂本、乾隆文盛堂本。底本校本均在选用时避开了文字错误较多的清代后期刊本。全书使用简体字适合现代阅读，书末增加汉语拼音索引，便于查阅。

②《本草备要》（清）汪昂著，张一昕点校，中医临床实用经典丛书，北京：中国医药科技出版社，2018。该版本以康熙二十二年还读斋刊本为底本整理，力求原文准确，对于底本校本中的错字等进行修改，对于中医药学专有名词统一改为现代通用名词，对于原文中的繁体字异体字统一改为通用简体字，采用横排版并增加标点符号，适于阅读。

参考文献

[1]程新.《本草备要》学术价值与版本探析[J]. 大学图书情报学刊，2015，33（5）：116-120，128.

[2]邓勇，程新，黄辉. 论《本草纲目》与《本草备要》版本体例之异同[J]. 中国中医药图书情报杂志，2016，40（4）：48-50.

《本经逢原》

(清·张璐编撰)

1.《本经逢原》

1.1 书籍简介

《本经逢原》成书于清康熙三十四年（1695年），共4卷，是张璐众多著作中唯一一部药物学著作。该书在《神农本草经》的基础上，删除了实用价值不大的药物，补充百余种后世临床常用药物，并详细阐释药理、注重不同药物配伍及服用禁忌，融入了作者多年行医经验及独到见解，是一部实用的本草学著作。

《本经逢原》的特色有二：其一，每药在《神农本草经》原文末附有"发明"以阐性其性味主治，并引用各医家理论。如在发明石膏功用时引述了张仲景、李东垣、刘河间等医家理论；其二，在论述不同炮制品功用时，对不同产地药材的药力药性也加以详细分辨[1]，具有较高的学术和实用价值。

1.2 原文整体框架

《本经逢原》共4卷，分32部，以《神农本草经》为切入点详细辨析药物，每味药于其药名之下，先述其别名、性味、产地、形态、鉴别等，其后记述《神农本草经》原文，最后为"发明"。

本书参考《本草纲目》的分类方法，将常用的700余种药物列为水、火、土、金、石、卤石、山草、芳草、隰草、毒草、蔓草、水草、石草、苔草、谷、菜、果、水果、味、香木、乔木、灌木、寓木、苞木、藏器、虫、龙蛇、鱼、介、禽、兽、人32部。卷1包括小引及水部到山草部的药物，卷2包括由芳草部到苔草部的药物，卷3包括由谷部到藏器部的药物，其余虫部到人部药物载于卷4。

2.作者简介

张璐（1617—1698年），字路玉，自号石顽老人，江南长州（今江苏省苏州市）人，清初著名医学家。著有《张氏医通》《本经逢原》《伤寒缵论》《诊宗三昧》《千金方衍义》等。少颖悟，博贯儒业，专心医药之书。遭明季之乱，隐居洞庭山中十余载，著书自娱，清顺治16年（1659年）回归故里，整理其隐居十五年间的医学笔记《医归》，此后四十年继续行医著书。张璐不仅读书精博、著作颇丰，而且有数十载行医经验，学验俱精，临床中屡起沉疴。被后世誉为清初三大名医（喻昌、张璐、吴谦）之一。

3.序文

小　引

医之有《本经》也，犹匠氏之有绳墨也。有绳墨而后有规矩，有规矩而后能变通。变通生乎智巧，又必本诸绳墨也。原夫炎帝《本经》，绳墨之创始也；《大观》《证类》，规矩之成则也；濒湖①《纲目》，成则中之集大成，未能达乎变通也。譬诸大匠能与人规矩，不能与人智巧。能以智巧与人达乎变通之道者，黄帝《灵》《素》之文也；能以炎黄之道随机应用，不为绳墨所拘者，汉长沙②一人而已。长沙以天纵之能，一脉相承炎黄之道，信手皆绳墨也。未闻炎黄而外别有绳墨也。尝思医林学术，非不代有名人，求其端本澄源，宗乎《本经》主治者，《玉函》《金匮》③而外未之闻也。长沙已往，唐逸士④《千金方》独得其髓，其立方之峻，有过于长沙者，后世末由宗⑤之。以故集《本草》者，咸以上古逆顺反激之用，概置不录，专事坦夷⑥，以适时宜。其间琐琐，固无足论，即濒湖之博洽今古者，尚尔舍本逐末，仅以《本经》主治冠列诸首，以为存羊⑦之意。惟仲淳缪子⑧开凿经义，迥⑨出诸方，而于委婉难明处，则旁引《别录》等说，疏作经言，朱紫之混，能无戾乎？昔三余⑩乔子有《本经注疏》一册，三十五年前于念莪先生⑪斋头曾一寓目，惜乎未经刊布，不可复睹。因不自揣，聊陈鄙见，略疏《本经》之大义，并系诸家治法，庶使学人左右逢源，不逾炎黄绳墨，足以为上工也。上工十全六，不能尽起白骨而生之。吾愿天下医师慎勿妄恃己长，以希苟得之利，天下苍生确遵有病不治，常得中医之戒，跳出时师圈缋，何绳墨之可

---

① 濒湖：李时珍晚年号"濒湖老人"。
② 汉长沙：张仲景曾于长沙任太守，后人有称其为长沙。
③ 《玉函》《金匮》：均为张仲景著述，王叔和曾整理为《金匮玉函要略方》，后北宋校正医书局重新整理编校，取其中以杂病为主的内容，略去伤寒部分，改名《金匮要略方论》。
④ 唐逸士：指孙思邈，逸士意为遁世隐居的人。
⑤ 宗：尊奉，继承。
⑥ 坦夷：平坦简单。
⑦ 存羊：出自《论语·八佾》，维护古礼，维护根本之意。
⑧ 仲淳缪子：缪希雍，字仲淳，明代医学家，著有《先醒斋医学广笔记》《神农本草经疏》等。
⑨ 迥：高，卓越。
⑩ 三余：余暨、余姚、余杭三县，古人习称三余，在今杭州一带。
⑪ 念莪先生：明代名医李中梓，又名念莪。著述甚富，有《删补颐生微论》《士林三书》《医宗必读》等。

限哉!

> 康熙乙亥春王石顽张璐书于隽永堂时年七十有九

4.版本介绍与推荐

《本经逢原》现流传有单行、合刊两类刊本。单行本有清康熙乙亥（1695年）长州张氏隽永堂刻本、清康熙乙亥年（1695年）金间堂刻本、清天禄堂刻本3个版本。合刊本有《张氏医书七种》和《医学初阶》，其中《张氏医书七种》有同德堂刻本、宝瀚楼刻本、民国时期上海书局刊本等9个版本；《医学初阶》有清光绪严式海刊本、民国成都渭南严氏刊本2个版本。本书现代以来也多有出版，如中国医药科技出版社出版的《本经逢原》等。

推荐版本：

①《本经逢原》（清）张璐著，刘从明等校注，北京：中医古籍出版社，2017。该版本底本为清康熙乙亥（1695年）金间堂刻本，参校本为光绪三十四年戊申（1908年）严式海《医学初阶》以及上海科学技术出版社1959年铅印本。勘校时对底本讹误、脱漏等进行勘正并有说明，对原著目录药名与正文药名进行核对及订正，全书使用规范简体字，适合现代学者及中医药爱好者阅读。

②《本经逢原》（清）张璐著，北京：中国中医药出版社，2007。该版本底本为清康熙乙亥（1695年）金间堂刻本，参校本为光绪三十四年戊申（1908年）严式海《医学初阶》，底本校本均是公认错误较少的刊本版本。编订时对字体、药名等均作规范，其他个别改动处均在当页说明。该版本追求文理和医理的统一以及符合逻辑、符合原貌。

参考文献

[1]黄亚俊，陈仁寿. 张璐与《本经逢原》述评[J]. 四川中医，2011，29（9）：30-31.

《本草从新》

(清·吴仪洛编撰)

1.《本草从新》

1.1 书籍简介

《本草从新》成书于清乾隆二十二年丁丑（1757年），共18卷，收载药物720余种，继承了《本草备要》（以下简称《备要》）汇集群言、实用性和普及性等特色。蕴含了丰富的药物与临床知识，在保健药物选择、真伪药物辨别、配伍宜忌和药物炮制方面为后世安全、规范用药提供了宝贵文献资料。该书在叙述各药时除了在性味、主治、功用、辨伪、修治等处充实外，对于同一药物的不同品种和不同产地，区别其力量厚薄、性味优劣等差别，并指出功效上的差异[1]，还补充了同名或者相近药物的比较，对于本草性味功效的细化和区分具有开创意义。

1.2 原文整体框架

《本草从新》总6卷，每卷又分上、中、下3卷，共计18卷。分草、木、果、菜、谷、金石、水、火土、禽兽、虫鱼鳞介、人11部，每部之下细分为类，共有52类，载药670余种，较《备要》增加200余种，另有附药百余种。全书卷首为"药性总义"，总论药物五味所具备的功用、阴阳五行、经络归属、药性寒热温凉以及升降浮沉等药物的特点、配伍、禁忌等。在分述各药时与《备要》类似，每药之下首先列其主要用途，其后述性味、归经、功效、炮制、主治、适应证，以及针对不同症状的配伍等。对药物的真伪、同一药名而性味功用不同的药物以及修治等都有述及，其间多有引用历代本草、前人理论及成方举例等，亦多有阐发，具有较高的实用价值。

2.作者简介

吴仪洛（约1704—1766年），字遵程，澉浦人（今浙江省海盐县澉浦镇）。清代医学家，著有《伤寒分经》《成方切用》《本草从新》。家境殷实，自幼习儒，雍正二年（1724年）考取秀才，后来屡试却未成就功名。游历湖北、广东、河北、河南等地，曾在四明（今浙江省宁波市）停留五载，入天一阁苦读医籍，颇有心得，后专以医为业。乾隆初年从澉浦移居硖川（今浙江省海宁市硖川镇），行医数十载，名噪乡里。吴氏一生崇尚"程朱理学"，追求"格物穷理"，注重"躬行实践"，秉持理论和临床相结合的行医处世风格[2]，对医理、诊治、方剂、药物都有精辟的阐述。

3.序文

3.1 原序

余先世藏书最夥，凡有益于民用者，购之尤亟①，以故岐黄家言，亦多海内希②见之本。余自髫年，习制举业，时即旁览及焉。遇有会意，辄觉神情开涤，于是尽发所藏而精绎③之；迄今四十年矣。夫医学之要，莫先于明理，其次则在辨证，其次则在用药。理不明，证于何辨？证不辨，药于何用？故拙著医学十种，其一曰"一源必彻"，其二曰"四诊须详"。于经义④病情，必斟酌群言，而期于至当也。而又念天之生药，凡所以济斯人之疾苦者也。有一病，必有一药，病千变，药亦千变，能精悉其气味，则千百药中任举一二种，用之且通神，不然则歧多而用眩⑤。凡药皆可伤人，况于性最偏驳者乎！自来注《本草》者，古经以下，代有增订，而李氏《纲目》为集大成，其征据该洽，良足补《尔雅》《诗疏》之缺，而以备医学之用。或病其稍繁。踵⑥之者有缪氏之《经疏》，不特著药性之功能，且兼言其过劣，其中多所发明，而西昌喻嘉言⑦颇有异议。最后新安汪氏祖述二书，著《备要》一编，卷帙不繁，而采辑甚广，宜其为近今脍炙之书也。独惜其本非岐黄家，不临证而专信前人，杂揉诸说，无所折衷，未免有承误之失。余不揣固陋，取其书重订之，因仍⑧者半，增改者半，旁掇旧文，参以涉历，以扩未尽之旨。书成，名曰《本草从新》，付之剞劂⑨，庶几切于时用，而堪羽翼⑩古人矣乎！其余数种，将次第刊布，与有识者商之。

乾隆丁丑岁三月上巳日，澉水吴仪洛遵程书于硖川之利济堂

---

① 亟（jí）：赶快，迫切。
② 希：同"稀"，稀少。
③ 绎：理出头绪。
④ 经义：书中的义理。
⑤ 眩：迷惑，迷乱。
⑥ 踵：跟随。
⑦ 喻嘉言：喻昌，字嘉言，明末清初著名医学家，江西南昌府新建人，因新建古称西昌，故晚号西昌老人。与张璐、吴谦齐名，号称清初三大名医，著有《寓意草》《尚论篇》《医门法律》等。
⑧ 因仍：沿袭。
⑨ 剞劂（jī jué）：刻镂的刀具，雕版，刻板，此处引申为出版印制。
⑩ 羽翼：维护，助。

3.2 吴仪洛跋

本集所录，凡七百二十有余种，视《备要》加五之二，于世所常用之品，庶几①备矣。惟是药性，每随时地而少异，故陶隐居②尝云：诸药所生，皆的有境界，今之杂药，多出近道，气力性理，岂得相似！李东垣亦云：失其地则性味或异，失其时则气味不全，是知古人已兢兢虑之，况至今日而产药之地尤多迁变，加以人情不古，作伪多方，自非别白③精详，何以扩前闻而诏④来哲⑤？汪氏《备要》之作，汇集群言，厥功甚伟，而辨讹考异，非其所长，亦此书之缺陷也。洛识学浅陋，兹所重订，凡素所涉历⑥而知之真者，已谨为订正。余则姑仍其旧，惟冀海内格致精深之士，各出新知，匡余不逮⑦，斯实洛之幸，亦不独洛之幸矣。

乾隆丁丑仲冬月长至前三日，吴仪洛又书

4.版本介绍与推荐

《本草从新》现存初刻本及数十种清刊本，1949年后也多有出版。比较著名的有清乾隆仁和堂刊本、清道光庚子年刊本等。《本草从新》道光（1825年）前刻本多为六卷本（每卷又分上、中、下三项），此后则多为18卷本（即在6卷基础上每卷又分为上、中、下三卷，故有18卷）。清刊本原文下多有刊者校评，民国时期有上海广益书局版、上海启新书局版等。

推荐版本：

①《本草从新》（清）吴仪洛著，赵法新等校编，北京：中国中医药出版社，2013。该版本以清光绪扫叶山房刻本为底本，以乾隆利济堂刻本为校本。利济堂本有眉批，在药下小字前加"眉批"二字以区别正文。校编时调整底本章节位置使之更符合阅读习惯，并对错字等进行修改。

②《本草从新》（清）吴仪洛著，阎忠涵整理，北京：中国医药科技出版社，2016。该书以阎忠涵家藏清代木刻"吴氏医学述第三种"为底本，以清光绪扫叶山房刻本为校本。整理过程中注重古为今用，保留底本中注释的"小字"，以变化字体与加括号等方式表明不同来源。

---

① 庶几：差不多。
② 陶隐居：即陶弘景。
③ 别白：分辨明白。
④ 诏：告知。
⑤ 来哲：后世智慧卓越的人。
⑥ 涉历：经验，经历。
⑦ 不逮：不足之处。

参考文献

[1]孙晓生. 清代《本草从新》与现代养生本草[J]. 新中医,2011,43(8):153-154.

[2]朱定华. 清代医家吴仪洛传略及其学术成就[J]. 中国中医基础医学杂志,2011,17(1):17-19.

《长沙药解》

（清·黄元御编撰）

1.《长沙药解》

1.1 书籍简介

《长沙药解》成书于1753年，书名冠以"长沙"是因张仲景曾任长沙太守。本书介绍了张仲景《伤寒论》及《金匮要略》中的244个医方所用药物，在本草研究和经方研究中具有重要学术意义。

该书按照药物归经将药物进行分类，以药名为纲，在介绍药物的同时，对于药物所涉及的经方、经方的适应证、组成、配伍，以及这类适应证所形成的病因病机均进行了分析[1]，囊括了《伤寒论》《金匮要略》中的医理药理知识。这种以药统方、以方证药的叙述方法既可以明晰张仲景的辨证及用药法度，又可以使后人详细了解药物功用。清代阳湖张琦在刊印此书的序中十分确切地概括了《长沙药解》的特点："排比方药，以求其性；贯穿大义，以达其用；探赜索隐，钩深致远。"同时指出黄元御作《长沙药解》的目的是帮助后世习医之人辨章百物，领会仲景辨证治病之理和经方用药之理。

1.2 原文整体框架

《长沙药解》刊于1753年，分4卷，收录了张仲景《伤寒论》及《金匮要略》中的244个医方所用药物159种（目录末记为161种）。对于每种药物先引《神农本草》对其描述，再述性味、归经、功用主治等，之后罗列含有该药的经方并加以分析阐释，其中亦有作者的行医经验之谈，对于学习张仲景的辨证及用药法度和研究黄元御临床思想很有意义。

本书分类特点鲜明，卷1药物多入足太阴脾经或（兼）入足阳明胃经，这些经络归属于五行中的土。卷2药物多归于肝胆经，属木。卷3多为归于肺经、大肠经属金的药物。卷4多归于肾经、膀胱经属水的药物，仅有八味药物可归于心经属火。此外主要作用于血分的药物，如活血、补血、破血等类药物，因肝主藏血养血，所以归于卷2；而主要作用于气分的药物，如补气、敛气、破气等类药物，因肺主气所以归于卷3。

2.作者简介

黄元御（1705—1758年），名玉璐，字符御，一字坤载，号研农，别号玉楸子，是乾隆皇帝的御医和清代著名尊经派医学家。著有《四圣心源》《伤寒悬解》《周易悬象》《道德悬解》等。黄元御出身于簪缨世家，作为明代名臣黄福十一世孙，他少习儒学，曾于雍正二年中邑庠生。而立之年突患眼疾断送仕途，后弃儒从医，终成一代名医。黄元御一生颇为传奇，民间有很多关于他妙手回春的传说，但多未见正史文献记载。乾隆皇帝亲书"妙悟岐黄"褒奖其学识，亲书"仁道药济"概括其成就，他的学术思想和临床经验对后世医家颇有影响。

3.序文——自序

闻之《吕览》①：始生之者，天也，养成之者，人也，成之者，遂其生也，是天人之合也。然生之者，布帛也，菽粟也。杀之者，若锋刃，若鼎镬②，若水旱，若蝗螟。生之途，未能十一，杀之途，不止十三。何其生之寡而杀之多也？此人事乎？抑天道耶？玉楸子曰：此未足以为多也，有其至多者焉。屠羊说③以屠羊传，而羊不哀，其道孤也。无何屠牛垣④以屠牛传，而庖丁起，其党渐众，牛始哀矣。无何高渐离⑤以屠狗传，而聂政⑥与朱亥⑦出，樊哙⑧生，其徒愈繁，而狗始悲矣。无何白起、章邯⑨之属以战将名，宁成、郅都⑩之辈以刑官著，自兹屠人者传矣。风气开，下流众，苟道将⑪、尔朱荣⑫之徒且比肩来，索元礼、来俊臣⑬之类更接踵至，尤而效之，抑又甚焉，至于原野厌⑭人之肉，川谷流人之血，人始哭矣。

此良可疾首痛心已，而君子未以为痛也。何则？大难既平，目⑮不睹兵革之

---

① 《吕览》：《吕氏春秋》。
② 鼎镬：烹饪器具，也做刑具。
③ 屠羊说：战国时期楚国人，"屠羊"为复姓，以技为姓氏。
④ 屠牛垣：战国时期齐国人，善屠牛，详见《管子》。
⑤ 高渐离：战国时期燕国乐人，屠狗为业，后刺杀秦王未遂被杀，详见《史记·刺客传》。
⑥ 聂政：战国时期韩国人，以屠为业，后刺杀韩相侠累后自杀，详见《战国策·韩》《史记·聂政传》。
⑦ 朱亥：战国时期魏国人，曾为屠，后助信陵君窃符救赵。
⑧ 樊哙：西汉开国名将，早年以屠狗为业。
⑨ 白起、章邯：白起为战国时期秦国名将，章邯为秦末名将。
⑩ 宁成、郅都：均为西汉酷吏，宁成以贪暴残酷著称，郅都以为官清廉、执法严酷著称。
⑪ 苟道将：西晋名将，以执法严酷著称，人称"屠伯"。
⑫ 尔朱荣：北魏末年北秀容人，名将、权臣。曾为控制北魏政权发动河阴之变，屠杀皇族和百官，详见《魏书》《北史·本传》。
⑬ 索元礼、来俊臣：均为武则天时期酷吏，二人联手发明十种枷刑。
⑭ 厌：通"餍"，饱之。
⑮ 目：原作"且"，形近之误，据闽本、蜀本改。

事，耳①不闻罗织之经②，其人死，其祸绝，往者已矣，来者犹幸。夫何庸工群起，而谈岐黄，则杀之至多，而不可胜穷者，无如此甚矣。不以戈铤，而人罹锋刃，不事箝网，而人遭诛夷，其书多，其传久，其流远，其派众；其人已死，其祸不绝，遂使四海之大，百世之远，尽饮其羽③，饱其锋，登其梯，入其瓮。水旱不年有，而此无免时，蝗螟不岁见，而此无逃期。痛哉！痛哉！此最可痛哭流涕者也！其天道乎？抑人事耶？

玉楸子悲先圣之不作，后学之多悖，处滑靡④波流之日，思以一箕⑤障江河，垂帘著述，十载于兹矣。以为书者，庸工之法律，药者，庸工之刃斧，千载大难，吾将解之。张睢阳曰：未识人伦，焉知天道。天道远，人理近，始欲与之言人理，人理玄，物性昭，今且与之晰物性。恒有辨章百草之志，未遑也。

辛未秋，南浮江淮，客阳丘，默默不得意。癸酉仲春之初，东郊气转，北陆寒收，遂乃远考《农经》，旁概百氏。近古以来，李时珍作《纲目》，搜罗浩衍，援引该洽，备牛扁狗骨之木，列鸡头鸭脚之草，采神经⑥怪牒以炫其奇，征野史稗官以著其富，纪载博矣，而丑谬不经。嗟乎！未识人理，焉知物性，今欲与之言物性，仍兼与之晰人理。侍读吴公驻马相过，闻之惘然离席进曰：惟吾子删其怪妄，归于简约，以复炎黄之旧，意亦可焉。玉楸子伏而唯曰：吾无从删也。《经》传炎帝，非尽曩文⑦，《录》出桐君，不皆昔义，下及余子，更不晓事，莠盛苗秽，非种难锄。悉刬⑧尔类，利用大耕耳，乃取仲景方药笺疏之，作《长沙药解》。

停笔怆怀，中宵而叹，公孙悼⑨倍偏枯之药以起死人，其药不灵，何则？人已死也，然以治偏枯，则其药灵。偏枯者，半死半生也，偏枯之人而使之不枯，是半死之人而使之不死也，则谓公孙悼之药能起死人也可。今以起死人之药而治偏枯，其药亦不灵，非药之不灵，人之不解也。

噫！前古圣人，尝草木而作《经》，后古圣人，依感复而立法，欲以生人，而后世乃以之杀人，由其不解人理，不解物性也。玉楸子《长沙药解》成，知其解者，旦暮遇之，斯拱而俟之耳。

乾隆十八年岁在癸酉二月昌邑黄元御撰

---

① 耳：原作"且"，形近之误，据闽本、蜀本改。
② 罗织之经：《罗织经》是一部讲如何罗织罪名的书，为来俊臣、万国俊所著。
③ 饮其羽：即"饮羽"。在此喻受害之至深。
④ 滑（gǔ）靡：混乱。
⑤ 箕：盛土的竹筐。
⑥ 神经：神秘之书。
⑦ 曩（náng）文："曩"，谓昔时也。"曩文"，在此指古圣之文。
⑧ 刬（chǎn）：铲除之意。
⑨ 公孙悼：《吕氏春秋》中有：鲁人有公孙悼者，谓人曰：吾能起死人，吾故能治偏枯，今吾倍所以治偏枯之药，则能起死人矣。

4.版本介绍与推荐

《长沙药解》刊本主要有单行本和合刊本两类,单行本有道光十年庚寅(1830年)阳湖张琦宛邻书屋刻本、道光十二年壬辰(1832年)阳湖张琦宛邻书屋刻本等。合刊本《黄氏医书八种》主要有清咸丰十年庚申长沙徐树铭燮和精刻本、道光十二年宛邻书屋刻本等。现代以来人民卫生出版社、中国中医药出版社等也多次出版此书。在所有古本刊本中,阳湖张琦宛邻书屋的众多版本以完备精善著名,现代出版时大多也以此为参考的底本。

推荐版本:

①《长沙药解》(清)黄元御著,张蕾等整理,北京:中国中医药出版社,2016。该版本以《黄氏医书八种》道光十二年阳湖张琦宛邻书屋刻本为底本,以咸丰十年庚申长沙燮和精舍刻本为主校本。全书采用简体横排形式,对原书增加标点,改正底本中明显错漏,并对医学名词进行统一,附有注释,易于阅读。

②《长沙药解》(清)黄元御著,孙洽熙主编,北京:中国中医药出版社,2012。该版本以道光十二年阳湖张琦宛邻书屋刻本为底本,以"闽本""蜀本"等为主校本,以"集成本""石印本"等旁校本,以多本古籍为参校本,参考版本和书籍丰富,尽可能保留了原文,体现了原本特色。

参考文献

[1]尚蕊. 以药统方依方用药——黄元御《长沙药解》特色[J]. 中国中医药现代远程教育,2017,15(8):62-63.

《本草纲目拾遗》

(清·赵学敏编撰)

1.《本草纲目拾遗》

1.1 书籍简介

《本草纲目拾遗》简称《纲目拾遗》，初稿成于清乾隆三十年乙酉（1765年），又经近四十年的增订，最终成书于嘉庆癸亥（1803年）。清嘉庆末年，张应昌按赵学敏手稿编誊校订，于同治三年（1864年）首次付梓刊行。本书作为《本草纲目》补阙拾遗之作，辑录《本草纲目》一书所未载、已载但叙述不完备、有误的药物，对于研究明清药物学以及中西医学融汇均有重要意义。在中国本草发展史上，《本草纲目拾遗》被列为六大代表作之一，与《神农本草经》《神农本草经集注》《新修本草》《经史证类备急本草》《本草纲目》齐名齐肩[1-2]。

1.2 原文整体框架

《本草纲目拾遗》共10卷，分水、火、土、金、石、草、木、藤、花、果、谷、蔬、器用、禽、兽、鳞、介、虫18类，共载药921种（包括附记药品205种）。全书对《本草纲目》所载药物加以补充和订正，吸收了多种民间药物和外来药物（部分取自传教士石振铎译著的《本草补》），为中医药学增添了大量的用药新素材。在书首列"正误"一篇，纠正《本草纲目》中的误记和疏漏数十条。对于每一药物均述其形态、性味主治等，亦有制法、产地等，其中多引经据典，阐释发明。

本书体例与《本草纲目》类似，与《本草纲目》相比未列人部，另加藤、花两类，并把"金石"拆分为两部。卷1为水部诸药；卷2为火、土、金、石部诸药；卷3～5列草部药；卷6为木部药；卷7为藤、花、果部药；亦有部分果部药和谷部药、蔬部药一同列在卷8；卷9为器用、禽、兽部药；卷10为鳞、介、虫部药。

2.作者简介

赵学敏（1719—1805年）字依吉，号恕轩，浙江钱塘（今杭州市）人。清代医药学家。其父晚年得二子，长子赵学敏，次子赵学楷，赵父让长子习儒，次子学医,但赵学敏的兴趣却集中在医药方面。他博览群书,对天文、历法、术数、方技、医药、卜算之类书籍多有涉猎。赵学敏一生著述颇多,辑录为《利济十二种》(其中包括《医林集腋》《养素园传信方》《祝由录验》《囊露集》《串雅》内外编、《升降秘要》《药性玄解》《奇药备考》《本草纲目拾遗》《本草话》《花药小名录》《摄生闲览》),流传至今的仅《本草纲目拾遗》和《串雅》内外编两部。赵学敏自幼嗜书、涉猎广泛、治学严谨,对药物的选录十分慎重,对古医书所载药物和民间医家经验之谈,从不轻信,须经他亲自种植和实验,方决定是否载入。这种严谨求实的精神充分体现于《本草纲目拾遗》的编写中。

3.序文

自 序

客有问于予曰:闻子有《纲目拾遗》之作乎?予曰:然。客曰:濒湖博极群书,囊括百代,征文考献,自子史迄稗乘①,悉详采以成一家之言。且其时不惜工费,延天下医流,遍询土俗,远穷僻壤之产,险探仙麓之华。如《癸辛杂识》载押不芦,《辍耕录》载木乃伊,濒湖尚皆取之,亦何有遗之待拾欤?观子所为,不几指之骈拇②之赘欤?余曰:唯唯否否。夫濒湖之书诚博矣,然物生既久,则其种类愈繁。俗尚好奇,则珍尤毕集。故丁藤、陈药,不见《本经》;吉利③、寄奴,惟传后代。禽虫大备于思邈,汤液复补于海藏④。非有继者,谁能宏其用也?如石斛一也,今产霍山者则形小而味甘;白术一也,今出于潜者则根斑而力大。此皆近所变产,此而不书,过时罔识,将何别于《百粤记》中之产元黄基治肿毒,孙公《谈圃》⑤之用水梅花治病疾,后且莫知为何物,安辨其色味哉!矧⑥夫烟草述于景岳⑦,燕窝订于石顽⑧。阅缪氏《经疏》一编,知简误⑨实为李氏之功臣,则予《拾遗》之作,又何有续胫⑩重趾⑪之虞乎?客应曰:可。即命予牟斯言于首以为叙。

乾隆乙酉八月,钱塘赵学敏恕轩题于双砚草堂

---

① 稗乘:记载民间轶闻琐事的书。
② 骈拇:与后面的"赘欤"均为多余之意。
③ 吉利:即蒺藜。
④ 海藏:王好古,字进之,号海藏,著有《汤液本草》。
⑤ 《谈圃》:即《孙公谈圃》,孙升创作的国学经典类书籍。
⑥ 矧:况且。
⑦ 景岳:张介宾,字会卿,号景岳,著有《类经》《景岳全书》等。烟草最早的药用功效收录于《景岳全书·本草正》。
⑧ 石顽:张璐,字路玉,晚号石顽老人,著有《本经逢原》《张氏医通》等。
⑨ 简误:指出错误,缪希雍《本草经疏》、尤怡《医学读书记》等都有"简误"一章,指出前世书籍中的谬误。
⑩ 胫:人的小腿。
⑪ 趾:脚掌。

4.版本介绍与推荐

《本草纲目拾遗》目前留存版本包括：清光绪十一年乙酉（1855年）合肥张氏味古斋重校刊本、清同治三年甲子（1864年）钱塘张应昌刻本、清同治十年辛未（1871年）钱塘张氏吉心堂刊本、民国时期上海锦章书局石印本等。1949年后，本书亦多次刊行，包括1955年商务印书馆据清光绪张氏刻本所排铅印本、1955年国光书局铅印本、1957年人民卫生出版社据合肥张氏本影印本和1984年人民卫生出版社在简体字版等。

推荐版本：

①《本草纲目拾遗》（清）赵学敏著，王国辰总主编，北京：中国中医药出版社，2007。该版本采用中国中医科学院图书馆藏清同治十年吉心堂本为底本，以清光绪合肥味古斋本和上海锦章书局石印本为主校本。全书采用横排版并将异体字、通假字和明显错字改为标准简体字，方便理解和阅读。

②《本草纲目拾遗》（清）赵学敏著，周仲瑛、于文明主编，长沙：湖南科学技术出版社，2014。该书选用清同治张应昌刻本及清同治吉心堂本为影印底本，以1957年人民卫生出版社味古斋重刊本影印本为主校本。采用古籍直接影印的方式，所有校勘、字词训释均作注文，以最大程度呈现古本原貌。

参考文献

[1]肖雄. 外来药物在明清中国的记述与使用——以《本草纲目拾遗》为中心[J]. 医疗社会史研究，2020，5（1）：53-63，237.

[2]王冬梅. 赵学敏与《本草纲目拾遗》[N]. 文汇报，2017.12.27.

《植物名实图考》

（清·吴其濬编撰）

1.《植物名实图考》

1.1 书籍简介

《植物名实图考》简称《名实图考》《植考》或《图考》，约完稿于清道光二十七年（1847年）之前，书未刊刻完成作者吴其濬即去世。至道光二十八年（1848年）由陆应谷整理刊刻，共38卷，属谱录类本草[1]书。

《植物名实图考》综合了我国古代本草植物类的研究成果，在植物名实考证方面取得了巨大成就。书中收录植物1714种，超过了历代本草著作，收录的植物广布我国19个省，比李时珍的《本草纲目》所收录的范围更广；附图1800余幅，大多数按原株各部位的比例描绘，且精致入微，是历代本草图谱中最精确的刊本。该书对植物品种考订及分类具有重要参考价值，在本草学和植物学近代发展中也占有重要的地位。本书在国际上也有一定影响，日本、美国、德国等国学者认为它是研究我国植物分类的重要参考资料，因而多推崇此书。德国学者毕布雷特施奈德（Emil Bretschneider）1870年出版的《中国植物学文献评论》一书中，对此有很高评价，认为该书附图绘刻极为精审，其精确者往往可赖以鉴定植物的科或属[1]，是我国药用植物学发展的新起点。

1.2 原文整体框架

《植物名实图考》全文约71万字，共38卷，收载植物1714种，新增519种，分12大类，其中谷类52种、蔬类176种、山草类201种、隰草类284种、石草类98种、水草类37种、蔓草类235种、毒草类44种、芳草类71种、群芳类142种、果类102种、木类272种，并有1800余幅图[2]，对花、实、种子的描述尤为形象准确，其中部分图描绘了植物的整株形态。书中所载每种植物，大多根据作者的亲自观察，访问择要记录，对植物的文献出处、形态特征、颜色、性味、气息、产地环境、用途等皆有记载，尤重药用部位、治疗效能的记述；同时还考证了许多同物异名或同名异物的现象[3]，书虽名《植物名实图考》，实为药物学著作。

2.作者简介

吴其濬（1789—1847年），字季深，号瀹斋、雩娄农，别号吉兰，固始（今河南省）人。清代植物学家、本草学家、博物学家，著有《滇南矿厂图略》《云南矿厂工器图略》《滇行纪程集》和《治淮上游论》等。嘉庆二十二年（1817年）一甲一名进士（状元），历任翰林院修撰、内阁学士、兵部侍郎，湖北、江西学政，湖南、浙江、云南、山西巡抚，湖广总督，兵部左侍郎，一生宦迹遍及大半个中国，时人称其"宦迹半天下"。吴氏从政之暇，潜心医药学，其治本草，重视实物研究，不囿于前人之说，并常虚心向花农、药农等请教。吴氏根据自己亲自观察和访问所得，并搜集古人论述，进行详细考订，绘图列说，经过长期努力，著成《植物名实图考》及《植物名实图考长编》[3-4]。

3.序文

《易》曰："天地变化，草木蕃"明乎刚交柔而生根荄①，柔交刚而生枝叶，其蔓衍而林立者，皆天地至仁之气所随时而发，不择地而形也。故先王物土之宜，务封殖以宏民用，岂徒入药而已哉！衣则麻桑，食则麦菽，茹则蔬果，材则竹木，安身利用之资，咸取给焉。群天下不可一日无，则植物较他物为特重。其名昉②于《周礼》③，其实载在《本经》。采其实，斯著其名，三百六十品中，殆无虚列。嗣是《别录》《图经》代有增益，《纲目》晚出，称引尤繁。顾其书，类皆旁及五材，兼收十剂，胎卵湿化，纷然并陈。求其专状草木，成一家言，如贾思勰之《要术》④，周宪王之《救荒》⑤，殊不易得。岂其识有所短，而材力有未逮欤？抑拘于其业，囿于其方，未尝游观宇宙之赜，品汇之庑，而知其切于民生日用者，至利且便也。瀹斋先生具希世才，宦迹半天下，独有见于兹，而思以愈民之瘝。所读四部书，苟有涉于水陆草木者，靡不劗⑥而辑⑦之，名曰《长编》。然后乃出其生平所耳治目验者，以印证古今，辨其形色，别其性味，看详论定，摹绘成书。此《植物名实图考》所由包孕万有，独出冠时，为本草特开生面也。夫天下名实相副者鲜矣，

---

① 荄（gāi）：草根。
② 昉（fǎng）：开始。
③ 《周礼》：十三经之一。《周礼》是一部古代官制典籍，写于春秋时期。汉代称之为《周官》，又称《周官经》，西汉末期刘歆始称《周礼》。
④ 贾思勰之《要术》：《要术》即《齐民要术》。贾思勰是北朝北魏农学家，益都（今山东）人，专心农事，用力颇勤，曾广为搜集前代文献和实地考察，写出《齐民要术》一书，为后代所重视。
⑤ 周宪王之《救荒》：周宪王即明太祖第五子周定王朱橚，明陆柬为本书作序时误将其作周宪王。《救荒》即《救荒本草》，该书内容正如其名，介绍各种可食植物，以供荒年充饥。
⑥ 劗（duān）：原意为切断使之整齐，这里取整理之意。
⑦ 辑（jí）：缉缀、搜辑，引申为编撰书稿。

或名同而实异，或实是而名非。先生于是区区者，且决疑纠误，毫发不少，假等而上之，有关于人治之大，其综核当何如耶？读者由此以窥先生之学之全、与政之善，将所谓医国甦民者莫不咸在，仅目为炎黄之功臣，则犹浅矣。若夫登草木、削昆虫，仿贞白①、《千金翼方》之作，为微生请命，则尤其发乎至仁，而以天地之心为心也。然则是书之益，又可量哉！余不敏，尝传言焉，颇识其用意所在，故序刻之以广其传。[2]

道光二十有八年岁次戊申三月清明后五日
蒙自陆应谷题于太原府署之退思斋

4.作者其他相关作品

吴其濬编撰《植物名实图考》之前，撰有《植物名实图考长编》，为本书准备了翔实的资料。《植物名实图考长编》共22卷，著录植物838种，分为谷、蔬、山草、隰草、蔓草、芳草、水草、石草、毒草、果、木共11大类，类下分若干种。每种植物列为一条，摘录了历代本草、农书、方志、诗词杂著书籍中有关植物学、药学的资料，包括形态、产地、药性、其他用途、栽培、加工、炮制方法，甚至传说、神话典故等。本书保存了许多古代的植物、本草文献，又经作者分类整理编纂成书，为后人研究提供了丰富资料，是一部具有参考研究价值的植物学、本草学资料汇编[3]。

5.版本介绍与推荐

《植物名实图考》版本有清道光陆应谷太原府署序刻本（1848年），已佚；清光绪山西浚文书局初刻本原版重印本（1880年），即陆氏校刊本；日本明治奎文堂刻本（1883年）；1919年山西官书局重印陆氏校刊本；上海商务印书馆1919年排印本、1936年万有文库本铅印本及1957年修订本等[1]。

版本推荐：

①《植物名实图考校释》（清）吴其濬著，张瑞贤等校，中医古籍出版社，2008。此版以陆氏校刊本重印本为底本，以1915年云南图书馆重印本等5种刊本为核校本，统一点校体例和注释，并在底本的基础上补入"重刻植物名实图考序"和伊藤圭介"重修植物名实图考序"及"阎锡山重印《植物名实图考》序"；此书使用简体字，对难懂的字、词、典故、部分书名、作者均加以注释；此外书末另附了

---

① 贞白：即陶弘景，其谥为贞白先生。

植物名称、人名、地名、书籍4种索引[2]，可供读者查阅。

②《植物名实图考校注》（清）吴其濬，许敬生主编，侯士良、崔瑛等校注，河南科学技术出版社，2015。此版本以陆氏校刊本为底本，以商务印书管1957年本、中华书局1963年本及张瑞贤《植物名实图考校释》为校本。本版本使用简体横排，对改用简体字易混其义者，酌情简化；对文中一些疑难的字、词、句予以注释；对底本与校本不一致，如脱漏、衍文、倒文等，使用了校记说明[5]，便于读者理解该书内容。

参考文献

[1]《中华本草》编委会．中华本草[M]．上海：上海科学技术出版社，2005．

[2]（清）吴其濬．张瑞贤等校注．植物名实图考校释[M]．北京：中医古籍出版社，2008．

[3]何新会．论《植物名实图考》的学术价值[J]．华北水利水电学院学报（社科版），2013，29（3）：159-162．

[4]张灵．简论吴其濬的《植物名实图考》[J]．中国文化研究，2009（3）：45-52．

[5]（清）吴其濬，侯士良，崔瑛，贾玉梅，等．植物名实图考校注[M]．郑州：河南科学技术出版社，2015．

《本草害利》

(清·凌奂编撰)

1.《本草害利》

1.1 书籍简介

《本草害利》成书于清同治元年（1862年），共11卷，属药性类本草[1]书，是在吴古年《本草分队》的基础上，汇辑各家本草著述，补入药物之害，逐一加注而成。本书集历代《本草》、名医经验及作者自身临床经历，选常用药物，删繁就简，辨证且深刻地体现了药物的利弊与药害理论。书中详细地阐述了药物之害，包括药物本身性能之害；辨证不当、误用之害；用量、用法不当之害；药物采收、修治不当之害等[2]。其提出和论述的药害见解，可避免临床应用偏差及贻误病情，对当今防治中药药害的研究仍具有指导意义[3]。

1.2 原文整体框架

《本草害利》共11章，合计380余种，植物药、动物药和矿物药俱全。总以五脏六腑分队，即心部、肝部、脾部、肺部、肾部、胃部、膀胱部、大肠部、小肠部、胆部和三焦部之药队。每个药队中以性能作用分为补泻温凉4类，但其中部分药队只含有某几类，如心部、胆部等。每一类中再分"猛将"与"次将"，喻用药如用兵也[1]。作者对每味药的记载，皆是先陈其害，次言气味所利，后言"修治"之法[1]。

2.作者简介

凌奂（1822—1893年），字晓五，原名维正，道号壶隐，晚号折肱老人，浙江归安（今湖州市）人，清代名医，明代御医凌云十一世孙，著有《饲鹤亭集方》2卷、《外科方外奇方》4卷、《凌临灵方》等。早岁即留心医学，对轩岐、仲景乃至清代诸家的医学思想均有涉猎[3]。复师从舅氏"浙西三大家"之吴古年，学验俱富，为人治病，不言劳，不责酬，贫病者，免费施以药，而临证慎思明辨，用药一丝不苟。凌奂通晓男妇、大小方脉等诸科，求诊者盈门，有"凌仙人"之称。凌氏书斋名"饲鹤亭",藏书万卷。

3.序文

古人有三不朽,曰:立德,其次立功,又次立言①。余何人也,岂敢妄发言哉!敢于功德自夸耶?从幼年来,体弱多病,思阅方书,因从书贾购得吾郡良医乌镇逸林僧②所遗医书甚夥。自轩岐仲圣③迄今诸家注论,靡④不收采,略得心领神会。遂弃诸子业,从我郡吴古年夫子游,将历代名医著述书籍,探本穷源,随时就正,读破万卷,讲论偏见错谬之处,或自昏黄达旦。先生年届古稀,日逐临证,得有余暇,犹不辞倦,且谆谆训曰:医关性命,不可苟且。一病有一经所发,若察脉辨证,尤宜加谨,恐失之毫厘,谬于千里也。先生袖出一帙,曰:本草分队。取其用药如用兵之意,盖脏腑即地理也,处方如布阵也,用药如用兵将也。病本在于何经,即以君药主将标于何经。为臣使之药,即所以添兵弁。识得地理,布成阵势,一鼓而战,即能殄灭贼氛,即所谓病退也。然后调摄得宜,起居如常,即兵家善后事宜,民得安居乐业也。苟调度不精,一或失机,一败涂地,即用药不审,草菅人命也。

奈近时医者,一到病家,不先看脉审证,遂听病家自述病情,随即写药数味,曰:某汤主治。粗知大略,用某药能除某病,如此治病,则仁人必深虑而痛恨之。虽业医临证,有望、闻、问、切四诊之说,然望是观其气色,如《经》云:青欲如苍碧之泽,不欲如蓝也。闻是听其声音清浊高低,即宫商角徵羽五者,属五脏也。问是问其老少男女,平素劳逸喜恶,起患何时,始得何病,曾服何药,问病源也。切是最要之事,诊得浮沉、迟数、滑涩、大小、长短诸脉,见于左右寸关尺部,辨明虚实、表里、寒热,何证发于何经,应用寒热温凉之药,定方进药,君臣佐使,配合得宜,如汤沃雪⑤,诸恙若失,方能起死回生,岂有害哉!

凡药有利必有害,但知其利,不知其害,如冲锋于前,罔顾其后也。余业是道二十余年,遇证则慎思明辨,然后下笔,补偏救弊,贻误者少。审识药品出产形状,亲尝气味,使药肆中不敢伪充而误人耳。

---

① 三不朽,曰:立德,其次立功,又次立言:出自《左传·襄公二十四年》:"豹闻之,'太上有立德,其次有立功,其次有立言',虽久不废,此之谓三不朽。"唐人孔颖达在《春秋左传正义》解释为:"立德谓创制垂法,博施济众""立功谓拯厄除难,功济于时""立言谓言得其要,理足可传"。
② 乌镇逸林僧:僧达德,字越舲,又作逸舲、越林,乌镇倩泾寺僧,与张千里、吴古年并列为浙西三大家,著有《逸舲医案》。浙西、浙北一带,传承至今不绝,蔚为"乌镇派"。
③ 轩岐仲圣:轩岐是黄帝轩辕氏与其臣岐伯的并称,被视作中国医药的始祖。仲圣指张仲景,名机,字仲景,东汉末年著名医学家,被后人尊称为医圣。
④ 靡:指无、没有。
⑤ 如汤沃雪:出自汉·枚乘《七发》:"小饭大歠,如汤沃雪。"意思是像用热水浇雪一样,比喻事情非常容易解决。

先生之《分队》一书，尚未刊行于世，遂集各家本草，补入药之害于病者，逐一加注，更曰《本草害利》，欲求时下同道，知药利必有害，断不可粗知大略，辨证不明，信手下笔，枉折人命。用是不揣固陋，集古今名医之说，删繁就简，撰述成书，以付剞劂，公诸同好，并就正于海内明眼，亦慎疾之一端云尔。

咸丰壬戌年，吴兴凌奂晓五自序

4.版本介绍与推荐

《本草害利》稿本著成于清同治元年壬戌（1862年），现存于上海中医药大学图书馆；1965年上海古籍书店据著者稿本蓝晒印本；1982年中医古籍出版社铅印横排本，不分卷[1]。

版本推荐：

①《本草害利释义》（清）凌奂著，谢朝晖、张梅主编，山西科学技术出版社，2012。本版本中加入导读部分，叙述了《本草害利》的作者凌奂及其著作和《本草害利》学术成就。本版本根据现代药物资料的阅读习惯，在释义部分对药物特点的叙述顺序进行调整，增加了每味药的用量、临床表现和防治措施[3]。

②《本草害利评按》（清）凌奂著，钱俊华主编，中国中医药出版社，2013。本版本以上海古籍书店晒印本为底本，以中医古籍出版社铅印横排本为主校本。本书先校勘，后评按，钱俊华结合当今科学认识和自己临床用药体会，择其要做了点评。作者将书中繁体字一律改为简化字，异体字、俗写字等改为通行字，同时对部分难理解字词加以注解[4]。

参考文献

[1]《中华本草》编委会. 中华本草[M]. 北京：上海科学技术出版社，2005.

[2]关新军，王娅玲.《本草害利》的药物"害利"理论及其价值浅析[J]. 中华中医药杂志，2015，30（9）：3134-3136.

[3]谢朝晖，张梅. 本草害利释义[M]. 太原：山西科学技术出版社，2012.

[4]钱俊华. 本草害利评按[M]. 北京：中国中医药出版社，2013.

《本草问答》

(清·唐宗海编撰)

1.《本草问答》

1.1 书籍简介

《本草问答》成书于清光绪十九年(1893年),属药性类本草[1]书,是唐宗海与张伯龙答问药之理的记录,是围绕药物的纲领性知识与治病之间关系的论述,包含了传统中医药理论、西洋格致之学以及唐氏多年临床实践经验,引用传统的阴阳五行、形色气味、取类比象等学说,探讨药物理论[1],反映了作者精通医药,具有丰富的临床经验和深邃的医学理论修养[2],该书对中西汇通派和近代医家有着重要的影响。

1.2 原文整体框架

《本草问答》分上下2卷,上卷45问,下卷30问,共75问。全书无目录,以问为题。问题自医药基础理论包括阴阳五行、升降浮沉、引经、药物之根茎花实、形色气味、寒热温平、上下表里、炮制、反畏、宜忌、本草专著等理论探讨,以及治风、湿、火、痰、外感、内伤等疾病治疗选用药物的原则,或某些类似药物的应用鉴别等[1]进行论答。

2.作者简介

唐宗海(1847—1897年),字容川,天彭(今四川省彭州市)人,近代著名中西医汇通派医学家,是中医七大派"中西医汇通派"创始人之一。师从李本生学文,复又从新都王利堂习理,至16岁时已闻名乡里。43岁中进士,授礼部主事。唐宗海自青年时代起,就深感为人子者不可不知医,并开始涉猎医学。其父患血症,因未得到及时有效的治疗,数年后亡故。其痛感自己医道不精,自此通览方书,精研岐黄,主张兼取众家之长,"好古而不迷信古人,博学而能取长舍短。"著有《中西汇通医书五种》,包括《中西汇通医经精义》《伤寒论浅注补正》《金匮要略浅注补正》《血证论》《本草问答》等。其中《血证论》《中西汇通医经精义》

为其主要代表著作。

3.序文

余自去冬游于粤省，得遇张君伯龙，天姿英敏，文史淹通，留心世故，而不习举业①，真达人也。其父墨园，曾膺张香帅保荐循吏，政治劳心，每生疾疢。伯龙以人子须知医，寝馈方书于今。七年前春其父偶感时证，病象危险，群医无策，伯龙极力救治，顿获安全，国手之名，一时腾噪，乃益留心医理。与余邂逅，便留讲贯，谓余所著中西各种医书，于病源治法固已详矣，而独少《本草》，未免缺然。余曰：吾所论著已寓药性，且本《草业》经充拣，何烦再赘。伯龙曰：不然，诸家本草扬厉铺张，几于一药能治百病，及遵用之，卒不能治一病者，法失之泛也。又或极意求精，失于穿凿，故托高远，难获实效。且其说与黄炎、仲景诸书往往刺谬，若不加辨证，恐古圣之旨不能彰著于天下。近日西医释药，每攻中医，适能中中医之弊，而中国医士不能发西人之覆，徒使西药流弊②，又增甚于中国《本草》之祸，岂浅鲜哉？甚矣！《本草》自晋唐以后，千歧百出，极于《纲目》，几令人目迷五色。《三家注》力求深奥，转多晦义。徐灵胎冠绝一时，颇合经旨。惜其时无西人之说，未能互证以注《本经》。今先生博通西医，参合黄炎、仲景之书，以折衷于至当。若不将《本草》发明，其流弊又谁救哉！虽西国异产及新出药品，不能尽行论列，但使揭出大义，举一反三，则据此以求，无论中西各药，见于目而尝于口，便可推例以知其性矣。幸毋隐秘不宣，惟先生明以教我。余以伯龙此言甚挚，因与问答而成是书。

时大清光绪十九年岁在癸巳仲春月，蜀天彭唐宗海容川叙

4.版本介绍与推荐

《本草问答》现有版本为清光绪年间善成裕记刻本（1893年）、上海袖海山房书局石印本（1894年）、善成堂刻本和精宏书局铅印本（1906年）、上海千顷堂石印本（1908年）等；清宣统元年己酉（1909年）文华书局铅印本；1914年渝城瀛洲书屋刻本；1924年上海大达图书供应社铅印本；1935年、1936年、1937年上海中国文学书局铅印本；1946年、1948年上海育才书局铅印本[1-3]。

版本推荐：

①《唐容川医学全书》（清）唐容川著，王咪咪等校，中国中医药出版社，

---

① 举业：为应科举考试而准备的学业。
② 流弊：指某事引起的坏作用，也指相沿下来的弊端。

1999。本版本以上海袖海山房书局石印本为底本，以上海千顷堂石印本、1935年秦伯未等重校本及《中西医学劝读十二种》为校本，在最大程度上恢复了原貌，纠正了流传过程中可能出现的种种不足[4]。

②《本草问答》（清）唐容川著，陆拯、李占永等校注，中国中医药出版社，2013。本版本以上海袖海山房书局石印本《中西汇通医书五种》为底本，以上海千顷堂石印本《中西汇通医书五种》、1935年秦伯未等重校本为校本，保持原貌，不任意改删[5]。

参考文献

[1]《中华本草》编委会. 中华本草[M]. 上海：上海科学技术出版社，2005.

[2]刘天亮，董诚明，朱建光.《本草问答》中物理学与中医药学理论的互证妙解[J]. 医学与哲学，2020，41（3）：79-80.

[3]张磊.《本草问答》的文献研究[D]. 山东中医药大学，2016.

[4]王咪咪，李林. 唐容川医学全书[M]. 北京：中国中医药出版社，1999.

[5]陆拯，李占永. 本草问答[M]. 北京：中国中医药出版社，2013.

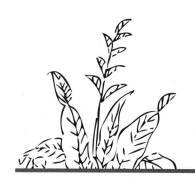

方书篇

《伤寒论》

(东汉·张仲景编撰)

1.《伤寒论》

1.1 书籍简介

《伤寒论》又名《伤寒卒病论》，成书于建安十年之前，共10卷，是中国医学史现存最早的一部完整系统的临床医学著作。《伤寒卒病论》在传世过程中，由于客观条件出现残破和丢失，王叔和收集其残卷并整理出以伤寒病辨证论治为中心的十卷内容，故名《伤寒论》。张仲景撰写此书时，勤求古训、博采众方，将"经方"和"医经"融合在一起，创立了理法方药相结合的六经辨证论治体系，奠定了中医临床医学、个体化治疗方案的基础。书中记述的大量复方选药精当，组方严谨，药量精确，疗效可靠，被后世医家誉为"众方之祖"，是方剂学发展的基础[1]。

1.2 原书整体框架

《伤寒论》全书10卷，共22篇，列方113首，应用药物88种。

前4篇为"辨脉法""平脉法""伤寒例"和"辨痉湿暍脉证"，此4篇中只有证候，没有治疗方药。前两篇"辨脉法"和"平脉法"，辨脉主要是辨别病脉，平脉中的一大部分内容讲正常人的脉象。第3篇是"伤寒例"，是张仲景对外感热病认识的总论，主要论述了四时正常气候的变化，气候太过、不及的判断方法，阐述了外感病成因、分类、命名、预防、治疗、护理和预后的判断；第4篇为"辨痉湿暍脉证"，所论痉湿暍，皆与外邪有关，也皆从太阳经开始，合为一篇讨论，以便和太阳病相鉴别。中间10篇为第5篇至第14篇的内容，合称为"六经辨证篇"，包括辨太阳病、辨阳明病、辨少阳病、辨太阴病、辨少阴病、辨厥阴病、辨霍乱病、辨阴阳易差后劳复病，这10篇内容一共398条，涉及的方剂是113方，讲解六经病的脉、证、治疗与预后。后8篇为"可与不可"诸篇，包括"辨可发汗证脉证并治篇""不可汗篇""汗后篇""可吐""不可吐""可下""不可下""汗吐下后"，原文大多见于六经辨证篇，也有对六经辨证篇的补充[1]，具有重要的校勘意义。

2.作者简介

张仲景(150—219年),名机,字仲景,南阳郡涅阳(今河南省南阳市)人,东汉末年著名医学家,被后人尊称为医圣。相传他曾任过长沙太守,世称"张长沙"。《名医录》中记载其"始受术于同郡张伯祖,尽得其传,时人言,识用精微过其师",说明张仲景跟随其同乡张伯祖学医,全面继承了张伯祖的学术经验和学术思想,且"青出于蓝而胜于蓝"。何颙评价张仲景:"君用思精而韵不高,后将为良医。"据李廉《医史·张仲景补传》和一些地方志的记载,张仲景行医于荆州、襄阳、长安、许都一带,医术精于张伯祖,"大有时誉""为名医""为上手",为"一世之神医"。1182年,刘完素称:"仲景者,亚圣也";1526年,李濂在《医史》中记载仲景为"论者推为医中亚圣";1589年,方有执的《伤寒论条辨》"称仲景曰圣",自此张仲景被称为"医圣"[1]。

3.序文

余每览越人入虢之诊,望齐侯之色,未尝不慨然叹其才秀①也。怪当今居世之士,曾不留神医药,精究方术,上以疗君亲之疾,下以救贫贱之厄,中以保身长全②,以养其生。但竞逐荣势,企踵③权豪,孜孜汲汲④,惟名利是务,崇饰其末⑤,忽弃其本⑥,华其外而悴其内⑦。皮之不存,毛将安附⑧焉?卒然遭邪风之气,婴⑨非常之疾,患及祸至,而方震栗⑩,降志屈节⑪,钦⑫望巫祝,告穷归天⑬,束手受败。赍⑭百年之寿命,持至贵之重器⑮,委付凡医,恣其所措。咄嗟呜呼⑯!厥身已毙,

---

① 叹:赞叹;赞许。秀:才能出众。
② 保身长全:保养自身,持久康健。身,自身。
③ 企踵:踮起脚跟,意为仰慕。《汉书·萧望之传》:"是以天下之士延颈企踵,争愿自效,以辅高明。"
④ 孜孜汲汲:千方百计迫不及待的样子。孜孜,亦作"孳孳""滋滋",努力不倦的样子。
⑤ 崇饰:崇尚修饰。末:枝节。这里指外表。
⑥ 忽弃:轻弃。本:根本。这里指医药方术。
⑦ 华其外:使其外表华丽。华,华丽,使动用法。悴其内:使其体内衰敝。悴,衰萎,使动用法。
⑧ 安附:附着何处。安,何。《左传·信公十四年》有"皮之不存,毛将安傅"句。
⑨ 婴:缠染,遭受。
⑩ 震栗:惊惧发抖。栗,通"慄"。
⑪ 降志:指降低身份。屈节:指屈身相从。
⑫ 钦:恭敬地。
⑬ 告穷:意为用尽办法无济于事。归天:听命于天。即听天由命。
⑭ 赍(jī):持;怀着。
⑮ 重器:宝贵的器物。这里喻身体。
⑯ 咄嗟(duō jiē)呜呼:都是叹词,连用以加强语气。

神明①消灭，变为异物②，幽潜重泉③，徒为涕泣。痛夫！举世昏迷，莫能觉悟，不惜其命，若是轻生，彼何荣势之云哉！而进不能爱人知人，退不能爱身知己，遇灾值祸，身居厄地，蒙蒙昧昧，惷若游魂④。哀乎！趋势之士，驰竞浮华，不固根本，忘躯徇物⑤，危若冰谷⑥，至于是也！

余宗族素多，向⑦余二百，建安纪年⑧以来，犹未十稔⑨，其死亡者，三分有二，伤寒十居其七。感往昔之沦丧⑩，伤横夭之莫救，乃勤求古训⑪，博采众方，撰用《素问》《九卷》《八十一难》《阴阳大论》《胎胪药录》⑫，并平⑬脉辨证，为《伤寒杂病论》，合十六卷，虽未能尽愈诸病，庶可以见病知源。若能寻余所集，思过⑭半矣。

夫天布五行，以运万类，人禀五常⑮，以有五脏。经络腑俞⑯，阴阳会通；玄冥幽微⑰，变化难极。自非⑱才高识妙，岂能探其理致⑲哉！上古有神农、黄帝、岐伯、伯高、雷公、少俞、少师、仲文⑳，中世有长桑、扁鹊，汉有公乘阳庆及仓公，下此以往，未之闻也。观今之医，不念思求经旨，以演㉑其所知；各承家技，终始顺旧㉒。省疾问病，务在口给㉓；相对斯须，便处汤药。按寸不及尺㉔。握手不

---

① 神明：指人的精神。
② 异物：指尸体。
③ 重（chóng）泉：九泉；黄泉。指死后埋葬的地下深处。
④ 惷："蠢"的异体字。游魂：汉魏之际的熟语，指苟延残喘毫无定见之人。
⑤ 徇物：指为追求权势名利等身外之物而死。徇，通"殉"。
⑥ 冰谷：薄冰和深谷。喻险境。
⑦ 向：先前，过去。
⑧ 建安：汉献帝的年号（196—219年）。纪年：即纪元。从汉武帝开始，我国历代封建王朝均以帝皇的年号计算年代。
⑨ 稔（rěn）：本义为谷物成熟。古代谷物一年一熟，所以也以"稔"为"年"。
⑩ 沦丧：没落丧亡。
⑪ 古训：前代圣王留下的著作。这里指古代留下的医学著作。一说，即训话。
⑫ 撰：通"选"，选择。《九卷》：又名《针经》，今之《灵枢》。《八十一难》：古医经名，今之《难经》。《阴阳大论》：古医经名，今佚。《胎胪药录》：古医经名。今佚。
⑬ 平：通"辨"，辨别。
⑭ 思过半：指收益多。见《易·系辞下》孔颖达疏："能思虑有益，以过半矣。"
⑮ 五常：指五行之常气。
⑯ 腑俞：气府腧穴。俞，通"腧"。经气聚会之处为府，脉气灌注之处为腧。
⑰ 玄冥幽微：指人体生理和病理变化的玄妙隐微，幽深奥秘。
⑱ 自非：若非；如果不是。
⑲ 理致：思想情致。这里指道理要旨。
⑳ 岐伯：岐伯及伯高等六人，相传都是黄帝时名医。
㉑ 演：推衍，扩大。
㉒ 终始：始终。一说，指诊察方法，古人以诊视十二经脉之所终始，为诊病要务。
㉓ 务在口给（yǐ）：致力于夸夸其谈，口头应付。口给，口才敏捷，言辞不穷。
㉔ 寸：寸口脉象。尺：尺肤。前臂内侧自寸口以上至肘关节的皮肤，古代诊病时要观察其形色的变化情况。一说，尺指尺脉。

及足①；人迎趺阳②，三部不参③，动数发息，不满五十④，短期⑤未知决诊，九候曾无髣髴⑥；明堂阙庭⑦，尽不见察。所谓窥管而已。夫欲视死别生，实为难矣！

孔子云：生而知之者上，学则亚之，多闻博识，知之次也。余宿尚方术，请事斯语⑧。

汉长沙守南阳张机著

4.版本介绍及推荐

《伤寒论》原版书至三国时已散佚不全，王叔和收集整理《伤寒卒病论》的残卷，已佚；宋治平二年国家校正医书局校勘刻印《伤寒论》10卷、22篇，是《伤寒论》定本，现称为宋本或治平本，已佚；南宋绍兴十四年（1144年）成无己《注解伤寒论》刊行；赵开美在万历二十七年（1599年）翻刻《仲景全书》，由于宋本原刻已佚，故现在的宋本即赵本；清光绪二十六年（1900年），敦煌本《伤寒论》残卷在莫高窟藏经洞内发现；1982年国务院成立古籍整理领导小组整理、校注出版《伤寒论校注》[1-3]。

版本推荐：

《伤寒论校注》（东汉）张仲景著，刘渡舟校注，北京：人民卫生出版社，2008。本版本以赵本为底本，以陈氏起秀堂刻《金匮玉函经》影印本、汪济川《注解伤寒论》刻本为参照本，1991年由人民卫生出版社出版[4]。后被国家中医药管理局组织的专家评定为："既保持了宋本《伤寒论》的原貌，又体现了近代学者研究《伤寒论》的新成就，是目前学习研究《伤寒论》的最佳版本。[1]"

参考文献

[1]郝万山. 郝万山伤寒论讲稿[M]. 北京：人民卫生出版社，2008.
[2]钱新艳. 《伤寒论》版本源流概述[J]. 医学食疗与健康，2020，18（7）：201，203.

---

① 手：手部寸口脉。足：足部趺阳脉。
② 人迎：在结喉两侧，指颈动脉。趺阳：指足背前胫动脉。人迎、趺阳都是古代诊脉的部位。
③ 三部：古代诊脉部位。一指上（头部）、中（上肢）、下（下肢）的全身遍诊；又指寸口的寸、关、尺三部脉诊。参：检验，参验。
④ 动数发息，不满五十：指诊察脉象时，候脉的搏动次数不满五十动。诊脉不满五十动叫失诊。
⑤ 短期：病危将死之期。
⑥ 九候：据《素问·三部九候论》，指头部两额、两颊和耳前，中部寸口、神门和合谷，下部内踝后、大趾内侧和大趾与次趾之间等九处的动脉。据《难经·十八难》，又指寸、关、尺三部以浮、中、沉取，合称九部。髣髴：又作"彷佛""仿佛"，指印象模糊。
⑦ 明堂：指鼻子。阙：两眉之间。庭：额。
⑧ 请事斯语：请允许我奉行这句话。请，敬词。

[3]黄飞，闫小光，李秋贵，等.《伤寒论》主要版本简略[J]. 世界中西医结合杂志，2014，9（12）：1267-1270.

[4]（东汉）张仲景著. 刘渡舟校注. 伤寒论校注[M]. 北京：人民卫生出版社，1991.

《肘后备急方》

(东晋·葛洪编撰)

1.《肘后备急方》

1.1 书籍简介

《肘后备急方》原名《肘后救卒（一作卒救）方》，简称《肘后方》，成书于3世纪，共8卷。"肘后"指随身携带以临时应用，"救卒"指救治突发疾病，全书论治以急症为主，兼论传染病，是葛洪摘录原《玉函方》中可供急救医疗、实用有效的单验方及简要灸法汇编而成。此书首次提出了洗胃术、疮痈引流术、人工呼吸法、骨折小夹板固定法、捏脊疗法等多种治疗方法，对内外科急症、针灸疗法、骨科发展等做出巨大贡献；且提倡用狂犬脑组织治疗狂犬病，是中国免疫思想的萌芽。《肘后备急方》集中反映了魏晋南北朝时期的医学成就，是我国应用价值较高的一本古代文献，也是我国第一部临床急救手册，亦是简验方的开山之作和代表作。

1.2 原文整体框架

《肘后备急方》全书共8卷，73篇，但实数只有69篇，其中第37篇有题无文，第38篇无题有文，第44、45、46篇题文俱缺。此书虽有方无论，但内容颇为丰富，主要记述各种急性病症或某些慢性病急性发作的治疗方药、针灸、外治等法，并略记个别病的病因、症状等，且每卷所载均有所侧重。

卷1~4以内科病证为主，共计35篇，主要包括诸急症的卒救方，伤寒、时气温病、疫疠方，内科杂病方等，涵盖了今之中医内科学的所有病种，如中恶、心腹痛、伤寒、时气、中风、黄疸、多梦、头疼眩晕、感冒、咳嗽、哮病、虚劳、腰痛等；卷5~7以外科病证为主，共计36篇，包含了外科疮疡、外科创伤及虫兽金刃所伤的常见病种，外科疮疡病证有痈疽、疡毒、癣疥、耳目、粉刺、恶疮等；外科创伤病证有熊虎爪牙所伤、乡犬所咬毒（狂犬病）、蛇伤、马咬伤等。卷8为百病备急方及牲畜病方，共2篇[1-2]。

2.作者简介

葛洪(约284—363年,一说343年),字稚川,自号抱朴子,人称"小仙翁",晋丹阳郡句容(今江苏省句容县)人,东晋道教学者、著名炼丹家、医药学家,三国方士葛玄之侄孙,著有《神仙传》《抱朴子》等。据《晋书·葛洪传》和《抱朴子外篇自序》记载,葛洪出生于江南望族,幼时丧父,家道中落,但好学不倦,躬自伐薪以贸纸笔,夜辄写书诵习,精治五经,遂以儒学知名。葛洪性格沉稳,寡欲木纳,不好荣利。其寻书问义,常不远千里,期于必得,遂究通典籍,尤好神仙导养之法。葛洪早年师从葛玄弟子郑隐,修仙学道,尽得其传。葛洪曾受封为关内侯,后隐居罗浮山炼丹,内擅丹道,外习医术,研精道儒,学贯百家,思想渊深,著作宏富。他不仅对道教理论的发展卓有建树,而且学兼内外,于治术、医学、音乐、文学等方面亦多成就。

3.序文

3.1 《葛仙翁肘后备急方》自序

(亦名《肘后卒救方》,隐居又名《百一方》)

抱朴子丹阳葛稚川曰:余既穷览坟索①,以著述余暇,兼综术数,省②仲景元化刘戴秘要金匮绿秩黄素方,近将千卷。患其混杂烦重,有求难得,故周流华夏九州之中,收拾奇异,捃拾③遗逸,选而集之,使种类殊分,缓急易简④,凡为百卷,名曰玉函⑤。然非有力不能尽写,又见周甘唐阮诸家,各作备急,既不能穷诸病状,兼多珍贵之药,岂贫家野居所能立办?又使人用针,自非究习医方,素识明堂流注⑥者,则身中荣卫⑦尚不知其所在,安能用针以治之哉!是使凫雁挚击⑧,牛羊搏噬⑨,无以异也,虽有其方,犹不免残害之疾。余今采其要约,以为《肘后救卒》三卷,率多易得之药,其不获已须买之者,亦皆贱价草石,所在皆有。兼之以灸,灸但言其分寸,不名孔穴,凡人览之,可了其所用,或不出乎垣篱⑩之内,顾眄⑪可具。

---

① 坟索:三坟五典、八索九丘的并称,指古代典籍。
② 省:看,阅读。
③ 捃拾:收集。
④ 缓急易简:谓遇急事时容易寻求。
⑤ 玉函:指葛洪撰集的《金匮要方》,又名《玉函》。久佚。
⑥ 明堂流注:指经络气血运行与腧穴分布。明堂:指人体经络、穴位的循行分布。流注:经络中气血按时循行规律的学说。
⑦ 荣卫:即气血。
⑧ 挚击:搏击。
⑨ 搏噬:搏击吞噬。
⑩ 垣篱:院墙和篱笆,此指院落。
⑪ 顾眄(miàn):回视和斜视,此指看。

苟能信之，庶免横祸焉！世俗苦于贵远贱近，是古非今，恐见此方，无黄帝仓公和鹊逾跗之目①，不能采用，安可强乎？[3]

3.2 华阳隐居《补阙肘后百一方》序

太岁庚辰②隐居曰：余宅身幽岭，迄将十载，虽每植德施功，多止一时之设。可以传方远裔者，莫过于撰述。见葛氏《肘后救卒》，殊足申一隅之思③。夫生人所为大患，莫急于疾，疾而不治，犹救火而不以水也。今辇掖④左右，药师易寻，郊郭之外，已似难值，况穷村迥野，遥山绝浦⑤，其间枉夭，安可胜言？方术之书，卷轴徒烦，拯济殊寡，欲就披览，迷惑多端，抱朴此制，实为深益。然尚阙漏未尽，辄更采集补阙，凡一百一首，以朱书甄别，为《肘后百一方》。于杂病单治，略为周遍矣。昔应璩⑥为百一诗，以箴规心行。今余撰此，盖欲卫辅我躬。且《佛经》云：人用四大⑦成身，一大辄有一百一病。是故深宜自想，上自通人，下达众庶，莫不各加缮写而究括之。余又别撰效验方五卷，具论诸病证候，因药变通，而并是大治，非穷居所资，若华轩鼎室⑧，亦宜修省耳。葛序云，可以施于贫家野居，然亦不止如是。今搢绅⑨君子，若常处闲佚，乃可披检方书；或从禄外邑，将命遐征；或宿直禁闱⑩，晨宵隔绝；或急速戎阵，城栅严阻，忽遇疾仓卒，唯拱手相看，曷若探之囊笥⑪，则可庸竖成医。故备论证候，使晓然不滞，一披条领，无使过差也。寻葛氏旧方，至今已二百许年，播于海内，因而济者，其效实多。余今重以该要，庶亦传之千祀，岂止于空卫我躬乎！旧方都有八十六首，检其四蛇两犬不假殊题⑫；喉舌之间，亦非异处；入塚御气，不足专名；杂治一条，犹是诸病部类，强致殊分，复成失例。今乃配合为七十九首，于本文究具都无忖减，复添二十二首，或因葛一事，增构成篇，或补葛所遗，准文更撰，具如后录。详悉自究，先次比诸病，又不从类，遂具复劳在伤寒前，霍乱置耳目后；阴易之事乃出杂治中，兼题与篇名不尽相符，卒急之时，难于寻检，今亦改其铨次⑬，庶历然易

---

① 目：名称。
② 太岁庚辰：500年。太岁：即木星，约十二岁而一周天，古人以之纪年。
③ 一隅之思：指一个方面的想法。
④ 辇掖："辇"指帝王后妃所称的车，"掖"指宫殿侧门，合指皇宫。
⑤ 遥山绝浦：指遥远的山水。浦：水流。
⑥ 应璩：三国时曹魏文学家，字休琏，汝南（今河南省项城）人。博学好作文，因大将军曹爽擅权曾作《百一诗》讽劝。
⑦ 四大：佛教以地、水、火、风为四大元素，认为四者分别包含坚、湿、暖、动四种性能，人身即由此构成。因亦用作人身的代称。
⑧ 华轩鼎室：华轩，饰有文采的曲栏，借指华美的殿堂。鼎室，指显赫高贵的家族。
⑨ 搢绅：插笏于绅（古代士大夫束腰的大带子）。后为官宦或儒者的代称，亦作"缙绅"。
⑩ 禁闱：宫廷门户，指宫内或朝廷。
⑪ 囊笥：（装书的）带子与书箱。
⑫ 四蛇两犬不假殊题：指《肘后方》第七卷中有4篇治蛇病，2篇治犬病，陶氏认为不必细分。今传其所定本治蛇病为3篇，治犬病为1篇。
⑬ 铨次：编排次序。

晓。其解散、脚弱、虚劳、渴痢、发背、呕血，多是贵胜之疾。其伤寒中风，诊候最难分别，皆应取之于脉，岂凡庸能究？今所载诸方，皆灼然可用，但依法施治，无使违逆。其痈疽、金疮形变甚众，自非具方，未易根尽。其妇女之病、小儿之病，并难治之，方法不少，亦载其纲要云。凡此诸方，皆是撮其枢要，或名医垂记，或累世传良，或博闻有验，或自用得力，故复各题秘要之说，以避文繁。又用药有旧法，亦不复假事事诠诏，今通立定格，共为成准。凡服药不言先食者，皆在食前；应食后者，自各言之。凡服汤云三服、再服者，要视病源准候，或疏或数，足令势力相及。毒利药，皆须空腹。补泻其间，自可进粥。凡散日三者，当取旦、中、暮进之。四、五服，则一日之中量时而分均也。凡下丸散，不云酒、水饮者，本方如此，而别说用酒水饮，则足可通用三物服也。凡云分等，即皆是丸散，随病轻重所须，多少无定铢两，三种五种，皆分均之分两。凡云丸散之若干分两者，是品诸药，宜多宜少之分两，非必止于若干分两，假令日服三方寸匕，须瘥止，是三五两药耳。凡云末之，是捣筛如法。㕮咀^①者，皆细切之。凡云汤煮取三升，分三服，皆绞去滓而后酌量也。字方中用鸟兽屎作矢字，尿作溺字，牡鼠亦作雄字，乾作干字。凡云钱匕者，以大钱上全抄之；若云半钱，则是一钱抄取一边尔，并用五铢钱也；方寸匕，即用方一寸抄之可也；刀圭^②准如两大豆。炮熬炙洗治诸药，凡用半夏，皆汤洗五、六度，去滑；附子、乌头，炮，去皮，有生用者，随方言之；矾石，熬令汁尽；椒皆出汗；麦门冬皆去心；丸散用胶皆炙。巴豆皆去心、皮，熬；有生用者，随而言之；杏仁去尖、皮，熬；生用者言之；葶苈皆熬；皂荚去皮子，藜芦、枳壳、甘草皆炙，大枣、栀子擘破；巴豆、桃杏仁之类，皆别研捣如膏，乃和之；诸角皆屑之；麻黄皆去节。凡汤中用芒硝、阿胶、饴糖，皆绞去滓，内汤中，更微煮令消；红雪、朴硝等，皆状此而入药也。用麻黄即去节，先煮三五沸，掠去沫后，乃入余药。凡如上诸法，皆已具载在余所撰《本草》上卷中^③。今之人有此《肘后百一方》者，未必得见《本草》，是以复疏^④方中所用者载之，此事若非留心药术，不可尽知，则安得使之不僻缪^⑤也？案病虽千种，大略只有三条而已。一则腑脏经络因邪生疾，二则四肢九窍内外交媾，三则假为他物横来伤害。此三条者，今各以类而分别之，贵图仓卒之时，披寻简易故也。今以内疾为上卷，外发为中卷，他犯为下卷，具列之云。

上卷三十五首治内病。

中卷三十五首治外发病。

---

① 㕮咀：古代药物加工法。有不同的说法，一般就指以刀细切。
② 刀圭：中药的量器名。陶弘景《本草经集注·序录》："凡散药有云刀圭者，十分方寸匕之一，准如梧桐子大也……一撮者，四刀圭也。"
③ 余所撰本草上卷中：指陶弘景所著《本草经集注·序录》。
④ 疏：分条记述。
⑤ 僻缪：乖僻荒谬，违背正理。"缪"通"谬"。

下卷三十一首治为物所苦病。[3]

3.3 段序——《葛洪肘后备急方》序

医有方古也。古以来著方书者，无虑①数十百家，其方殆未可以数计，篇帙②浩瀚，苟无良医师，安所适从？况穷乡远地，有病无医，有方无药，其不罹夭③折者几希。丹阳葛稚川，夷考④古今医家之说，验其方，简要易得，针灸分寸易晓，必可以救人于死者，为《肘后备急方》。使有病者得之，虽无韩伯休⑤，家自有药；虽无封君达⑥，人可以为医；其以备急固宜。华阳陶弘景曰：葛之此制，利世实多，但行之既久，不无谬误。乃著《百一方》疏于《备急》之后，讹者正之，缺者补之，附以炮制服食诸法，纤悉备具。仍区别内外他犯为三条，可不费讨寻，开卷见病，其以备急益宜。葛陶二君，世共知为有道之士，于学无所不贯，于术无所不通，然犹积年仅成此编，盖一方一论，已试而后录之，非徒采其简易而已。人能家置一帙，遇病得方，方必已病。如历卞和⑦之肆⑧举皆美玉；入伯乐⑨之厩无非骏足，可以易而忽之邪。

葛自序云：人能起信，可免夭横，意可见矣。自天地大变，此方湮没几绝，间一存者，秘⑩以自宝，是岂制方本意？连帅⑪乌侯，夙多疹疾⑫，宦学之余，留心于医药，前按察河南北道，得此方于平乡郭氏，郭之妇翁得诸汴之掖庭⑬，变乱之际，与身存亡，未尝轻以示人，迨今而出焉，天也。侯命工刻之，以趣⑭其成，唯恐病者见方之晚也。虽然方之显晦，而人之生死休戚⑮系焉，出自有时，而隐痛恻怛⑯。如是其急者，不忍人之心也。有不忍人之心，斯有不忍人之政矣。则侯之仁斯民也，岂直一方书而已乎？方之出，乃吾仁心之发见者也。因以序见命，特书其始末，以告夫未知者。[3]

至元丙子⑰季秋稷亭段成己题

---

① 无虑：大约。
② 帙：量词，线装书一套为一帙。
③ 夭：未成年而死。
④ 夷考：考察。
⑤ 韩伯休：即韩康，汉代著名药学家。
⑥ 封君达：三国时神医。
⑦ 卞和：古代高明的玉匠，著名和氏璧的发现者。
⑧ 肆：店铺。
⑨ 伯乐：古代相马专家。
⑩ 秘：隐藏。
⑪ 连帅：泛指地方高级官员，唐代多指观察使、按察使。
⑫ 疹（chèn）疾：疾病。疹，同"疢"。疹、疾同义复用。
⑬ 掖庭：指皇宫中的旁舍，宫嫔所居的地方。
⑭ 趣：同"促"，催促。
⑮ 休戚：喜乐和忧虑。
⑯ 恻怛：哀伤。
⑰ 至元丙子：1276年。至元，元世祖和元顺帝均用至元年号，此指前者。

4.作者其他相关作品

葛洪一生著作宏富，自谓有《抱朴子内篇》20卷，《抱朴子外篇》50卷，《碑颂诗赋》100卷，《军书檄移章表笺记》30卷，《神仙传》10卷，《隐逸传》10卷；又抄五经七史百家之言、兵事方技短杂奇要310卷，另有《金匮药方》100卷，《肘后备急方》4卷，惟多亡佚。《正统道藏》和《万历续道藏》共收其著作13种。此外，葛洪还著有《画工弃市》《法婴玄灵》《癸丑腊大暖志之》《四非歌》《上元夫人步玄之曲》等。

5.版本介绍及推荐

《肘后方》南北朝末至隋唐时期传本均已不存，杨用道附广本是《肘后备急方》一书的定型本，但已失传；连帅乌侯再刻《肘后方》，请段成己作序；明正统十年（1445年）刊成的《道藏》收入段序本，为道藏本；明嘉靖三十年辛亥（1551年）北城吕氏襄阳刻本，仅残存6卷；明万历二年甲戌（1574年）巡按湖广监察御史剑江李氏刊本是现存最早的完整刊本；清乾隆五十九年（1794年）六醴斋医书本；清乾隆年间《四库全书》本[3]。

推荐版本：

①《补辑肘后方》（晋）葛洪著，尚志均辑校，合肥：安徽科学技术出版社，1983。该书以李氏刊本为底本，以《外台秘要》《伤寒论》《本草纲目》等书为他校本，同时校勘商务本和人卫本，改正了书中的许多缺漏和误刻，通过与诸书互校、旁校和考证，予以改正，分列现存方、辑佚方、附方，在很大程度上恢复了《肘后方》的原貌[4]。

②《附广肘后方》（晋）葛洪著，（梁）陶弘景补辑，（金）杨用道补辑，胡冬裴汇辑，上海：上海科学技术出版社，2009。此书在《补辑肘后方》《肘后备急方》《钦定四库全书》基础上，根据朝鲜《医方类聚》《重修政和经史证类备用本草》等书中有关内容悉加汇辑，保留了杨用道的附方内容，以冀尽可能全面地辑存葛洪医药学的所有资料，也尽量保持后世医书所载葛氏方的原貌[5]。

参考文献

[1]（晋）葛洪著，汪剑、邹运国等校．补辑肘后方[M]．北京：中国中医药出版社，2016．

[2]魏永明．葛洪《肘后备急方》临证经验整理与研究[D]．广州中医药大学，2015．

[3]（晋）葛洪著．沈澍农校．肘后备急方校注[M]．北京：人民卫生出版社，2016．

[4]（晋）葛洪著．尚志钧辑校．补辑肘后方[M]．合肥：安徽科学技术出版社，1983．

[5]（晋）葛洪著．胡冬裴汇辑．附广肘后方[M]．上海：上海科学技术出版社，2009．

《诸病源候论》

(隋·巢元方编撰)

1.《诸病源候论》

1.1 书籍简介

《诸病源候论》又称《诸病源候总论》《巢氏病源》，成书于隋大业六年（610年），是中国第一部专论疾病病因和证候的专书。该书总结了秦汉至魏晋的医学理论与临床经验，逐病逐证论述病因、病证后，常附有"养生方导引法"或"养生法"作为针对性的治疗，确立了中医病因学的整体框架[1]，是一本继《内经》《难经》《伤寒经》《金匮要略》后进一步发展并研讨了中医药理论体系的医书[2]，《四库全书总目》称誉此书为"证治之津梁"。

1.2 原文整体框架

《诸病源候论》分67门，载列证候论1739条，对临床各科病证进行了搜求、征集、编纂与系统分类。

此书内容丰富，包括内、外、妇、儿、五官、口齿、骨伤等多科病证，诸证之末多附导引法作为针对性治疗，但不记载治疗方药。该书还突破前人笼统的"三因"说法，准确认识了许多病原，认为传染病为"乖戾之气"所致，可互相传染，当预服药以防之[3]；于外科手术，有肠吻合手术、血管结扎、人工流产、拔牙等手术的记载，既是中国外科史上的重要成就，亦是世界外科史的首创，反映了当时的外科手术已经达到一定的水平[4]。

2.作者简介

巢元方（6—7世纪间），隋代医学家。史书缺传，其具体生卒年与籍贯尚有待进一步的考证。他曾于605—616年间任太医博士、太医令，大业六年（610年），奉诏主持编撰《诸病源候论》。

3.序文

　　臣闻人之生也，陶①六气之和，而过则为沴②；医之作也，求百病之本，而善则能全。若乃分三部九候之殊，别五声五色之变，揆盈虚于表里，审躁静于性韵③，达其消息④，谨其攻疗，兹所以辅含灵之命⑤，裨有邦⑥之治也。国家丕冒万宇⑦，交修庶职⑧。执技服于官守⑨，宽疾存乎政典⑩。皇上秉灵图而迪成宪，奉母仪而隆至化。明烛幽隐，惠绥动植。悯斯民之疢苦⑪，伫⑫嘉医之拯济。且念幅员之辽邈⑬，闾巷之穷厄⑭，肄业之士⑮，罕尽精良；传方之家，颇承疑舛⑯。四种之书或阙，七年之习未周，以彼粗工，肆其亿度⑰，夭害生理，可不哀哉！是形憯怛⑱，或怀重慎，以为昔之上手，效应参神⑲，前五日而逆知，经三折⑳而取信，得非究源之微妙，用意之详密乎？

　　盖诊候之教，肇自轩祖㉑；中古以降，论著弥繁。思索其精，博利于众，乃下明诏，畴咨㉒旧闻，上稽㉓圣经，旁摭奇道，发延阁㉔之秘蕴，敕中尚而雠对㉕。《诸病源候论》者，隋大业㉖中太医巢元方等奉诏所作也。会粹群说，沈研精理，形脉

① 陶：喜欢，陶冶。
② 沴（lì）：害。
③ 性韵：性情气韵。
④ 消息：即消长、增减，盛衰之意。在此指病情变化。
⑤ 辅含灵之命：有利于百姓的健康。"含灵"，即生灵，百姓。
⑥ 有邦：即"国家"的意思。
⑦ 国家丕冒万宇：犹言国家兴旺，全国统一。
⑧ 交修庶职：各行各业都很美好。
⑨ 执技服于官守：擅长医药技术的，安排一定的官位职守。
⑩ 宽疾存乎政典：宽厚地对待疾病伤残，体现于各种政令典章。宽疾，或指宽猛相济的法制，亦通。
⑪ 疢（chèn）苦：疾病，痛苦。
⑫ 伫：久立而等待。
⑬ 辽邈：辽阔广远。
⑭ 穷厄：贫困，苦难。
⑮ 肄业之士：在此指从事医药事业的人。
⑯ 颇承疑舛：很多承袭没有定论或错误的东西。
⑰ 肆其亿度：任意按自己的想象办事。
⑱ 憯怛（cǎn dá）：忧伤。
⑲ 效应参神：疗效之快，如响斯应，似乎参通神灵。
⑳ 三折："三折肱"之意。《左传》："三折肱，知为良医。"比喻医生经过实践，提高了学术技能。
㉑ 肇自轩祖：创始于轩辕黄帝。
㉒ 畴咨：访问或访求之意。
㉓ 稽：考核。
㉔ 延阁：指"馆阁"，皇家藏书的处所。
㉕ 敕中尚而雠（chóu）对：命令中散大夫及尚书进行校对。
㉖ 大业：隋炀帝年号，605—617年。

治证，罔不该^①集。明居处、爱欲、风湿之所感，示针镵、跷引、汤熨之所宜。诚术艺之楷模，而诊察之津涉^②。监署课试，固常用此。乃命与《难经》《素问》图镂方版^③，传布海内。洪惟祖宗之训，务推存育之思。补《农经》^④之阙漏，颁禁方于遐迩。逮今搜采，益穷元本^⑤，方论之要殚^⑥矣，师药之功备矣。将使后学优而柔之^⑦，视色毫而靡愆，应心手而胥验。大哉！味百草而救枉者，古皇之盛德；忧一夫之失所者，二帝之用心。弥慈札瘥^⑧，跻^⑨之仁寿，上圣爱人之旨，不其笃^⑩欤？

翰林医官副使赵拱^⑪等参校既终，缮录^⑫以献，爰俾近著，为之题辞。顾惟空疏，莫探秘赜^⑬。徒以述善诱之深意，用劝方来；扬勤恤之至仁^⑭，式昭大庇^⑮云尔。谨序。^[2]

翰林学士兼侍读学士玉清昭应宫判官中散大夫尚书左司郎中知制诰史馆修撰
判馆事上护军常山郡开国侯食邑一千二百户赐紫金鱼袋臣宋绶^⑯奉敕撰

4.版本介绍与推荐

《诸病源候论》的刊版印行据现有文字记载，始于宋代，宋代天圣五年刊本，称为北宋本，现已失传；南宋刊本，日本尚有保存者，分别是怀仙阁藏本和酌源堂藏本；元刊本系统，即《重刊巢氏诸病源候总论》。另有明朝汪济川、方矿校刊本，光绪间周学海刊本[2, 5]。

推荐版本：

①《诸病源候论校释》（隋）巢元方著，南京中医学院校释，北京：人民卫生出版社，1982。此书以人民卫生出版社影印清周学海本为底本，对校本包括元刊本、明朝汪济川校刊本等，他校本有《黄帝内经素问》《黄帝内经灵枢》《外台秘

---

① 该：通"赅"。备，皆。
② 津涉：过河的渡口。在此引申为要道、必由之路。
③ 图镂方版：雕刻成木版。
④ 《农经》：指《神农本草经》。
⑤ 元本：根本。
⑥ 殚：竭尽。
⑦ 优而柔之：即"优柔"。宽舒，从容。在此引申为深入的学习。
⑧ 弥慈札瘥（cuó）：减少这些死亡与疾病。
⑨ 跻：登，升。
⑩ 笃：厚，重。
⑪ 赵拱：参校此书的主要成员。
⑫ 缮录：抄写。
⑬ 秘赜（zé）：秘密深奥。
⑭ 扬勤恤之至仁：宣扬帮助、体恤百姓的仁爱之心。
⑮ 式昭大庇：显扬庇荫广大群众的业绩。式，语助词。
⑯ 宋绶：字公垂，平棘（今河北省赵县）人，宋仁宗时翰林院学士，为此书作序，时在宋·天圣五年（1027年）。

要》等,分为"提要""原文""校勘""注释""语译""按译"6项对书籍进行校释。

②《诸病源候论校注》(隋)巢元方著,丁光迪主编,北京:人民卫生出版社,1991。该书以元刊本《重刊巢氏诸病源候总论》为底本校注,从提要、原文、校注、按语等方面进行研究整理,每一门病均有该篇提要,概括全篇中心内容。校注包括校勘和注释,校正原文中误、脱、衍、倒、错简、疑义等,言必有据。

③《诸病源候论》(隋)巢元方著,宋白杨校注,吴少祯主编,北京:中国医药科技出版社,2011。此书据《东阳善本医学丛书》影印的南宋怀仙阁刊本《诸病源候论》为底本,以元刊本和周学海刊本为主校本,同时参考人民卫生出版社出版的《诸病源候论校注》以及《内经》《外台秘要》等书,校注时在尽量保持古籍原貌的同时将避讳字、俗字、一字多体等字依据文意改成相应的简体字,方便读者阅读。

参考文献

[1]郝闻致,李晓娟,陈家旭.《诸病源候论》"候"的特点及其临床意义[J].中国中医基础医学杂志,2020,26(8):1054-1055,1064.

[2](隋)巢元方著.南京中医学院校释.诸病源候论[M].北京:人民卫生出版社,1982.

[3]田思玮,代金刚.《诸病源候论》对疫病认识的贡献[J].中医药学报,2020,48(5):62-65.

[4]张凤瑞.论名医巢元方的学术经验[J].陕西中医,2005(12):1375-1377.

[5]乔文彪,孙理军.《诸病源候论》版本流传考[J].时珍国医国药,2007(11):2843-2844.

《备急千金要方》

(唐·孙思邈编撰)

1.《备急千金要方》

1.1 书籍简介

《备急千金要方》简称《千金方》,约成书于唐永徽三年(652年),共30卷,是药王孙思邈汇集晋唐以前大量的医学资料,将基础、病因病机、方药、针灸、按摩等知识融为一体,并结合个人经验而撰成,其临床价值、方药制剂理论、医德教育思想均具有积极的意义[1]。孙思邈认为生命的价值贵于千金,而一个处方能救人于危殆,价值更当胜于此,故而以"千金"为名[2]。书中所载医论、医方较系统地总结了自《内经》以后至唐初的医学成就,是一部科学价值极高的著作,被誉为中国历史上第一部临床医学百科全书。

1.2 原文整体框架

《备急千金要方》,共30卷,总计233门,合方论5300首。

卷1是医学总论,内容包括医德、本草、制药等,所列《大医精诚》《大医习业》,是医学伦理学的基础[3];卷2~4为妇科病,卷5为儿科病,对妇人胎、产、经、带等诸病之病理、证候、治疗等均有较系统论述,对少小婴孺娩出拭口、断脐、新生儿哺乳、乳母卫生等有实际指导意义,奠定了宋代妇科、儿科独立的基础[4];卷6为七窍病;卷7~10为诸风、脚气、伤寒;卷11~20系按脏腑顺序排列的一些内科杂病,提倡以"五脏六腑为纲,寒热虚实为目",并开创了脏腑分类方剂的先河[5],其中将飞尸鬼疰(类似肺结核病)归入肺脏证治,提出霍乱因饮食而起;卷21为消渴、淋闭等症;卷22为疔肿痈疽;卷23为痔漏;卷24为解毒并杂治;卷25备急诸术;卷26~27为食治并养性;卷28为平脉;卷29~30为针灸孔穴主治。《备急千金要方》在治疗学方面创用了很多有独特疗效的方药,如用含碘和甲状腺素的海藻、昆布、羊靥、鹿靥治疗瘿瘤(甲状腺肿);用富含维生素A的羊肝治疗雀目(夜盲症)等,且注重食疗、养生,提倡预防医学,对后世影响巨大。

2.作者简介

孙思邈(581—682年),后世称为"孙真人""药王""孙处士",京兆华原(今陕西省铜川市耀州区)人,唐代著名医药学家、道士,医德规范制定人。他自幼多病,于学习经史百家著作外,尤志于医学学习。青年时期即开始行医于乡里,并获得良好的治疗效果。他对待病人,不管贫富老幼、怨亲善友,都一视同仁,无论风雨寒暑,饥渴疲劳,都求之必应,一心赴救,深为群众崇敬。他对古代医学有深刻的研究,对民间验方十分重视,一生致力于医学临床研究,对内、外、妇、儿、五官、针灸各科都很精通,有24项成果开创了中国医药学史上的先河,特别是论述医德思想,倡导注重妇科、儿科、针灸穴位等都是前人未有[6-7]的。

唐永徽三年(652年)与唐开耀元年(681年),集黄、老、释各说之长,博览医书,融各家之精要并结合医疗实践,分别完成了《千金要方》和《千金翼方》。唐永淳元年(682年),与世长辞[1]。

3.序文

夫清浊剖判,上下攸分①,三才肇基②,五行俶落③,万物淳朴,无得而称。燧人氏出,观斗极④以定方名,始有火化⑤。伏羲氏作,因之而画八卦⑥,立庖厨⑦,滋味既兴,疴瘵⑧萌起。大圣神农氏悯⑨黎元⑩之多疾,遂尝百药,以救疗之,犹未尽

---

① 夫清浊剖判,上下攸分:谓开天辟地,清浊区分。古人想象宇宙形成前,天地混沌相连,清浊不分。开天辟地后,开始清浊区分。剖判,开辟。《韩非子·解老》:"自天地之剖判以至于今。"上下,指天地。
② 三才肇基:谓天、地、人开始建立基础。三才,古指天、地、人。《周易·系辞下》:"有天道焉,有人道焉,有地道焉,兼三才而两之。"肇基,开始建立基础。《尚书·武成》:"至于大王,肇基王迹。"
③ 俶(chù)落:开始。俶,始。《尔雅·释诂下》:"俶,始也。"落,始。《尔雅·释诂上》:"落,始也。"
④ 斗极:北斗星与北极星。《尔雅·释地》:"北戴斗极为空桐。"邢昺疏:"斗,北斗也。极者,中宫天极星。其一明者,泰一之常居也。以其居天之中,故谓之极;极,中也。北斗拱极,故云斗极。"
⑤ 火化:用火使食物变熟。《礼记·礼运》:"昔者先王……未有火化,食草木之实,鸟兽之肉,饮其血,茹其毛。"
⑥ 八卦:《周易》中的八种基本图形,用"—"和"--"符号组成;以"—"为阳,以"--"为阴。名称是:乾(䷀)坤(䷁)震(䷲)巽(䷸)坎(䷜)离(䷝)艮(䷳)兑(䷹)。《易传》作者认为八卦主要象征天、地、雷、风、水、火、山、泽八种自然现象,并认为"乾""坤"两卦在"八卦"中占特别重要的地位,是自然界和人类社会一切现象的最初根源。
⑦ 庖厨:厨房。《孟子·梁惠王上》:"见其生不忍见其死,闻其声不忍食其肉,是以君子远庖厨也。"
⑧ 疴(kē)瘵(zhài):疾病。《广雅·释诂一》:"疴,病也。"王念孙疏证:"疴,与痾同。"《尔雅·释诂上》:"瘵,病也。"
⑨ 悯(mǐn):怜恤。《广韵·轸韵》:"悯,怜也。"《字汇·心部》:"悯,恤也。"
⑩ 黎元:黎民,普通百姓。《汉书·谷永传》:"使天下黎元咸安家乐业。"

善。黄帝受命，创制九针①，与方士岐伯、雷公之伦，备论经脉，旁通问难，详究义理，以为经论，故后世可得依而畅焉。春秋之际，良医和缓；六国之时，则有扁鹊；汉有仲景、仓公；魏有华佗；并皆探赜索隐②，穷幽洞微③，用药不过二三，灸炷不逾七八，而疾无不愈者。晋宋以来，虽复名医间出，然治十不能愈五六。良由今人嗜欲泰④甚，立心不常，淫放纵逸，有阙⑤摄养所致耳。余缅寻圣人设教，欲使家家自学，人人自晓。君亲有疾不能疗之者，非忠孝也。末俗小人，多行诡诈，倚傍圣教而为欺绐⑥，遂令朝野士庶咸耻医术之名，多教子弟诵短文、构小策⑦，以求出身之道。医治之术，阙而弗论。吁可怪也。嗟乎！深乖⑧圣贤之本意。吾幼遭风冷，屡造⑨医门，汤药之资，罄尽家产，所以青衿之岁⑩，高尚兹典⑪，白首之年，未尝释卷。至于切脉诊候，采药合和，服饵节度，将息避慎，一事长于己者，不远千里伏膺取决⑫。至于弱冠⑬，颇觉有悟，是以亲邻中外有疾厄者，多所济益。在身之患，断绝医门，故知方药本草不可不学。吾见诸方部帙⑭浩博，忽遇仓猝，求检至难，比得方讫，疾已不救矣。呜呼！痛夭枉之幽厄，惜堕学之昏愚，乃博采群经，删裁繁重，务在简易，以为《备急千金要方》一部，凡三十卷。虽不能究尽病源，但使留意于斯者，亦思过半⑮矣。以为人命至重，有贵千金，一方济之，德逾于此⑯，故以为名也。未可传于士族，庶以贻厥私门⑰。张仲景曰：当今居世之士，

---

① 九针：古代针具分类名。出《黄帝内经》，即镵针、圆针、鍉针、锋针、铍针、圆利针、毫针、长针和大针。
② 探赜（zé）索隐：探索幽深微妙、隐秘难见的道理。赜，幽深玄妙。《周易·系辞上》："圣人有以见天下之赜，而拟诸其形容，象其物宜。"孔颖达疏："赜，谓幽深难见。"隐，精深微妙。《周易·系辞上》："探赜索隐，钩深致远，以定天下之吉凶。"
③ 穷幽洞微：谓探究和洞悉事物幽深微细的道理。
④ 泰：副词。表示程度，相当于"极""太"。《字汇·水部》："泰，极也。"
⑤ 阙（quē）：短少。《玉篇·门部》："阙，少也。"《吕氏春秋·任数》高诱注："阙，短。"
⑥ 欺绐（dài）：欺哄。《抱朴子·微旨》："欺绐诳诈，好说人私。"
⑦ 诵短文，构小策：诵读，撰写应试文章，意指走读书做官的道路。策，古代议论文的一种文体。《文心雕龙·议对》："又对策者，应诏而陈政也；射策者，探事而献说也……二名虽殊，即议之别体也。"
⑧ 乖：违背。《新书·道术》："刚柔得道谓之和，反和为乖。"
⑨ 造：往，到。《广雅·释言》："造，诣也。"《周礼·地官·司门》："凡四方之宾客造焉。"
⑩ 青衿之岁：少年之时。青衿，青领，学子之服。《诗经·子衿》："青青子衿。"毛传："青衿，青领也。学子之所服。"
⑪ 高尚兹典：谓崇尚医学典籍。
⑫ 伏膺取决：谓虚心请教，采撷众长。伏膺，即"服膺"。谨记在心，衷心信服。《中庸》："得一善，则拳拳服膺，而弗失之矣。"取决，谓据以决定。
⑬ 弱冠：指男子二十岁左右的年龄。古代男子二十成人，初加冠，体尚未壮，故称弱。《礼记·曲礼上》："二十曰弱冠。"
⑭ 部帙：指书籍的卷册、卷次。《篇海类编·衣服类·巾部》："帙，书卷编次。"袟，同"帙"，书衣，引申为书的计量单位，一函为一帙。敬播《大唐西域记·序》："名为《大唐西域记》，一袟，十二卷。"
⑮ 思过半：指收益多。
⑯ 德逾于此：谓治病救人的恩德超过了千金。逾，超过。《说文解字·足部》："逾，越也。"
⑰ 庶以贻厥私门：希望把它传给自家子孙。庶，希冀。《玉篇·广部》："庶，幸也，冀也。"贻，遗留。《尚书·五子之歌》："有典有则，贻厥子孙。"孔颖达传："贻，遗也。"

曾不留神医药，精究方术，上以疗君亲之疾，下以救贫贱之厄，中以保身长全①，以养其生。而但竞逐荣势，企踵②权豪，孜孜汲汲，唯名利是务，崇饰其末，而忽弃其本，欲华其表而悴其内，皮之不存，毛将安附？进不能爱人知物，退不能爱躬知己，卒然遇邪风之气，婴非常之疾，患及祸至而后震栗。身居厄地，蒙蒙昧昧，蠢若游魂③，降志屈节，钦望巫祝，告究归天，束手受败。赍百年之寿命，将至贵之重器，委付庸医，恣其所措，咄嗟暗呜，厥身已毙，神明消灭，变为异物，幽潜重泉，徒为涕泣痛夫。举世昏迷，莫能觉悟，自盲④若是，夫何荣势之云哉。此之谓也。[8]

4.版本介绍与推荐

《备急千金要方》据《全国中医图书联合目录》（中医古籍出版社，1991年1月）记载，现存版本仍有40多种。此书的版本源流状况大致分为两个体系：一为20世纪传回国内，未经林亿等人校订的版本，属30卷本；一为自宋代林亿等人校订后，一直流传于国内的版本，分为东洋覆宋本与元刊本，其中元刊本北京大学图书馆、国家图书馆有藏[9]。

版本推荐：

①《备急千金要方校释》（唐）孙思邈著，李景荣等校释，北京：人民卫生出版社，1998。此书以日本嘉永二年江户医学馆影宋本为底本，严格选择主校本、参校本、他校本，在最大程度地反映《千金要方》原貌的同时注意吸收中医文史研究的新发展、新考证，为教学、医疗、科研等多方面需要提供了一部版本可靠、资料翔实、可资研究、切于实用的新通行本。

②《备急千金要方》（唐）孙思邈著，魏启亮、郭瑞华点校，北京：中医古籍出版社，1999。此书以宋本系统的日本江户医学馆影宋本为底本，以《素问》《灵枢》《伤寒论》等数十本为他校本，注重保留古籍原貌，考证通假字，回改避讳字，规范误用字和简化字，校注简明、文字流畅，适合日常阅读。

参考文献

[1]（唐）孙思邈著. 高文柱，沈澍农校注. 中医必读百部名著备急千金要方[M]. 北京：华夏出版社，2008.

---

① 保身长全：保养自身，持久健康。
② 企踵：踮起脚跟，意为仰慕。
③ 蠢（zhuàng）若游魂：指苟延残喘毫无定见的人。蠢，愚蠢。《说文解字·心部》："蠢，愚也。"游魂，比喻苟延残喘，或残留的生命。《北史·源贺传》："今勍寇游魂于北，狡贼负险于南。"
④ 自盲：据四库影印版改。

[2]石雨.《备急千金要方》医学名物词研究[D]. 北京中医药大学,2014.

[3]李玉清,王中琳. 略论道教文化对《备急千金要方》的影响[J]. 山东中医药大学学报,2003(2):140–141.

[4]王震,孙理军. 再谈孙思邈《千金方》对中医妇科的贡献[J]. 山西中医,2017,33(3):47–49.

[5]李红波.《千金要方》肝系疾病方药特色分析[D]. 北京中医药大学,2017.

[6]赵石麟. 唐代医药学家、思想家孙思邈生平及伟大贡献[A]. 三秦文化研究会.

[7]孙思邈与中医药文化研讨会论文集[C]. 三秦文化研究会,2006:25.

[8](唐)孙思邈著,李景荣等校释. 备急千金要方校释[M]. 北京:人民卫生出版社,2014.

[9]崔淑原,和中浚,王缙. 孙思邈《备急千金要方》的版本考查[J]. 中国民族民间医药,2010,19(24):52,54.

《千金翼方》

(唐·孙思邈编撰)

1.《千金翼方》

1.1 书籍简介

《千金翼方》，约成书于唐开耀元年（681年），共30卷，为孙思邈晚年之作。此书为《千金要方》未尽未通之处复撰而成，两本书互为羽翼，相辅相成，盖取"轸轵相剂""羽翼交飞"之意。此书不仅收集历代名医古方、保存已佚医书精华，还融合了外来医学，补充发展了《备急千金要方》，同时研究了仲景学说、孙氏学说见解、唐本草等[1]。

《避暑录话》中指出"思邈为《千金》前方，时已百余岁，因以妙尽古今方书之要，独《伤寒》未之尽，似未尽通仲景之言，故不敢深论。后三十年，作《千金翼方》，论《伤寒》者居半，盖始得之，其用志精审不苟如此。今通天下言医者，皆以二书为司命也"。《千金翼方》对于本草学发展、中药史研究及伤寒研究都有相当大的价值与贡献，故常被后世医家所重视[2]。

1.2 原文整体框架

《千金翼方》，全书30卷，计189门，合方、论、法共2900余首。书中收载了不少唐以前的医学论述及方药，也采录了一些国外医学资料（如高丽等），更有新的补充。

卷1"药录纂要"，总论采药时节、药名、产地及用药法等；卷2~4本草，载述《新修本草》包括《神农本草经》在内的共800种药物的性味功用、主治产地、采制及七情忌宜等。卷5~8妇产科病，将妇科疾病独立卷次列于诸科之首，所论妇女胎产崩伤等疾甚详并记述妇女保健及化妆用品的配制方法等，足见其对妇科之重视；卷9~10伤寒病，是其晚年获见张仲景《伤寒论》之后加以深入研究，开创了"方证同条，比类相附"研究方法之先河，为后世方有执"三纲鼎立说"打下了基础；卷11胚胎发育、产育及小儿杂病；卷12~15养生、辟谷、退居、补益，其中不乏精辟之论和有效方法；卷16~17中风，卷18~20杂病，卷21~22万病、飞炼，卷23~24疮痈，卷25色脉，卷26~28针灸，卷29~30禁经（祝由科）[1-3]。

2.作者简介

作者孙思邈,见《备急千金要方》作者简介。

3.序文

原①夫神医秘术,至赜②参于道枢③。宝饵凝灵④,宏功浃⑤于真畛。知关籥⑥玄牡⑦,驻历⑧之效已深。辔策天机⑨,全生之德为大。稽炎农⑩于纪箓⑪,资太一而返营魂⑫。镜⑬轩后⑭于遗编⑮,事岐伯而宣药力,故能尝味之绩,郁腾天壤⑯,诊体之教⑰,播在神寰⑱。医道由是滥觞⑲,时义肇基⑳于此。亦有志其大者,高密问紫文之术㉑;先其远者,伯阳流玉册之经㉒;拟斯寿于乾坤,岂伊难老。俟厥龄于龟鹤,讵

---

① 原:推求本源。《汉书·薛宣传》:"《春秋》之义,原心定罪。"颜师古注:"原,谓寻其本也。"
② 至赜(zé):谓幽深之极。《周易·系辞上》:"圣人有见天下之至赜,而拟诸其形容,象其物宜。"
③ 道枢:道家的学术思想。
④ 宝饵凝灵:喻药物的珍贵与灵验,宝药凝聚着灵性。
⑤ 浃(jiā):遍,遍及。《楚辞·大招》:"冥凌浃行,魂逃只。"王逸注:"浃,遍也。"《徐霞客游记·滇游日记十二》:"山雨忽来,倾盆倒峡,浃地交流。"
⑥ 关籥:横持门户之木。《国语·楚语下》:"为之关籥蕃篱,而远备闭之,犹恐其至也。"此引申指最紧要之处。
⑦ 玄牡:"牡",据文义应为"牝"。玄,微妙;牝,雌性。玄牝,道家指衍生孳育万物的本源。《老子》第六章:"谷神不死,是谓玄牝。玄牝之门,是谓天地之根。"
⑧ 驻历:谓经过漫长历史时间的检验。
⑨ 辔(pèi)策天机:谓能驾驭自然界造化的奥秘。辔策,缰绳与马鞭。《礼记·曲礼上》:"执策分辔。"引申为驾驭。天机,造化的奥秘。陆游《剑南诗稿十九·醉中草书因戏作此诗》:"稚子问翁新悟处,欲言直恐泄天机。"
⑩ 炎农:指神农氏,传说古帝名。以火德旺,古史又称炎帝、烈山氏。相传他始教民为耒、耜以兴农业,尝百草以为医药。参见皇甫谧《帝王世纪》。
⑪ 纪箓:犹记录。文字记载。
⑫ 资太一而返营魂:资,凭借。《篇海类编·珍宝类·贝部》:"资,凭。""太一",《礼记·礼运》:"孔颖达疏:必本于太一者,谓天地未分,混沌之元气也。""返"原作"反",今改。反,同"返",返回。营魂,指魂魄、心灵。《后汉书·寇恂传》附寇荣上书:"惧独含恨以葬江鱼之腹,无以自别于世,不胜狐死首丘之情,营魂识路之怀。"
⑬ 镜:借鉴。《汉书·谷永传》:"愿陛下追观夏、商、周、秦所以失之,以镜考己行。"颜师古注:"镜谓监照之。"
⑭ 轩后:指黄帝。黄帝,少典之子,姓公孙,居轩辕之丘,故号轩辕氏。
⑮ 遗编:指《黄帝内经》。
⑯ 郁腾天壤:谓繁荣昌盛于天地之间。郁,繁盛貌。《诗经·秦风·晨风》:"郁彼北林。"天壤,犹言天地。《晋书·张华传》:"普天壤而遐观,吾又安知大小之所如!"
⑰ 诊体之教:指医学理论与临床实践知识。
⑱ 神寰:犹言宇内,天下。
⑲ 滥觞(shāng):事物的起源,开始。
⑳ 肇(zhào)基:开始建立基础。《尚书·武成》:"至于大王,肇基王迹。"
㉑ 高密问紫文之术:高密,指郑玄(127—200年),东汉高密人,从事天文历算,精《京氏易》等,亦称紫书,人称紫文之术。
㉒ 伯阳流玉册之经:老子姓李名耳,字伯阳,著有《老子》,又称《道德经》《老子五千文》。《玉册之经》,道家的主要经典。

可蠲疴①。兹乃大道之真以持身，抑斯之谓也。若其业济含灵②，命悬兹乎，则有越人彻视于腑脏③，秦和洞达于膏肓④，仲景候色而验眉⑤，元化刳肠而湔胃⑥，斯皆方轨叠迹，思韫入神⑦之妙；极变探幽，精超绝代之巧。晋宋⑧方技⑨既其无继，齐梁⑩医术曾何足云。若夫医道之为言，实⑪惟意也。固以神存心手之际，意析毫芒之里。当其情之所得，口不能言；数之所在，言不能谕⑫。然则三部九候，乃经络之枢机⑬。气⑭少神余，亦针刺之钧轴⑮。况乎良医则贵察声色，神工⑯则深究萌芽。心考锱铢⑰，安假悬衡之验⑱。敏同机骇⑲，曾无挂发之淹。非天下之至精，其孰能与于此？是故先王镂⑳之于玉板㉑，往圣藏之以金匮，岂不以营叠至道括囊真颐者欤。

余幼智蔑闻㉒，老成无已。才非公干㉓，夙婴沉疾。德异士安㉔，早缠尫瘵㉕。

---

① 蠲（juān）疴：谓祛除疾病。
② 含灵：佛教名词，人类。古时认为人为万物之灵，故称"含灵"。
③ 越人彻视于腑脏：谓秦越人为人治病，能透见其脏腑癥结。秦越人，号扁鹊，特以诊脉闻名。
④ 秦和洞达于膏肓：秦和，春秋时期秦国名医医和（约公元前6世纪），又名医缓。能透彻了解人体内部潜在的疾病。膏肓，谓心膈之间。膏，心下微脂；肓，膈上薄膜。《左传·成公十年》："公梦疾为二竖子，曰：彼良医也，惧伤我，焉逃之？其一曰：居肓之上，膏之下，若我何？医至，曰：疾不可为也。"后因以喻难治之症，如病入膏肓。此喻潜藏人体深层的疾病。
⑤ 仲景候色而验眉：相传张仲景通过望诊而预见侍中王粲，病不医，二十年后当眉毛脱落而死，后其言果验。
⑥ 元化刳（kū）肠而湔（jiān）胃：谓华佗（字元化）剖腹割治和冲洗患病的肠胃。刳，剖开。《说文解字·刀部》："刳，判也。"《后汉书·华佗传》："因刳破腹背，抽割积聚。"湔，洗。《广韵·仙韵》："湔，洗也。"《史记·扁鹊仓公列传》："湔浣肠胃，漱涤五脏。"
⑦ 思韫（yùn）入神：谓思维丰富而敏捷，达到了一种极其奥妙的境界。
⑧ 晋宋：指西东两晋及南北朝的刘宋王朝。265—479年。
⑨ 方技：古代泛指有关医药和养生的技术知识。方技四种，指医经、经方、房中（主要论述性卫生问题）、神仙（主要论述延年益寿之道）。
⑩ 齐梁：指南北朝的萧齐与萧梁两朝，479—557年。
⑪ 实：原作"寔"，今改。寔，通"实"。
⑫ 言不能谕：谓用语言不能表达。按"谕"，通晓，明白。《玉篇·口部》："谕，晓也。"
⑬ 枢机：喻事物运动的关键。
⑭ 气：此指构成人体和维持生命活动的基本物质及其生理功能。
⑮ 钧轴：钧以制陶，轴以转车。喻执掌国政，指宰相之职，在此以喻关键。
⑯ 神工：古代指医术高超的医生。
⑰ 心考锱铢：喻心思极其细致、精确。"锱""铢"都是古代很小的重量单位。《孙子算经》卷上："称之所起，起于黍。十黍为一累，十累为一铢。二十四铢为一两。"《说文解字·金部》："锱，六铢也。"
⑱ 安假悬衡之验：谓如同用天平衡量东西。悬衡，天平。
⑲ 敏同机骇：谓机智敏捷如同制服惊马一般。
⑳ 镂（lòu）：雕刻。
㉑ 玉板：刊刻文字的白石板。
㉒ 蔑闻：没有见识。
㉓ 才非公干：公干，办理公事。才非公干，此谓自谦，不具备办理公事的才能。
㉔ 士安：即皇甫谧。
㉕ 早缠尫（wāng）瘵（zhai）：谓早年为疾病缠身，身体瘦弱。

所以志学之岁，驰百金而徇①经方。耄②及之年，竟三余③而勤药饵。酌华公之录帙④，异术同窥。采葛生之玉函⑤，奇方毕综。每以为生者两仪之大德⑥，人者五行之秀气。气化⑦则人育，伊人禀气而存。德合则生成，是生曰德而立。既知生不再于我，人处物为灵，可幸蕴灵心阙，颐⑧我性源者。由检押神秘⑨，幽求今古，撰方一部，号曰《千金》，可以济物摄生，可以穷微尽性。犹恐岱山临目，必昧秋毫⑩之端；雷霆在耳，或遗玉石之响，所以更撰《方翼》三十卷，共成一家之学。譬輗軏⑪之相济，运转无涯；等羽翼之交飞，抟摇不测⑫，矧夫《易》道深矣，孔宣系《十翼》⑬之辞，玄文奥矣；陆绩增玄翼之说⑭，或沿斯义。述此方名矣，贻⑮厥子孙，永为家训。虽未能譬言中庶⑯，比润上池⑰，亦足以慕远测深，稽门叩键者哉。倘⑱经目⑲于君子，庶⑳知余之所志焉[4]。

4.版本介绍与推荐

《千金翼方》撰成之后传抄日广，唐代手抄本早已绝迹，故若欲考察此书在唐代流传情况，唯当从王焘《外台秘要》寻踪。至宋代，由林亿等于治平三年正月校订完毕，4月镂板施行。宋版之后元大德十一年丁未（1307年）10月梅溪书院刊

---

① 徇（xùn）：谋求。
② 耄（mào）：泛指老年。《礼记·曲礼上》："八十、九十曰耄。"《盐铁论·孝养》："七十曰耄。"
③ 三余：三国时魏人董遇谓"冬者岁之余，夜者日之余，阴雨者时之余"。后以"三余"泛指空闲时间。
④ 华公之录帙：指华佗的医著。
⑤ 葛生之玉函：指葛洪所撰《玉函方》，已佚。
⑥ 生者两仪之大德：两仪，指阴阳或天地。《管子·心术上》："德者道之舍。"大德，盛大的功德。《周易·系辞下》："天地之大德曰生。"
⑦ 气化：泛指阴阳之气化生万物。
⑧ 颐：保养。《尔雅·释诂下》："颐，养也。"
⑨ 检押神秘：谓探索奥秘。检押，亦作"检柙"。汉王充《论衡·对作》："孔子作《春秋》，周民弊也。故采求毫毛之善，贬纤介之恶，拨乱世，反诸正，人道浃，王道备，所以检押靡薄之俗者，悉具密致。"
⑩ 秋毫：鸟兽在秋天新长出来的细毛。此以喻极纤小的事物。
⑪ 輗（ní）軏（yuè）：车杠（辕）与衡相固着的销子。用于大车谓之"輗"，用于小车谓之"軏"。《论语·为政》："大车无輗，小车无軏，其何以行之哉"此以喻事物的关键。
⑫ 抟摇不测：喻鸟在天空盘旋，升腾。抟，盘旋向上。摇，指扶摇。不测，不可探测。
⑬ 《十翼》：即《易传》。相传孔子作。据近人研究，大抵系战国末期或秦汉之际的作品。"翼"有辅助之意。是解释《周易》的十篇著作（《象》上下、《彖》上下、《系辞》上下、《文言》《序卦》《说卦》《杂卦》）的总称。
⑭ 陆绩增玄翼之说：陆绩（187—219年），字公纪，三国吴郡吴县（今属江苏省）人，注《周易》，撰《太玄经注》，对《十翼》有所阐发。
⑮ 贻：遗留。《孔安国传》："贻，遗也。"
⑯ 中庶：官名。即中庶子。负责诸侯卿大夫的庶子的教育管理。汉以后为太子属官。
⑰ 上池：即上池之水。未沾及地面的水，如草木上的露水等。此以喻高明的医术。
⑱ 倘：连词，表示假设，相当于"倘若""如果"。
⑲ 经目：过目阅读。
⑳ 庶：副词，表示希望。《诗经·大雅·江汉》："四平既平，王国庶定。"

行《千金翼方》为宋版最佳翻刻板，曾藏日本。明刻本《千金翼方》以王肯堂刻本影响最大，王肯堂本刊刻不久，东传日本。清乾隆二十八年（1763年）有华希闳（1669—1770年）刻本[5]。

版本推荐：

①《千金翼方》（唐）孙思邈著，鲁兆麟等点校，沈阳：辽宁科学技术出版社，1997。该书以日本影元大德梅溪书院本影印本《千金翼方》为底本，以明万历三十三年（1605年）乙巳王肯堂刻本（简称王本）为校本，以对校为主进行校刊，原则上以保持原貌为目的。

②《千金翼方校注》（唐）孙思邈著，朱邦贤等校注，上海：上海古籍出版社，1999。该书以日本影元大德梅溪书院本影印本《千金翼方》为底本，以王肯堂刻本为主校本，以1955年据日本江户本影印本为对校本，再参酌《伤寒论》《新修本草》等五十多本古籍进行校注，书中的繁体字均按照《简化字总表》进行简化，以便读者理解原著旨意。

参考文献

[1]（唐）孙思邈著. 朱邦贤等校注. 千金翼方校注[M]. 上海：上海古籍出版社，1999
[2]康敏. 孙思邈《千金翼方》的价值和翻译现状与思考[J]. 现代交际，2019（20）：104-105.
[3]张秀平. 《千金翼方》中药名物词研究[D]. 北京中医药大学，2015.
[4]（唐）孙思邈著. 李景荣等校释. 千金翼方校释[M]. 北京：人民卫生出版社，2014.
[5]钱超尘. 《千金翼方》版本简考[J]. 中医药文化，2012，7（3）：37-40.

《外台秘要》

（唐·王焘编撰）

1.《外台秘要》

1.1 书籍简介

《外台秘要》[1]成书于752年，共40卷。该书中的医论多引自《诸病源候论》，书中收录了唐中期以前60余家名著与部分民间单方、验方及外来医方，并将其按疾病分门别类编排[2]，使前人的理论研究与治疗方药全面系统地结合起来。此外，书中另增加了一些新的研究内容，如重视传染病的治疗与预防，独设眼科，记述金针拨内障法等[3]，是继《千金要方》后又一部经典综合性医书，反映了唐以前医学理论及临证各科的突出成就。

《外台秘要》全书涵盖了医学基础知识、病因病机、药物方剂应用，以及临床各科病证，为宋以后临床分科奠定了可靠的临床研究基础，对临床治疗学研究和唐以前中医文献研究具有重要的作用[4-5]。

1.2 原书整体框架

《外台秘要》全书共40卷，按疾病分为1104门（类），载方6000余首。每门项下都有论、有方，有制备和应用方法，秩序井然，条理清晰。

卷1~2为伤寒；卷3~6为天行、温病、疟疾、霍乱等；卷7~20为心痛、痰饮、咳嗽等内科杂病；卷21~22为五官科疾病；卷23~24为瘿瘤、痈疽等；卷25~27为痢、痔诸病；卷28~30为中恶、金疮、恶疾等；卷31~32为采药、丸散、面部诸疾；卷33~36为妇儿疾病；卷37~38为乳石；卷39~40为明堂灸法。

2.作者简介

王焘（670—755年），唐代郿县（今陕西省眉县）人，是唐代著名医学家。其著作《外台秘要》颇为后人称赞。他搜集古代方书60余家，唐代新作千余卷，刊削提炼，博采众家之长。在《外台秘要》中，他引用古书时注明原书卷第的方法，亦为首创，对保存古书原文及推广应用非常有意义，可谓"上自神农，下及唐世，无不采撷，集成经方40卷，皆诸方秘密枢要也"。

3.序文

3.1 《外台秘要方》序

昔者农皇①之治天下也，尝百药，立九候②，以正阴阳之变诊③，以救性命之昏札④，俾厥土宇⑤用⑥能康宁，广矣哉。洎周之王⑦，亦有冢卿⑧，格⑨于医道，掌其政令，聚毒药以供其事焉，岁终稽考而制其食⑩，十全为上，失⑪四下之。我国家率由兹典⑫，动取厥中⑬，置医学，颁良方，亦所以极元气之和也⑭。夫圣人之德，又何以加⑮于此乎？故三代常道⑯，百王不易⑰，又所从来者远矣。自雷、岐、仓、缓之作，彭、扁、华、张之起⑱，迨兹厥后⑲，仁贤间出⑳，岁且㉑数千，方逾㉒万卷，专车之不受㉓，广厦㉔之不容，然而载祀绵远㉕，简编亏替㉖，所详者虽广，

---

① 农皇：指神农氏。
② 尝百药，立九候：《素问·三部九候论》指九处之动脉。即上部头两额、两颊和耳前；中部寸口、神门和合谷；下部内踝后、大趾内侧和大趾次趾之间。《难经·十八难》指诊脉时寸、关、尺三部之浮、中、沉取。
③ 正：考证，考定。变诊：变乱。诊，气乱。
④ 昏札：夭折早死。出生后未起名而死。札，遭疫病而早死。《左传·昭公十九年》："寡君之二三臣，札、瘥、夭、昏。"孔颖达疏："子生三月，父名之；未名之曰昏，谓未三月而死也。"又，《左传·昭公四年》："疠疾不降，民不夭札。"杜预注："短折为夭，大死为札。"
⑤ 俾厥土宇：使其领土上的人民。土宇，领土。
⑥ 用：由此，因此。
⑦ 洎(jì)：等到。王：成就王业，用作动词。
⑧ 冢卿：即"冢宰"。周代官职，为六卿之首。《尚书·周官》："冢宰掌邦治，统百官，均四海。"
⑨ 格：探究。
⑩ 毒药：泛指药物。稽：考核。食：俸禄。
⑪ 十全：十个病人就诊，都能治愈。全：通"痊"。病愈。失：失误。指误治。
⑫ 率由：遵循。典：法则。
⑬ 动取厥中：常常从中取法。动，常常。厥中，其中。
⑭ "极元气"句：是人的元气和谐达到最佳境界。极，使动用法。
⑮ 加：超过。
⑯ 三代：夏、商、周。道：法则。
⑰ 易：改变。
⑱ 雷、岐、仓、缓：雷公、岐伯、仓公、医缓。作：兴起。与下文"起"同义对举。彭扁华张：巫彭、扁鹊、华佗、张仲景。巫彭，古代传说中的神医名。《吕氏春秋·勿躬》："巫彭作医，巫咸作筮。"
⑲ 迨兹厥后：从此以后。
⑳ 间出：交替出现。
㉑ 且：将近。
㉒ 方逾：将超过。方，将。
㉓ "专车"句：满满一车装不下。受，容纳。
㉔ 广厦：大屋。
㉕ 载祀：年代。绵远：久远。
㉖ 亏替：残缺不全。替，废弃。

所略者或深①，讨简则功倍力烦②，取舍则论甘忌苦③，永言笔削，未暇尸之④。

余幼多疾病，长好医术，遭逢有道⑤，遂蹑亨衢⑥，七登南宫⑦，两拜东掖⑧，便繁⑨台阁二十余载，久知弘文馆⑩图籍方书等，繇是覩奥升堂⑪，皆探其秘要⑫。以婚姻之故，贬守房陵⑬，量移大宁郡⑭，提携⑮江上，冒犯蒸暑⑯，自南徂⑰北，既僻且陋⑱，染瘴婴痾⑲，十有六七，死生契阔⑳，不可问㉑天，赖有经方仅得存㉒者，神功妙用，固难称述㉓，遂发愤刊削㉔，庶几一隅㉕。凡古方纂得五六十家，新撰者向㉖数千百卷，皆研其总领㉗，覈其指归㉘，近代释僧深、崔尚书、孙处士、张文仲、孟同州、许仁则、吴升等十数家，皆有编录，并行于代，美则美矣，而未尽善㉙。何者？各擅风流㉚，递相矛盾，或篇目重杂，或商较繁芜㉛。今并味㉜精英，钤㉝其

---

① "所略"句：论述简略的内容有的却很深奥。或，有的。
② 讨简：探求简册。功倍力烦：谓花费的功夫成倍，劳力烦重。
③ 论甘忌苦：顾忌其中的艰苦。
④ 永言：总是说。笔削：古代书写竹简、木简时，遇有讹误，则以刀削去，然后用笔改正之。尸之：主持此事。尸，主持。
⑤ 遭逢有道：逢遇政治清明的盛世。
⑥ 蹑：登，迈入。亨衢：四通八达的大道，喻官运亨通。
⑦ 七登南宫：七次在尚书省供职。南宫，即尚书省。南宫本为南方列宿，汉代用以比拟尚书省，之后沿用。
⑧ 拜：授宫。东掖，门下省的别称。掖，两旁。
⑨ 便繁：多次，联绵词，此指多次供职。
⑩ 知：主持，执掌。弘文馆：唐代门下省所属职官，又称昭文馆，修文馆。
⑪ 繇：通"由"。覩奥升堂：即升堂覩奥。入门先升堂，升堂而后入室，室的西南角为奥，此喻深入查考医书的奥理。覩，"睹"的异体字。
⑫ 秘要：奥旨精义。
⑬ 贬守房陵：被贬任房陵太守。守，太守，也称刺史，此用作动词。房陵，唐时为郡，今属湖北。
⑭ 量移：唐宋时被贬远方的官吏，遇赦酌情移近安置，称为量移。大宁郡：唐郡名，今属山西。
⑮ 提携：牵扶，携带。
⑯ 蒸暑：盛暑。
⑰ 徂（cú）：往，到。
⑱ 既僻且陋：既偏远又落后。既……且……，固定格式。可译作"既……；又……"。
⑲ 染瘴婴痾：感染瘴气而患病。婴：遭受。痾，"疴"的异体字。
⑳ 契阔：聚散；离合。"契阔"与"生死"相对成文，犹云合离聚散。《诗·邶风·击鼓》："死生契阔，与子成说。"
㉑ 问：责问。
㉒ 存：生存。
㉓ 称述：称道述说。
㉔ 刊削：修订整理。刊，削除，删削。
㉕ 一隅：即"举一反三"。喻由此而识彼。语出《论语·述而》："举一隅不以三隅反，则不复也。"隅，方面，角落。
㉖ 向：接近。
㉗ 总领：主旨。
㉘ 覈："核"的异体字。指归：意旨。
㉙ "美则美矣"两句：意谓好是好，可是却不够完善。
㉚ 各擅风流：各自在论著中展示自己的风采。擅，任意，随便。风流，有才而不拘礼法的气派。
㉛ 商较：研究比较。繁芜：繁杂。
㉜ 并味：汇总研究。味，品味，研究。
㉝ 钤（qián）：关键。此为握持，掌握之义。用作动词。

要妙，俾夜作昼①，经之营之②，捐众贤之砂砾③，掇群才之翠羽④，皆出入再三⑤，伏念旬岁⑥，上自炎昊⑦，迄于圣唐，括囊遗阙⑧，稽⑨考隐秘，不愧尽心焉。

客有见余此方曰：嘻⑩，博哉！学乃至于此耶？余答之曰：吾所好者寿⑪也，岂进于学哉⑫？至于遁天倍情⑬，悬解⑭先觉，吾常⑮闻之矣。投药治疾，庶几有瘳⑯乎？又谓余曰：禀生受形⑰，咸有定分⑱，药石其如命何⑲？吾甚非之⑳，请论其目㉑。夫喜怒不节，饥饱失常，嗜欲攻中，寒温伤外，如此之患，岂由天乎？夫为人臣，为人子，自家刑国㉒，由近兼㉓远，何谈之容易哉㉔？则圣人不合启金縢㉕，贤者曷为条玉版㉖，斯言之玷㉗，窃为吾子羞之㉘。客曰：唯唯㉙。呜呼！齐梁㉚之

---

① 俾夜作昼：让黑夜作白天用。即夜以继日。俾，使。
② 经之营之：语出《诗·大雅·灵台》："经始灵台，经之营之。"本谓建筑、营造。此谓对各家文献进行分析整理。
③ 捐：除去。砂砾（lì）：细碎的石子，喻无用之物。
④ 掇：选取。翠羽：翠鸟的羽毛。喻精华。
⑤ 出入再三：谓对以上医方资料，反复筛选。
⑥ 伏念旬岁：思考很长时间。伏，表谦敬的副词。旬岁，满一年。《汉书·翟方进传》："方进旬岁间，免两司隶。"颜师古注："旬，遍也，满也。旬岁，犹言满岁也。"
⑦ 炎昊（hào）：炎帝和太昊。即神农氏和伏羲氏。
⑧ 括囊：即囊括，包罗。遗阙：遗漏缺失的内容。阙，通"缺"。
⑨ 稽：考核。
⑩ 嘻：叹词，表示赞叹。
⑪ 寿：指健康长寿。
⑫ "岂进"句：或许比学问更进一步。岂，表揣度语气的副词。当"或许""大概"讲。
⑬ 遁天倍情：违反天理背弃真情。遁，违反。倍，通"背"。背弃。语出《庄子·养生主》："是遁天倍情，忘其所受，古者谓之遁天之刑。"
⑭ 悬解：谓超越生死之忧虑，使外物束缚之苦得到自然的解脱。语出《庄子·大宗师》："且夫得者，时也；失者，顺也。安时而处顺，哀乐不能入也。此古之所谓悬解也。"
⑮ 常：通"尝"。曾经。
⑯ 瘳（chōu）：病愈。
⑰ 禀生受形：禀受生命而成形体。
⑱ 定分：一定的数。此指气数、命运。
⑲ 其如命何：将会对命运怎么样呢？其，表反诘的语气副词。
⑳ 吾甚非之：我认为这种说法很不对。非，意动用法。之，指代"禀生受形"三句。
㉑ 目：条目、细节。
㉒ 自家刑国：从治家到治国。刑，治理。
㉓ 兼：兼顾；兼及。以上二句，意谓从治家到治国，由近及远，由内及外，都循之以礼。
㉔ "何谈"句：哪能容许轻易谈论呢？之，宾语前置的标志。
㉕ 则：如果。表假设的连词。合：应该。启：打开。金縢（téng）：金属装束的匣子。事见《尚书·金縢》记载武王患重病，周公作册书向先王祈祷，愿以身代死。史官把册书放于金縢匮中。武王死后，成王继位，周公摄政。因管叔、蔡叔流言，周公避居东都。后来成王开匮知其祝文，乃明周公之忠勤，幡然悔悟，执书而泣，遂出郊亲迎周公。縢，封缄。
㉖ 曷为：即为何。条玉版：谓将周公祝文分条刻于玉版之上，使其流传。玉版，刊刻重要文字的白石板。
㉗ 斯言之玷（diàn）：语本《诗·大雅·抑》："白圭之玷，尚可磨也；斯言之玷，不可为也。"此处"斯言"，指上文"禀生受形，咸有定分"之类的看法。玷，本指玉的斑点。此指缺点、过失。
㉘ 吾子：您，亲爱之称。羞之：以此为羞。羞，意动用法。
㉙ 唯唯：应答之辞。意谓"对对""是是"。
㉚ 齐梁：指南北朝的萧齐与萧梁两朝（479—557年）。

间，不明医术者，不得为孝子，曾、闵之行，宜其用心①。若不能精究病源，深探方论，虽百医守疾，众药聚门，适足多疑②，而不能一愈之也。主上③尊贤重道，养寿祈年④，故张、王、李等数先生继入⑤，皆钦风请益⑥，贵⑦而遵之，故鸿宝金匮、青囊绿帙⑧，往往⑨而有，则知日月所照者远⑩，圣人所感者深⑪，至于啬神养和、休老补病⑫者，可得闻见也。余敢采而录之，则古所未有，今并缮缉⑬，而能事⑭毕矣。若乃分天地至数⑮，别阴阳至候⑯，气有余则和其经渠⑰以安之，志不足则补其复溜⑱以养之，溶溶液液，调上调下⑲。吾闻其语矣，未遇其人⑳也。不诬方将㉑，请俟来哲㉒。

其方凡四十卷，名曰《外台秘要方》，非敢传之都邑㉓，且欲施于后贤㉔，如或

---

① "曾、闵"二句：意思是即使像曾参、闵损那样有孝行的人，也须用心于医术。曾闵，曾参和闵损。都是孔子弟子，均以孝行著称。
② 适（chì）足多疑：只能增加更多的疑惑。适，通"啻"，仅仅。
③ 主上：指唐玄宗李隆基。
④ 养寿祈年：怡养寿命求得长生。
⑤ 张、王、李：不详。因玄宗尚老庄，可能是当时的方士。入：入朝。
⑥ 钦风请益：以钦敬之情向众先生请教。请益，泛指向别人请教。
⑦ 贵：重视。用作动词。
⑧ "鸿宝"八字：泛指保存完好的养生、卜筮、医药等各类书籍。鸿宝，亦作"洪宝"。道家书籍，此指养生书。金匮，以金属制成的藏书匣，用以藏珍贵图书。青囊，本为卜筮人盛书之囊，此指卜筮和医术之书。
⑨ 往往：常常。
⑩ "则知"句：意思是如同日月普照天下，以比兴下句。
⑪ "圣人"句：谓皇上的"尊贤重道"，对人们的感化作用是深远的。
⑫ 啬神养和：爱惜精神，保养身心。《后汉书·周磐传》："昔方回、支父啬神养和，不以荣利滑其术。"和，调适，和谐。《淮南子·俶真训》："不足以滑其和。"高诱注："和，适也。"嵇康《养生论》："又守之以一，养之以和。"休老补病：使老人休养安适，使病人得到救治。休、补，均为使动用法。
⑬ 缮缉：抄写整理。缮，抄写，补缀。
⑭ 能事：指自己能做到的事。《易·系辞上》："引而伸之，触类而长之，天下之能事毕矣。"
⑮ 若乃：至于。天地至数：天地大数，指自然界普遍规律。
⑯ 阴阳至候：指病证的阴阳、表里、寒热、虚实属性。
⑰ 和：调和。经渠：手太阴肺经穴位名。
⑱ 志不足：因肾藏志，志不足指肾气不足。复溜：足少阴肾经穴位名。
⑲ "溶溶"二句：根据病人体内阴阳虚实变化不定的情况，随时采用适当的针法，上下进行调理。溶溶，本指水流动不定的样子，此指病邪入身变化不定。《素问·离合真邪论》："此邪新客，溶溶未有定处也。推之则前，引之则止。""液液"义同"溶溶"。
⑳ 其人：指上述用针刺方法治愈病人的高明医生。王焘对针刺疗法持怀疑态度，他在《外台秘要》中只取灸法而摈弃了针刺。
㉑ 诬：欺骗。方将：表示行为正在进行。此指正在学医的人。
㉒ 俟：等待。来哲：指后世的高明医家。《文选》晋·潘安仁《西征赋》："如其礼乐，以俟来哲。"
㉓ 都邑：京城。
㉔ 后贤：后世贤才，此指后学者。

询谋①，亦所不隐。是岁天宝十一载②，岁在执徐，月之哉生明③者也。

唐银青光禄大夫持节邺郡诸军事兼守刺史上柱国
清源县开国伯王焘撰

3.2　程敬通序

盖闻上古之世，方不如医，中古之世，医不如方甚矣。医与方之并重也，世降而方愈凌杂，莫不各据一家言，彼此互相是非，间有二三验方，亦惟是父师传之子弟，绝不轻以示人。而其镌行于世者，率皆依样葫芦，时或改头换面以博名高则已矣。余独取《外台秘要》付之剞劂者何？请得而备言之。盖自神农氏深明药性，著《本草经》三卷而未有方也，轩辕氏日与岐伯、雷公剖析病机，著《素问》《灵枢经》各九卷而未有方也；商周之间如伊尹、如和、如缓、如跗，皆以医名而未有方也；越人受长桑君之禁方，所传于世者，《八十一难经》及治虢太子尸厥耳，而其为带下医、小儿医、耳目痹医，俱未悉其所以为方也。仓公受公乘阳庆之禁方，所可晓者莨菪子汤、苦参汤耳，其他火齐汤、下气汤、阳剂刚石、阴剂柔石，亦未悉其所以为方也。若夫刳肠、湔胃无论，其方不传，即令华元化方传至今而亦难乎效其为方也。惟是仲景氏出有《卒病论》以治伤寒，著方一百一十三；有《金匮要略》以治杂病，著方一百一十二，医方寔开先焉，盖鼻祖也。又得叔和王氏为之诠次，俾仲景之微旨益以彰明，叔和氏不更立方，即述仲景之方为方者也。皇甫士安之《甲乙经》特重针刺而无方，巢元方之《病源》每病必有源，源必立论而无方。览者，咸以无方致憾。迨唐，有孙真人者，初著方三十卷，晚复增三十卷，自珍其方曰《千金》，医方较明备焉，盖大宗也。乃前后乎孙真人者，人则有深师、崔尚书、孙处士、张文仲、孟同州、许仁则、吴升若而人；方则有《广济》《录验》《删繁》《肘后》《延年》《小品》《必效》若而方；门分派别，编轶浩繁，从未有综而辑之者，独刺史王焘先生，前居馆阁二十年，采摭群书，汇成方略，上溯炎昊，下及诸家。《伤寒》壹遵仲景，发论率冠《病源》，虽置针法不言，而大唐以前之方靡有遗佚，《千金》则居多焉，卷凡四十，方余六千，盖集医方之大成者。题曰《秘要》，悉皆秘密枢要也。自宋皇祐诏谕刊布后，无复锓梓，以广其传。岂非沿习时尚而探源证本者之寡其俦哉！夫天下何事不宜师古，文则六经之外，必追秦、汉；字则篆籀④而后，必法钟、王。至于医而何独不然？昔祖讷云：辨释经

---

① 或：有人。询谋：询问请教。
② "天宝"句：此年天宝十一年（752年）。天宝：唐玄宗年号。
③ 岁在执徐：据《尔雅·释天》："（太岁）在辰曰执徐。"执徐为十二支中辰的别称。752年为壬辰年，故云。"月"前恐有脱文。《宋以前医籍考》引作"除日"，盖当系"除月"之误。除月，又作"涂月"，为十二月。《尔雅·释天》："十二月为涂。"哉生明：指初三日。夏历每月初三，月亮开始有光。哉，通"才"，开始。
④ 籀（zhòu）："籀文"，古代的一种字体，亦称"大篆"。

典，小有异同，不足以伤风教，汤药小小不达，则后人受弊不浅。此余亟欲以《外台秘要》公诸海内之深意也。向购写本，讹缺颇多，因复殚力校雠。遇有疑义，则旁引类证，录于篇侧，其无文可征者，不敢强释，以俟解人。十载始竣厥工。客阅而谓余曰：奥义之难析也，圆机之莫辨也，浅识可以漫试乎？余曰：用其所信，阙其所疑可也。又谓：世代之推迁也，风气之殊尚也，陈辙可以适时乎？余曰：不师其法，而师其意可也。且谓同病而异方也，同方而异治也，毫厘不几千里乎？余曰：三部微妙，别之在指；五脏精华，察之在目。合色脉而后定方，求其曲当可也。总之，以方为方，方遂一成而不易；以矩为方，方乃万变而不穷。诚究心于平昔，会其所以立方之意，斟酌于临时，施其确然对症之方。果属热而当寒，何不参之河间？湿而宜燥，何不参之东垣？可汗、可吐而可下，何不参之子和？阴阳乖错，营卫失调，何不参之丹溪？博洽前方，勿执我见，期于寔有拯救，不愧前贤济民利物之心，则请以《外台秘要》一书，为医家之筌蹄也，亦奚不可？

新安后学程衍道敬通父谨识

4.版本介绍与推荐

《外台秘要》的流传主要归于两大系统：宋本系统和明刻程衍道整理本系统[2]。现存有多种宋刻本，但均有程度不等的残缺，保存较好的版本当首推明程衍道刻本，其后有多种翻刻本、影印本、铅印本流行[5]。

推荐版本：

①《外台秘要方》（唐）王焘著，高文铸校注，北京：华夏出版社，1993。此书以南宋绍兴年间刊本为底本，对校本包括明程衍道经余居刊本和江户医学馆精写本，内容分为外台秘要校注和外台秘要方丛考两部分，附录方剂索引等。余瀛鳌评价高文铸校注的《外台秘要》是迄今所见不可多得的文献研究论著[6]。

②《外台秘要》（唐）王焘著，王淑民校注，北京：中国医药科技出版社，2011。此书以明程衍道刻本为底本，对校本有绍兴本、静嘉堂本等，以宋、元以前早期医籍为旁校本，如《幼幼新书》《妇人大全良方》《医心方》等。此书对每种医籍加以严谨校勘，为读者提供准确的原文，重点选取了历代对临床具有重要指导价值的作品，选取和挖掘了很多记载中医独特疗法的作品。

参考文献

[1]（唐）王焘著. 外台秘要[M]. 北京：人民卫生出版社，1955.

[2]（唐）王焘著，王淑民校注. 中医非物质文化遗产临床经典名著外台秘要方[M]. 北

京：中国医药科技出版社，2011.

[3]李洪雷.《外台秘要方》文献研究与数字化探讨[D]. 山东中医药大学，2004.

[4]（唐）王焘著. 外台秘要[M]. 北京：线装书局，2018.

[5]陈颖，洪营东. 王焘《外台秘要方》探源[J]. 四川中医，2012，30（7）：24-25.

[6]余瀛鳌. 典籍整理研究新作——荐阅高文铸校注《外台秘要》[J]. 中医文献杂志，1996（3）：11.

《太平圣惠方》

(宋·王怀隐等编撰)

1.《太平圣惠方》

1.1 书籍简介

《太平圣惠方》,北宋太平兴国三年(978年)尚药奉御王怀隐等医官奉诏编纂,成书于992年,共100卷。全书收录了两汉以来迄于宋初时的各代名方、中医脉法、处方用药、五脏病证等内容,列有内科、外科、骨伤科、金创、胎产、妇科、儿科等常见病和多发病以及一些疑难病症的治疗方药,其中还载述了食治、补益、针灸等治法内容。

《太平圣惠方》是我国第一部由政府组织编写的大型综合类方书,全面收集宋以前历代医家学术思想、治证经验、用药特点,是一部理论联系实际,理、法、方、药体系完整的医方著作[1]。其中有关外科五善七恶之说,小儿急、慢惊风的分辨,眼科开内障眼论所载白内障针拨手术之详细过程,均为中国现存的最早记录,对后世医学乃至对朝鲜、日本等周边国家的医学产生了巨大影响[2]。

1.2 原文整体框架

《太平圣惠方》全书共100卷,分1670门(类),载方16834首,以《千金要方》和《外台秘要》为蓝本,采用"脏腑病证"分类方法和"先论后方"的编写体例,每门首列巢元方《诸病源候论》的有关理论,次列方药,以证统方,以论系证[1]。

卷1~2为脉法;卷3~7为脏腑诸病,以五脏为纲辑录各脏及相应之腑的理论与病证治疗等内容;卷8~14为伤寒,以张仲景《伤寒论》为主;卷15~16为时气;卷17~18为热病,汇集了伤寒之外的多种外感病治疗方法;卷19~59为内科,分别按病因(风、虚、热劳)、身形(眼、齿、咽喉、口、鼻)及内科诸疾设卷列方;卷60~68为外科,含痔、痈疽、骨伤、外伤等内容;卷69~81为妇人科;卷82~93为小儿科;卷94~95为服食;卷96~98为食治、补益;卷99~100分别为"针经""明堂"[2]。

2.作者简介

王怀隐(约925—997年),北宋睢阳(现河南省商丘市)人,宋代著名医家[2]。王怀隐初为道士,精医药,太平兴国元年(976年)初奉宋太宗诏还俗,充任尚药奉御,后晋升为翰林医官使。太平兴国三年(978年),王怀隐奉诏与翰林医官院副使王佑、郑奇和医官陈昭遇等共同编纂《太平圣惠方》。

3.御制①《太平圣惠方》序

朕闻皇王治世,抚念为本。法天地之覆载,同日月以照临;行道德而和惨舒②,顺寒暄③而知盈缩;上从天意,下契④群情,罔惮焦劳⑤,以从人欲,乃朕之愿也!且夫人禀五常,药治百病。能知疾之可否,究药之征应⑥者,则世之良医也。至如风雨有不节之劳,喜怒致非理之患,疾由斯作,盖自物情。苟⑦非穷达其源,窥测其奥,徒烦服食以养于寿命,消息⑧可保于长生矣。自古同今,多乖摄治,疾之间起,积之于微。势兆⑨已形,求诸服饵,方既弗善,药何救焉?书曰:药不瞑眩,厥疾弗瘳⑩。诚哉是言也!且如人安之道,经络如泉。或驰骋性情,乖戾形体,莫知伤败,致损寿龄。盖由血脉荣枯,肌肤盛弱,贪其嗜欲,不利机关⑪,及至虚羸,不防他故。四时逆顺,六气⑫交争,贤者自知,愚者未达。是以圣人广兹⑬仁义,博爱源深。故黄帝尽岐伯之谈,虢君信越人之术。揆度⑭者明于切脉,指归⑮者探乎幽玄。论之则五音自和,听之则八风⑯应律,譬犹影响,无不相从。求妙删繁,备诸方册,讨寻精要,演说无所不周,诠诂简编,探赜⑰悉闻尽善,莫

---

① 御制:指帝王所作。此序为宋太宗赵炅所作。
② 惨舒:语出汉·张衡《西京赋》:"夫人在阳时则舒,在阴时则惨,此牵乎天者也。"本指心情忧悒和舒畅,此指严峻和宽舒。
③ 寒暄:指冷暖。
④ 契(qì):相合。
⑤ 罔惮焦劳:没有畏惧和忧愁。惮,怕,畏惧。劳,忧愁。
⑥ 征应:应验。
⑦ 苟:如果,假使。
⑧ 消息:斟酌。此谓斟酌用药。
⑨ 兆:永正抄本作"兆",义长可从。
⑩ 药不瞑眩,厥疾弗瘳:语出《尚书·说命上》意谓服用药物后,如果没有出现瞑眩反应,则疾病不能治愈。
⑪ 机关:此指人体关节。
⑫ 六气:自然气候变化的六种现象,指阴、阳、风、雨、晦、明。
⑬ 兹:通"滋",滋长。
⑭ 揆度(duó):揣度,估量。
⑮ 指归:主旨,意向。
⑯ 八风:古者八音谓之八风,八音是我国古代乐器的总称,即金、石、丝、竹、匏、土、革、木八种不同音质的乐器。
⑰ 探赜:探索深奥的道理。

不考秘密，搜隐微，大矣哉！为学乃至于此耶！则知天不爱其道，而道处其中；地不爱其宝，而宝舍①其内。夫医者，意也。疾生于内，药调于外。医明其理，药效如神。触类而生，参详变易，精微之道，用意消停。执见庸医，证候难晓。朕昔自潜邸②，求集名方，异术玄针，皆得其要，兼收得妙方千余首，无非亲验，并有准绳。贵在救民，去除疾苦。并遍于翰林医官院，各取到经乎家传应效药方，合万余道。令尚药奉御③王怀隐等四人，校勘编类。凡诸论证，并该其中；品药功效，悉载其内。凡候疾之深浅，先辨虚实，次察表里，然后依方用药，则无不愈也。庶使天高地厚，明王道之化成④；春往秋来，布群黎之大惠。昔炎帝神农氏长于姜水，始教民播种，以省⑤煞⑥生；尝味百草，区别药性，救夭伤之命，延老病之生，黔首⑦日用而不知，圣人之至德也。夫医道之难，昔贤犹病⑧。

设使诵而未能解，解而未能别，别而未能明，明而未能尽，穷此之道者，其⑨精勤明智之士欤！朕尊居亿兆⑩之上，常以百姓为心，念五气之或乖，恐一物之失所，不尽生理⑪，朕甚悯焉！所以亲阅方书，俾令撰集，冀溥⑫天之下，各保遐年⑬，同我生民，跻于寿域。今编勒成一百卷，命曰《太平圣惠方》，仍令雕刻印版，遍施华夷⑭。凡尔生灵，宜知朕意[3]。

4.版本介绍与推荐

《太平圣惠方》成书于北宋早期，由于其卷帙浩繁，印行不便。目前能见到的有日本永正十一年甲戌抄本、清光绪抄本、日本抄本，据宋绍兴十七年刻本残卷复制本和日本多纪元德、多纪元简校注江户写本复制本，1958年人民卫生出版社点校出版的《太平圣惠方》，简称"人卫本"。

推荐版本：

①《太平圣惠方》（宋）王怀隐著，田文敬等校注，郑州：河南科学技术出版社，2015。此书以日本多纪元德、多纪元简校注江户写本复制本为底本，以日本抄

---

① 舍：放置。
② 潜邸：谓太子尚未即位时的居所。
③ 尚药奉御：官名，负责管理医药事务的官。
④ 化成：教化成功。
⑤ 省（xǐng）：省悟，反省。
⑥ 煞：通"杀"。
⑦ 黔首：平民，老百姓。
⑧ 病：缺点，不足。
⑨ 其：指示代词，相当于"那""那个""那些"。
⑩ 亿兆：指庶民百姓。
⑪ 生理：养生的道理。
⑫ 溥：广大，普遍。
⑬ 遐年：长寿。遐，长久。
⑭ 华夷：汉族与少数民族，泛指各族人民。

本为校本，参校本有永正抄本、清光绪抄本、人卫本。该书反映了当时的医疗水平，具备综合性医书的学术特色，内容丰富，实用性强；采用简体字、横排、现代标点，便于读者阅读使用[2]。

②《太平圣惠方》（宋）王怀隐著，郑金生等校点，北京：人民卫生出版社，2016。此书在人卫本基础上再加校订，重在校勘整理，略有注释，对原有内容不删节、不改编，尽力保持原书面貌；采用简体字、横排、现代标点，便于读者阅读使用。

参考文献

[1]（宋）王怀隐著．田文敬等校注．《太平圣惠方》校注[M]．郑州：河南科学技术出版社，2015．

[2]（宋）王怀隐著．郑金生，汪惟刚，董志珍校点．太平圣惠方校点本．上[M]．北京：人民卫生出版社，2016．

[3]许二平．河南古代医家经验辑[M]．太原：山西科学技术出版社，2016．

《圣济总录》

(宋·赵佶等编撰)

1.《圣济总录》

1.1 书籍简介

《圣济总录》原名《政和圣济总录》,成书于北宋政和年间(1111—1118年),共200卷。该书广泛收集了宋以前方书、宋当代医方及民间验方,辑录了约2万首方剂,按类编辑,内容颇为丰富。本书集宋以前医方之大成,堪称宋代的一部医学全书,对后世研究中医基础理论和临床证治,包括中医脉法、处方用药、五脏病证等,均有重要参考价值[1]。同时,该书较全面地反映了北宋时期医学发展的水平、学术思想倾向和成就。但由于此书篇幅浩大,刊刻不易,所以传本较少。

1.2 原文整体框架

《圣济总录》全书共66门,合计200卷,录方近2万首,全书包括内、外、妇、儿、五官、针灸、养生、杂治等,其所录方剂丸、散、膏、丹、酒剂等明显增加,充分反映了宋代重视成药的特点。

《圣济总录》首之以风疾之变动,终之以神仙之服饵。卷1~4首列运气、叙例、补遗、治法,属于总论性质;卷5~184为临床各科病证的论治方药,首之以诸风门,终之以乳石发动门;卷185~190为补益门、食治门;卷191~194为针灸门;卷195~197符禁门;卷198~200为神仙服饵门。

2.作者简介

赵佶(1082—1135年),汴京人(今河南省开封市),宋神宗第十一子,宋哲宗弟,先后被封为遂宁王、端王,是北宋第八位皇帝。赵佶在书法、绘画等艺术领域天赋非凡,书法自成一家,独创"瘦金体",擅长工笔花鸟,通音律,善诗词。平生著作颇多,均已散佚,现存词12首。"靖康之变"后赵佶被俘,1135年死于五国城,庙号徽宗。《圣济总录》乃召集当时名医,并出御府所藏,由政府组织编纂刊刻、颁行的综合性医药著作。

3. 序文

3.1 《政和圣济总录》序

生者天地之大德，疾者有生之大患，方术者治疾之大法。昔神农氏、黄帝氏独观太初①，旁烛②妙有③。味百药以辨物，审百疾以全生。其制名，其取类，其正君臣，其立佐使，其见于《太素》《玉册》之书，雷公、岐伯之问。盖皆开神明之蕴，穷阴阳之变，原性命之理，而与天地同其覆载。中古已还，镂之玉版，藏之金匮，功利及草木，惠泽被牛马，所以遗天下后世甚浓。历年既久，流弊滋甚，糟粕具在而精意不传。《内经》有病名而莫之究，有治法而莫之习，极其妙至于通仙而莫之悟。人之生也，其位参于天地，其灵贵于万物，形不盈仞④而心侔⑤造化。昆仑⑥尺宅⑦，修之可以长生；寸⑧田神牖⑨，闲之可以反照⑩；天关⑪神庐⑫，息之可以召和。去土符⑬，书金格⑭，炼丹却粒⑮，御气凌虚⑯，不假于物而裕然自足。嗟夫！达士可以神解，昧者且不能养其形，而况于了其心乎？内之五脏六腑，外之九窍四关，著之于色，发之于声，寓之于三部九候⑰，一失其平，则疾随至。神圣治于未兆，工巧救其已然。非天下之至精，孰能探天下之至赜⑱？非天下之至粗，孰能佑天下之至神？朕悯大道之郁滞，流俗之积习，斯民之沉痼，庸医之妄作，学非精

---

① 太初：指天地未分之前的混沌状态。《列子·天瑞》："太初者，气之始也。"
② 烛：洞察。《韩非子·孤愤》："智术之士，必远见而明察，不明察，不能烛私。"
③ 妙有：道家指超乎"有"和"无"以上的原始存在，或指虚无之中生有的状态。《文选·孙绰〈游天台山赋〉》："太虚辽廓而无阂，运自然之妙有。"唐·李善注："妙有，谓一也。言大道运彼自然之妙一，而生万物也……《老子》曰：'道生一。'王弼曰：'一，数之始而物之极也。'谓之为妙有者，欲言有，不见其形，则非有，故谓之妙；欲言其无，物由之以生，则非无，故谓之有也。斯乃无中之有，谓之妙有也。"
④ 仞（rèn）：古代长度单位，七尺或八尺为一仞。《说文·人部》："仞，伸臂一寻，八尺。"《广韵·震韵》："仞，七尺曰仞。"
⑤ 侔（móu）：齐等、等同。《说文·人部》："侔，齐等也。"
⑥ 昆仑：道家术语，头之别称，又名上丹田。《黄庭内景经·若得》"若得三宫存玄丹，太一流珠安昆仑。"注曰："《洞神经》云：头为三台君，又为昆仑。指上丹田也。"
⑦ 尺宅：道家术语，面部别称。《黄庭内景经·脾部》"外应尺宅气色芳"，注曰："尺宅，面也。"
⑧ 寸：日本抄本、文瑞楼同，明抄本、乾隆本作"丹"。
⑨ 寸田神牖：道家指脐下三寸，又名下丹田。《黄庭内景经·上睹》："方寸之中念深藏，不方不圆闭牖窗。"注曰："方寸之中，谓下关元，在脐下三寸，方圆一寸，男子藏精之所，言谨闭藏之。"
⑩ 反照：反观自照。李时珍《奇经八脉考》："内景隧道，唯反观者而照察之。"
⑪ 天关：道家术语，口之别称。《黄庭内景经·脾长》："闭塞三关握固停。"注曰文云："口为天关精神机，手为人关把盛衰，足为地关生命扉。"
⑫ 神庐：道家术语，鼻之别称。《云笈七签》卷六一："天关中为内气，神庐中为外气。"原注："神庐，鼻也。"《东医宝鉴》："神庐者，鼻也，乃神气出入之门户也。"
⑬ 土符：符书、符箓。
⑭ 格：法式。《字汇·木部》："格，格样，法则也。"
⑮ 却粒：指道家辟谷绝食以求长生的一类功法。
⑯ 御气凌虚：驾御云气，飞升上凌于太虚空中。
⑰ 候：日本抄本、文瑞楼本同，明抄本、乾隆本此后有"之间"。
⑱ 至赜（zé）：谓幽深之极。

博，识非悟解。五行之数，六气之化，莫索其隐，莫拟其远。曰寒曰热，曰寒热之相搏。差之毫厘，失之千里。而有余者益之，不足者损之，率意用法，草石杂进，夭枉者半，可胜叹哉！万机之余，著书四十二章，发明《内经》之妙，曰《圣济经》。其意精微，其旨迈远①，其所言在理，所以探天下之至赜。亦诏天下以方术来上，并御府所藏②颁之为《补遗》一卷，《治法》一卷；卷凡二百，方几二万；以病分门，门各有论，而叙统附焉。首之以风疾之变动，终之以神仙之服饵，详至于俞穴经络、祝由符禁，无不悉备，名之曰《政和圣济总录》。其所载在事，所以佑天下之至神。盖圣人之馭③世，本在于上，末在于下，无见于上则治之道不立，无见于下则治之具不行。《经》之所言者道也，医得之而穷神；《总录》之所载者具也，医用之而已病。汉张仲景作《伤寒论》，而杂之以方；唐孙思邈作《千金方》，而继之以《翼》，以谓不如是则世莫能用其术。然之④二人者，游于方术之内者也。彼超然独见于方术之外，下顾岐伯之流而与之议，始可谓之道。朕作《总录》，于以急世用而救民疾，亦斯道之筌蹄云耳。天下后世，宜致思于忘筌蹄而自得者，俯仰之间，颦⑤笑之度，御五行之数，运六气之化，以相天地，以育万物。至于反营魂而起当生者，岂细事哉！盖将有来者焉[2]。

3.2 大德重校《圣济总录》序

臣闻天地以溥生⑥为大德，所以曲成万物而不遗。圣人赞天地之化育，故敛时五福以敷锡⑦于庶民。夫民之为物也，智者寡，愚者众。起居失常，饮食无节，外为寒暑燥湿风以贼其形，内为喜怒思忧恐以乱其气，形气乃伤，疾所由作。圣人有忧之，谓祝由不可以尽已也。遂制药石针艾，以攻八风六气之邪；为汤液醪醴，以佐四时五行之正。防其未然，救其已病，然后物各遂其生，民不夭其命矣。亦谓非立宪言不可以福万世也。于是上法天道，下因地宜，究阴阳之本，明生死之由。考于古而验之今，取诸己而施之人，定为成书，著之玉版，藏之金匮，宣之于布政之堂，秘之于灵兰之室，以俟来哲，以施无穷。其为仁民爱物之心，斯可谓极矣！然其言至简，其论至要，其理至深，后世学人虽有上智，非研精核虑，则亦未易窥其奥也。故旷代之中，能以斯术鸣世者，时固有之。若夫神圣工巧，独得先世不传之

---

① 迈远：高远。迈，超过。
② 御府所藏：宫禁内府藏书。
③ 馭：同"骇"。《篇海类编·鸟兽类·马部》："騯，与骇同。"《周礼·夏官·大司马》："及所弊，鼓皆駴，车从皆噪。"郑玄注："疾雷击鼓曰駴。"唐·陆德明《经典释文》："號，本亦作駴。"
④ 之：日本抄本、文瑞楼同，明抄本、乾隆本作"斯"。
⑤ 颦：同"颦"，皱眉。
⑥ 溥（pǔ）生：广生、大生。溥，广，大。
⑦ 敷锡：施赐、布与。《尚书·洪范》："敛时五福，用敷锡厥庶民。"唐·孔颖达疏：当先敬用五事，以敛聚五福之道，用此为教，布与众民，使众民慕而行之。锡，给予。《玉篇·金部》："锡，与也。"

秘，如和、缓、越人，亦不过十余人而已，况去圣已远，支分派别，析而为众科，业而为专门，所以人各拘其偏而莫肯究其全，则益不逮于古矣。积习成常，流弊滋甚，惧大道将遂①于湮微②，故《圣济总录》由是而作焉。上下凡二百余卷，始终几二百万言。逐病分门，门各有方。据经立论，论皆有统。盖将使读之者观论以求病，因方以命药，则世无不识之病，病无妄投之药。唯法有逆从，治有先后，在乎智者择其所当，从其所宜而已。究而言之，寔医经之会要，学人之指南，生民之司命也。惜其始成于政和，重刊于大德，既绵历③百年之久，不能无三豕之讹④。今主上神极御天，修饰制度，治具毕张，以为是书所载，虽先圣之绪余，其所以康济斯民，亦致治之一助也。乃诏江浙行省，刊于有司，布之天下。其或谬戾，随加厘正，复隆德音，俾下臣为之序引。臣诚愚陋，窃不自量，仰惟圣德如天，甄陶⑤万类。爰自即位以来，于今七年，恩浃⑥飞沉，仁及草木，然犹夙夜孜孜，广求民瘼⑦，或一物不得其所，则必为之恻然。臣谓此书复出，则上可以辅相天地之宜，下可以永厎⑧蒸民⑨之生⑩，物无疵疠，咸济⑪于仁寿之域矣。

大德四年二月一日集贤学士嘉议大夫典瑞少监臣焦养直谨序

4.版本介绍与推荐

《圣济总录》的版本分为宋本系统、明抄本和乾隆五十四年汪鸣珂补刻本3个系统[2]。其中应用广泛的是宋本系统，如元大德四年庚子（1300年）江浙等处行中书省刻本（简称"元刻本"），日本文化十一年甲戌（1814年）聚珍本，以及1919年

---

① 遂：明抄本、日本抄本、文瑞楼本同，乾隆本作"坠"。
② 湮微：没落衰微。汉·赵岐《〈孟子〉题辞解》："孟子闵悼尧舜汤文周孔之业将遂湮微"，宋·孙奭疏引《正义》："湮，沉也；微，小也。"
③ 绵历：日本抄本、文瑞楼本同，明抄本、乾隆本作"经历"。绵历，指延续时间长久。《北史·于谨传》："萧氏保据江南，绵历数纪。"
④ 三豕之讹：比喻文字传写或刊刻致误。《吕氏春秋·察传》："子夏之晋，过卫有读史记者曰：晋师三豕涉河。子夏曰：非也，是己亥也。夫己与三相近，豕与亥相似。至于晋而问之，则曰晋师己亥涉河也。"
⑤ 甄陶：原指烧制瓦器，后指化育、造就。《文选·何晏〈景福殿赋〉》："甄陶国风。"唐·李周翰注："甄陶，谓烧土为器。言欲政化纯厚，亦如甄陶乃成。"
⑥ 浃（jiā）：遍及。
⑦ 瘼：疾苦。
⑧ 厎（dǐ）：原作"底"，明抄本、乾隆本、日本抄本、文瑞楼本同，据《尚书·咸有一德》"永厎烝民之生"句改。厎，致。《尚书·舜典》"乃言厎可绩"孔安国传："厎，致。"《玉篇·厂部》："厎，致也。"
⑨ 蒸民：众民、百姓。蒸，通"烝"，众多。毛传："烝，众。"
⑩ 永厎蒸民之生：典出《尚书·咸有一德》，曰："克绥先王之禄，永厎烝民之生。"孔安国传言："为王而令万姓如此，则能保安先王之宠禄，长致众民所以自生之道，是明王之事。"
⑪ 济：日本抄本、文瑞楼本同，明抄本、乾隆本作"跻"。济，通"跻"，登上、到达。《汉从事武君碑》："大位不济，为众所伤。""黄公渚注：济，读为跻，登也。"

上海文瑞楼据日本活字本又刊行石印本（简称"文瑞楼本"）。

推荐版本：

①《圣济总录》（宋）赵佶著，郑金生、汪惟刚、犬卷太一校点，北京：人民卫生出版社，2013。此书以元大德重校本残卷为首选底本，无大德本的卷帙，则以江户医学馆木活字聚珍本为底本。此书保持了原书的完整性，未对有实质内容的图文做任何删节；书末附有方剂索引，方便读者检索。

②《圣济总录》（宋）赵佶著，王振国、杨金萍主校，北京：中国中医药出版社，2018。此书以日本文化十一年甲戌聚珍本为底本，以元刻本、明抄本、乾隆本、日本抄本等为校本进行校勘，他校本有《内经》《伤寒论》《诸病源候论》等。此书采用现代标点方法，对原书重新进行句读，便于读者阅读使用。

参考文献

[1]犬卷太一.《圣济总录》文献研究[D]. 北京中医药大学，2010.

[2]（宋）赵佶著. 王振国，杨金萍主校. 圣济总录. 第1册[M]. 北京：中国中医药出版社，2018.

《太平惠民和剂局方》

(宋·陈师文等编撰)

1.《太平惠民和剂局方》

1.1 书籍简介

《太平惠民和剂局方》初刊于北宋元丰年间（1078—1085年），共10卷，是宋代官方所设药局的成药剂配方，为宋代官方颁布的一部方剂药典，是我国现存最早的中成药专书，也是全世界第一部由官方主持编撰的成药标准。该书载述方剂及其剂型，具备药典的功能与特征，每首方剂之后附有主治证候、药物组成、药物的炮制、成药的剂型制法、服药禁忌等，并强调"修制须如法"及"修制合度"等，对保证药品质量起了重要的推动作用，为后世中药炮制和制剂研究提供了依据。

1.2 原文整体框架

《太平惠民和剂局方》全书10卷，载方788首。卷1~10分别为诸风、伤寒、治一切气、痰饮、诸虚、痼冷、积热、泻痢、眼目疾、咽喉口齿、杂病、疮肿、伤折、妇人诸疾及小儿诸疾等14门。书后附《指南总录》。

2.作者简介

陈师文（1131—1195年），号九功，宋代临安（今浙江省杭州市）人。陈师文精于医术，与斐宗元齐名。大观年间（1107—1110年），陈师文等建议朝廷修订方书，不久宋徽宗诏准，并命陈师文、陈承、裴宗元等对和剂局配方进行校订。陈师文等多方搜集资料，严格校订，"校正七百八字，增损七十余方"成《和剂局方》5卷，对后世影响极大。

3.序文

昔神农尝百草之味，以救万民之疾；周官设疾医之政，以掌万民之病。著在简编，为万世法。我宋勃兴，神圣相授，咸以至仁厚德，涵养生类，且谓札瘥①荐臻②，四时代有，救恤之术，莫先方书。故自开宝以来，早敕近臣雠校《本草》，厥后纂次《神医普救》，刊行《太平圣惠》，重定《针艾俞穴》，校正《千金》《外台》，又作《庆历善救》《简要济众》等方，以惠天下。或范金揭石，或镂板联编，是虽神农之用心，成周之政治，无以过也。天锡神考③，睿圣④承统，其好生之德，不特见于方论而已。又设"太医局熟药所"于京师，其恤民瘼，可谓勤矣。主上天纵深仁，孝述前烈，爰自崇宁增置七局，揭以"和剂惠民"之名，俾夫修制给卖，各有攸⑤司。又设"收买药材所"，以革伪滥之弊。比诏会府，咸置药局，所以推广祖考之德泽，可谓曲尽。然自创局以来，所有之方，或取于鬻⑥药之家，或取于陈献之士，未经参订，不无舛讹，虽尝镂板颁行，未免传疑承误。故有药味脱漏，铢两过差，制作多不依经，祖袭间有伪妄，至于贴榜，谬戾尤多，殆不可以一二举也。顷因条具，上达朝廷，继而被命，遴选通医，俾之刊正。于是请书监之秘文，采名贤之别录，公私众本，搜猎靡遗，事阙所从，无不研核。或端本以正末，或溯流以寻源，订其讹谬，析其淆乱。遗佚者补之，重复者削之，未阅岁而书成，缮写甫毕，谨献于朝。将见合和者得十全之效，饮饵者无纤芥⑦之疑，颁此成书，惠及区宇。遂使熙丰惠民之美意，崇观述事之洪规，本末巨细，无不毕陈，纳斯民于寿康，召和气于穹壤⑧，亿万斯年，传之无极，岂不韪欤！

将仕郎措置药局检阅方书陈承
奉议郎守太医令兼措置药局检阅方书裴宗元
朝奉郎守尚书库部郎中提辖措置药局陈师文谨上

4.版本介绍与推荐

《太平惠民和剂局方》初刊于1078年，现存多种明、清刻本。至今可查的有元建安宗文书堂郑天泽刻本（简称郑本）、元建安双璧陈氏留耕堂刻本等19种版本[1]，1925年上海校经山房石印本，1949年后有排印本[2]。

---

① 札瘥：札，指疫疠。瘥，指病。札瘥，即指疫疠病。
② 荐臻：频至。荐，屡次。
③ 神考：指宋神宗赵顼（1048—1085年），本名赵仲针，北宋第六代皇帝，1067—1085年在位。
④ 睿圣：指宋哲宗赵煦（1076—1100年），北宋第七代皇帝，1086—1100年在位，是前任皇帝宋神宗第六子。
⑤ 攸：助词，相当于"所"。
⑥ 鬻（yù）：卖，出售。
⑦ 纤芥：细微。
⑧ 穹壤：指天地。

推荐版本：

①《太平惠民和剂局方》（宋）太平惠民和剂局著，陈庆平、陈冰鸥校注，北京：中国中医药出版社，1996。此书以郑天泽刻本为校本，对原书明显的错字、异体字或假借字一般改而不注，文字脱误处补、改并注，明显疑误又无据可凭者，不改但加注，个别字加以注音及释义。

②《太平惠民和剂局方》（宋）太平惠民和剂局著，鲁兆鳞主校，彭建中、魏富有点校，沈阳：辽宁科学技术出版社，1997。此书以郑天泽刻本，四库全书本（简称四库本）、日本正保四年村上平东寺开板本为校本。该书各本均作10卷，对于《指南总论》只依四库本对底本进行校正。

参考文献

[1]（宋）太平惠民和剂局著. 周仲瑛，于文明校注. 中医古籍珍本集成方书卷太平惠民和剂局方[M]. 长沙：湖南科学技术出版社，2014.

[2]（宋）太平惠民和剂局著. 陈庆平，陈冰鸥校注. 太平惠民和剂局方[M]. 北京：中国中医药出版社，1996.

《小儿药证直诀》

(宋·钱乙编撰)

1.《小儿药证直诀》

1.1 书籍简介

《小儿药证直诀》又称《小儿药证真诀》《钱氏小儿药证直诀》，由钱氏门人阎孝忠编集而成，约成书于北宋宣和年间（1119—1125年），共3卷。此书论治疾病以脏腑辨证为纲领，对小儿生理、病理、辨证施治和制方用药等颇有创见，尤善儿科麻、痘、惊、疳四大证论治。书中所载方剂包括前人已效之良方、钱乙临证经验方和化裁古方而成之新方。其中，书中创制的五脏补泻的方剂，成为后世医家临证研究、化裁古方的重要方剂，至今仍为临床常用。

《小儿药证直诀》是现存最早的儿科学专著，在儿科发展史上占有重要地位，对其后儿科学发展以及后世医家均深有影响。清代纪昀在《四库全书总目提要》称其为"幼科之鼻祖，后人得其绪论，往往有回生之功"，对其在儿科所做的贡献给予了高度评价和充分肯定。

1.2 原文整体框架

《小儿药证直诀》分上、中、下3卷，载方200多首，全书论治始终遵循小儿"脏腑柔弱、易虚易实、易寒易热"的生理、病理特点，遣方用药方面注重寒温适度、补泻并用、扶正祛邪兼顾柔养脏腑为本的特点，在不少方剂中均有体现，其中不少良方如六味地黄丸、导赤散、泻白散等至今仍广泛应用于临床。

《小儿药证直诀》上卷论述脉证治法，共载小儿脉法、诊断、儿科五脏病、急慢惊风、斑疹、伤风、吐泻、咳嗽等常见小儿疾病的诊候及方论81篇，为全书之核心；中卷详记钱氏治疗小儿危重疑难病医案23则，详细地介绍了患者的年龄、患病证候、诊察过程以及对证用药的详细过程，充分展示了他的医学观点；下卷载方100多首，论述儿科方剂的配伍、药物的煎煮方法和服药的方法。卷末附《阎氏小儿方论》及《董汲小儿斑疹备急方论》二书，为此书原有的内容做了补充和升华，反映了宋代多个医家的经验方，具有简要实用的特点。

2.作者介绍

2.1 作者简介

钱乙（约1032—1117年），字仲阳，宋代东平人（今山东省泰安市东平县），是我国宋代著名的儿科医家。其一生著作颇多，有《伤寒论发微》5卷，《婴孺论》100篇，《钱氏小儿方》8卷，《小儿药证直诀》3卷。现仅存《小儿药证直诀》，其他书均已遗佚。钱氏治学，先以《颅囟方》而成名，行医儿科，曾治愈皇亲国戚的小儿疾病，声誉卓著，被授予翰林医学士，曾任太医院丞。在多年的行医过程中，钱乙积累了丰富的临床经验，成为当时著名医家，专注儿科60余年。《四库全书总目提要》称"钱乙幼科冠绝一代"，言不为过。

2.2 钱乙——清·周学海之记

钱乙，字仲阳。上世钱塘人，与吴越王有属①。俶②纳土，曾祖斌随以北，因家于郓。父颢，善针医，然嗜酒喜游。一旦匿姓名，东游海上，不复返。乙时三岁。母前亡，父同产③姑，嫁医吕氏，哀其孤，收养为子。稍长读书，从吕君问医。吕将殁，乃告以家世。乙号泣，请返迹④父。凡五六返，乃得所在。又积数岁，乃迎以归。是时乙年三十余。乡人惊叹，感慨为泣下，多赋诗咏其事。后七年，父以寿终，丧葬如礼。其事⑤吕君，犹事父。吕君殁，无嗣，为之收行葬服，嫁其孤女，岁时祭享，皆与亲等。乙始以《颅囟方》着山东。元丰中，长公主女有疾，召使视之，有功，奏授翰林医学，赐绯。明年，皇卷。夫当诸臣搜采之日，天下藏书之家，莫不争献秘笈。卒未得是书真本，而今乃复见于世，岂非古人精气有不可磨灭者欤？是书原刻阁名作"孝忠"，"真诀"作"直诀"，今未敢易也。"聚珍本"往往有阎氏方论误入钱书者，今根据朱本，则各得其所矣。其药味分量间有不同，今各注于本方之末。至《薛氏医案》本已为薛氏所乱，不足引证云。

光绪十七年辛卯长夏内阁中书周学海谨记

3.序文

医之为艺诚难矣，而治小儿为尤难。自六岁以下，黄帝不载其说，始有《颅囟经》，以占寿夭死生之候。则小儿之病，虽黄帝犹难之，其难一也。脉法虽曰八至为和平，十至为有病，然小儿脉微难见，医为持脉，又多惊啼，而不得其审，其难

---

① 有属：有亲戚关系。
② 俶（怵）：钱俶，钱镠之孙，是吴越第五个国王。
③ 父同产：与父亲同父母所生。指钱乙的姑母。同产，指同母所生的兄弟或姊妹。
④ 迹：追寻踪迹。
⑤ 其事：侍奉。

二也。脉既难凭，必资外证。而其骨气未成，形声未正，悲啼喜笑，变态不常，其难三也。问而知之，医之工也。而小儿多未能言，言亦未足取信，其难四也。脏腑柔弱，易虚易实，易寒易热，又所用多犀、珠、龙、麝，医苟难辨，何以已疾？其难五也。种种隐奥，其难固多。余尝致思于此，又目见庸医妄施方药而杀之者，十常四五，良可哀也！盖小儿治法，散在诸书，又多出于近世臆说，汗漫难据，求其要妙，岂易得哉！太医丞钱乙，字仲阳，汶上人。其治小儿，该括古今，又多自得，著名于时。其法简易精审，如指诸掌。先子治平中登第，调须城尉识之。余五、六岁时，病惊疳癖瘦，屡至危殆，皆仲阳拯之良愈。是时仲阳年尚少，不肯轻传其书。余家所传者，才十余方耳！大观初，余筮①仕汝海，而仲阳老矣。于亲旧间，始得说证数十条。后六年，又得杂方，盖晚年所得益妙。比于京师，复见别本。然旋著旋传，皆杂乱，初无纪律，互有得失，因得参校焉。其先后则次之，重复则削之，讹谬则正之，俚语则易之。上卷脉证治法，中卷记尝所治病，下卷诸方，而书以全。于是古今治小儿之法，不可以加矣。余念博爱者、仁者之用心，幼幼者圣人之遗训，此惠可不广耶！将传之好事者，使幼者免横夭之苦，老者无哭子之悲，此余之志也，因以明仲阳之术于无穷焉。

宣教郎大梁阎季忠序

4.版本介绍与推荐

《小儿药证直诀》版本系统比较复杂，据《中华古文献大辞典·医药编》记载，传世版共两种，分别是仿宋刊本及清武英殿聚珍本，前者是原书的复刻本，后者是辑佚本。明代薛己《校注小儿药证直诀》、熊宗立《类证注解钱氏小儿方》、清代张骥《小儿药证直诀注》、近人张山雷《小儿药证直诀笺正》等现存版本均依上述两版为本进行校注[1]。

推荐版本：

①《小儿药证直诀》（宋）钱乙著，郭君双主编，北京：人民卫生出版社，2006。该书以康熙年间起秀堂影刻本为底本，原文准确，每部分内容由专家严谨校勘，为读者提供了精确的注释和原文。同时书前有导读，书后有方剂检索，为读者提供了便利。

②《小儿药证直诀笺正》（宋）钱乙著，李成文、侯江红主编，郑州：河南科学技术出版社，2020[2-3]。以1930年张氏体仁堂本为底本，以清代医学家周学海《小儿药证直诀》刻本为校本整理而成。该书对前人之书加以阐发，对谬误之处提出自

---

① 筮（shì）仕：古人将做官时必先占卜问吉凶，故后称刚做官为"筮仕"。《左传·闵公元年》："初，毕万筮仕于晋……辛廖占之，曰'吉'。"

己的见解,对用药方剂灵活变通。该书又名《幼科学讲义》,曾是兰溪中医学校的儿科教材[4],也是一本可供研究学者和专业人员阅读的精细版本。

参考文献

[1]师梦雅. 钱乙学术思想及其《小儿药证直诀》方药配伍研究[D]. 河北医科大学,2017.

[2](宋)钱乙著. 李成文,王林主编. 小儿药证直诀笺正[M]. 郑州:河南科学技术出版社,2020.

[3]王治华. 宋代儿科文献学术成就研究[D]. 中国中医研究院,2005.

[4]赵薇. 《小儿药证直诀》证候和色诊象特点研究[D]. 中国中医科学院,2015.

《苏沈良方》

（宋·沈括与苏轼编撰）

1.《苏沈良方》

1.1 书籍简介

《苏沈良方》原名《苏沈内翰良方》，为北宋苏轼所撰的《苏学士方》与沈括所撰的《良方》两书的合编本，刊行于北宋熙宁八年（1075年），原书15卷，现通行本有10卷本和8卷本。此书由苏轼与沈括编撰，既有医药理论，又论述了本草、灸法、养生、炼丹以及医案等内容，所载方剂附有验案，所载针灸切实可行，记载的"秋石"炼制法为世界上最早的性激素提取记录。

《苏沈良方》集中体现了苏轼和沈括的医药学思想，对于研究苏轼和沈括的医学思想成就具有重要意义，对于现代医学事业仍有巨大的参考价值。

1.2 原文整体框架

《苏沈良方》共10卷，分为医药学理论与针灸治法、内（外）科杂病治疗、养生保健、妇儿相关疾病治疗四大类[1]。

第1卷47篇，主要介绍医药学理论与针灸治疗。如全书第1卷所涉及之脉说、苍耳说、记菊；灸二十二种骨蒸法、取艾法；养生秘诀、神仙补益等。第2卷18篇，内容以治疗风病的方剂为主，如以"补虚、益血、治风气"为主的风气四神丹等。第3卷16篇，涉及疾病的病因病机皆属易于传染类疾病，内容以为治疗疫病之方剂为主。第4卷25篇、第5卷18篇，其中如第4卷消渴方、黑神丸治由积滞所致呃逆、气痛，去积和胃之方剂为主；第五卷苏合香丸、九宝散等各篇治血瘀泄泻，安神养血为主之方剂。第6卷20篇，专论养生，所载秋石一药的"阳炼法""阴炼法"，是人工提取较纯净的性激素的方法，是古代制药化学的一大成就。第7卷22篇，内容以论述头面部疾病为主。第8卷16篇，该卷的内容以治疗泄泻、小便闭塞、痔、肠痈腹痛等肠道系统疾病为主。第9卷28篇，内容以外伤杂病为主。第10卷48篇，其中妇科类方药共16篇，儿科类方药共28篇。书中最后一部分为沈括《杂录》与苏轼《子瞻杂记》，分别为9篇和5篇，沈括之《杂录》取材于各类小说杂记，"既著于书，必有良验"，但未睹其效，遂"录于此"。苏轼之《子瞻杂记》则为随笔，因与医学相关，但又与前卷内容相异，遂单独成卷[2]。

2.作者简介

苏轼（1037—1102年），字子瞻，号东坡居士，北宋眉州（今四川省眉山市）人，著名的文学家、诗人、书画家，为唐宋八大家之一，曾留心医药之学。苏轼精通诗、词、文章、书法、绘画，宋词方面与辛弃疾并称"苏辛"，首开豪放派风格，与以柳永为代表的婉约派风格形成鲜明对比；书法方面冠列"苏黄米蔡"四家之首；"诗画一律"在其画风上得以体现。林语堂对苏轼的评价"世事一场大梦，人生几度心凉"，是其政治上起伏跌宕的真实写照。苏东坡在中国历史上的特殊地位，一则由于他对自己的主张和原则，始终坚定不移；二则由于他在诗文书画艺术上的卓越造诣。

沈括（1063—1095年），字存中，号梦溪丈人，浙江省杭州市钱塘县人，北宋著名的政治家、科学家。沈括的一生中，他在政治上对于王安石变法起到举足轻重的作用；科学上，沈括力主科学实践，发明了隙积数、会圆数的数学原理；其湿法炼铜的发明意义重大；天文学上沈括对仪器进行改进，并对《天下州县图》进行编绘。因此沈括被誉为"中国整部科学史最卓越的人物"，他的作品《梦溪笔谈》更是集前代科学成就之大成者，于世界文化史意义重大。不仅如此，沈括在医学上也颇有造诣，在精研医典的同时也积极参加了医疗实践。

3.序文

3.1 沈括序

予尝论治病有五难：辨疾、治疾、饮药、处方、别药，此五也。

今之视疾者，惟候气口六脉而已。古之人视疾，必察其声音、颜色、举动、肤理、性情、嗜好，问其所为，考其所行，已得其大半，而又徧诊人迎、气口、十二动脉①。疾发于五藏，则五色为之应，五声为之变，五味为之偏，十二脉为之动。求之如此其②详，然而犹惧失之。此辨疾之难，一也。

今之治疾者，以一二药，书其服饵之节，授之而已。古之治疾者，先知阴阳运历③之变故，山林川泽之窍发④。而又视其人老少、肥瘠、贵贱、居养、性术、好恶、忧喜、劳逸，顺其所宜，违其所不宜。或药，或火，或刺，或砭，或汤，或

---

① 徧："遍"的异体字。十二动脉：指十二经脉在体表有脉搏应手的部位。
② 其：句中助词，表示修饰关系，相当"之"。
③ 运历：历法和节气。古人以木、火、土、金、水分别主一年的时令，每运主七十二天。
④ 窍发：指地气的生发变化。

液，矫易其故常①，捭摩②其性理，擩而索之③，投几顺变④，间不容发⑤。而又调其衣服，理其饮食，异其居处，因其情变，或治以天⑥，或治以人⑦。五运六气，冬寒夏暑，旸⑧雨电雹，鬼灵厌蛊⑨，甘苦寒温之节⑩，后先胜复之用⑪，此天理也。盛衰强弱，五藏异禀，循其所同，察其所偏，不以此形⑫彼，亦不以一人例⑬众人，此人事也。言不能传之于书，亦不能喻之于口，其精过于承蜩⑭，其察甚于刻棘⑮。目不舍色，耳不舍声，手不释脉，犹惧其差也。授药遂去，而希其十全，不其⑯难哉？此治疾之难，二也。

古之饮药者，煮炼有节，饮啜有宜。药有可以久煮，有不可以久煮者；有宜炽火，有宜温火者。此煮炼之节也。宜温宜寒，或缓或速；或乘饮食喜怒，而饮食喜怒为用者⑰；有违饮食喜怒，而饮食喜怒为敌者，此饮啜之宜也。而水泉有美恶，操药⑱之人有勤惰。如此而责药之不效者，非药之罪也。此服药之难，三也。

药之单用为易知，药之复用为难知。世之处方者，以一药为不足，又以众药益之。殊不知药之有相使者⑲，相反者⑳，有相合而性易者。方书虽有使佐畏恶㉑之性，而古人所未言，人情所不测者，庸可尽哉！如酒之于人，有饮之踰石而不乱者，有濡吻则颠㉒眩者；漆之于人，有终日抟㉓漉而无害者，有触之则疮烂者。

---

① 故常：指病人旧有的习惯。
② 捭（bǎi）摩：分析研究。捭，通"擘"，分开。
③ 擩而索之：综合探求病理与治法。
④ 投几：即"投机"。适应时机。顺变：顺从（疾病）变化规律。
⑤ 间（jiàn）不容发：这里比喻诊治疾病要及时，不容延缓。语出枚乘《上书谏吴王》。
⑥ 或治以天：有的根据自然界及各种客观情况治疗。
⑦ 人：人事。指病人的具体情况。
⑧ 旸（yáng）：晴天。
⑨ 鬼灵厌（yàn）蛊：古人对病因所作的迷信解释。厌，通"梦魇"，梦魇。
⑩ 甘苦寒温之节：指药物性味的相互制约规律。
⑪ 后先胜复之用：指五运六气学说的具体运用。后，指气应至而未至。先，指气不应至而先至。胜，指胜气（偏胜之气）。复，指复气（报复之气）。
⑫ 形：对照。
⑬ 例：类比。
⑭ 承蜩（tiáo）：捕蝉。蜩，蝉。《庄子·达生》有痀偻老人承蜩故事。喻全神贯注，技艺高超。
⑮ 刻棘：在细刺端雕刻（猕猴）。事见《韩非子·外储说左上》。这里用以比喻观察深刻，精细入神。
⑯ 其：岂。
⑰ 或乘饮食喜怒，而饮食喜怒为用者：意为如果有的病人的饮食嗜好与情绪变化对治疗有利，就加以顺从。乘，顺着。下句意义反此。
⑱ 操药：炮制加工药物。操，操作。
⑲ 相使：几种药物同用，以一药为主，其余为辅，叫相使。
⑳ 相反：两种药物同用，产生剧烈的副作用，叫相反。
㉑ 使：指能引导药物抵达疾病所在，或能协调各种药物作用。佐：指能辅助主药发挥作用，或抑制主药毒性。畏：指"相畏"。药物间相互抑制。恶（wù）：指"相恶"。一种药物可减弱另一种药物的性能。
㉒ 濡吻：沾湿嘴唇。颠：头。
㉓ 抟（tuán）：搅拌。

焉知药之于人，无如此之异者？此禀赋之异也。南人食猪鱼①以生，北人食猪鱼以病，此风气之异也。水银得硫黄而赤如丹，得矾石而白如雪。人之欲酸者，无过于醋矣；以醋为未足，又益之以橙，二酸相济，宜甚酸而反甘。巴豆善利也，以巴豆之利为未足，而又益之以大黄，则其利反折②。蟹与柿，尝食之而无害也，二物相遇，不旋踵而呕。此色为易见，味为易知，而呕、利为大变，故人人知之。至于相合而知他藏，致他疾者，庸可易知耶？如乳石③之忌参、术，触者多死；至于五石散④则皆用参、术，此古人处方之妙，而人或未喻也。此处方之难，四也。

医诚艺⑤也，方诚善也，用之中节⑥也，而药或非良，奈何哉！橘过江而为枳⑦，麦得湿而为蛾，鸡蹋岭⑧而黑，鹳鹆⑨蹋岭而白，月亏而蚌蛤消⑩，露下而蚊喙坼⑪，此形器之易知者也。性岂独不然乎？予观越人艺茶畦⑫稻，一沟一陇之异，远不能⑬数步，则色味顿殊；况药之所生，秦、越、燕、楚之相远，而又有山泽、膏瘠、燥湿之异禀，岂能物物尽其所宜？又《素问》⑭说：阳明在天，则花实戕⑮气；少阳在泉，则金石失理。如此之论，采掇者固未尝晰也。抑又取有早晚，藏之有焙晾⑯；风雨燥湿，动有槁暴⑰。今之处药，或有恶火者，必日之而后咀⑱，然安知采藏之家不常烘煜⑲哉？又不能必。此辨药之难，五也。

此五者，大概而已。其微至于言不能宣，其详至于书不能载，岂庸庸之人而可以易言医哉？予治⑳方最久。有方之良者，辄为疏㉑之。世之为方者，称㉒其治效，

---

① 猪鱼：所指不详。一说，指海豚鱼（生江中者名江豚、江猪），见《本草纲目·鳞部》海豚鱼条。一说，指河豚，嵇康《养生论》中有"豚鱼不养"之说。
② 折：折损；减弱。
③ 乳石：钟乳石。《本草纲目》引《相感志》："服乳石，忌人参和术，犯者多死。"
④ 五石散：即寒食散。有毒，服后全身发热。
⑤ 艺：技能。这里指技能高明。
⑥ 中节：符合规矩法度。
⑦ 枳：又称"枸橘""臭橘"，味酸肉少，不堪食用。
⑧ 岭：指五岭。下同。
⑨ 鹳鹆（quàn yù）：亦作"鸲鹆"。俗称"八哥"。
⑩ 消：消减；消瘦。
⑪ 露：白露。坼：裂开。
⑫ 越人：南方人。越，我国古代对南方、东南方各民族的通称。亦称"百越""百粤"。艺：种植。畦：（一畦一畦地）：栽种。用如动词。
⑬ 不能：不及；不到。
⑭ 素问：以下所引见《五常政大论》。意为：阳明属燥金，花实为草木，金能克木，故阳明当令则"木伐草萎"。少阳属相火，火能克金，故少阳当令能影响金石一类矿物的质地。
⑮ 戕（qiāng）：残害。
⑯ 晾（làng）：晒干。焙：微火烘烤。
⑰ 槁暴：枯萎；干枯。
⑱ 日：晒。用如动词。咀：咬咀。切碎药物。
⑲ 烘煜（yù）：指火烤。
⑳ 治：研究。
㉑ 疏：分条记述。
㉒ 称：赞许。

常喜过实。《千金》《肘后》之类，犹多溢言①，使人不敢复信。予所谓良方者，必目睹其验，始著于篇，闻不预②也。然人之疾，如向所谓五难者，方岂能必良哉？一睹其验即谓之良，殆不异乎刻舟以求遗剑者！予所以详著其状于方尾，疾有相似者，庶几偶值云尔。篇无次序，随得随注，随以与人。拯道贵速，故不暇待完也。

3.2 苏沈内翰良方序

永嘉金门羽客林灵素序

沈公内翰，字存中，博古通今，古君子也，留心医书，非所好也，实有补于后世尔，公凡所至之处，莫不询究，或医师，或里巷，或小人，以至士大夫之家，山村隐者，无不求访，及一药一术，皆至诚恳切而得之，终不以权势财货逼而得之，可见其爱物好生之理也。公集而目之曰良方，如古之良医者，若孙真人，未尝不以慈悲方便救护为念也。近世有人或得一方，小小有效，则秘莫得之，此亦为衣食故也。若夫腰金配玉，出权贵之门，又安敢望其面目乎？余得此方十有余年，恨箧无金帛，而能成就一板，使流传天下后世，疗夫久疾沉疴缠绵之苦者也，岂自言微功有所利也，然此方经验有据，始敢镂行。

瘦樵程永培跋

雅日慕苏沈之书，晚晏方获录册，不知谁之缮写。忆自宋梓来也，观其论草物，疏骨蒸，其高出群哲之见者矣。医家以《本草》为指南，而记药品者虽源于神农，然渐远渐讹，未必无未尽之说，苟不详核③而误用之，几何不益夫病势，而贼夫元真哉？所以辨其方种，著其形味，使不容于毫末乱之，而饵物者，如乘皇舟以渡安流，必无伤生害命之具也。夫真阳之管人身，赫然郁然，其气之热匪邪也。受疾者必有邪奸其间，随脏腑以作难，属经分而慝④，然其所以可浑虞而遐虑之者，缓缓迟迟，煎阴沸液，不患不底于其毙，故曰某蒸。曰某蒸，因而灸药。如捕盗者，密搜其所在以击获之，则良民妥缓矣。今之医者，不广索其药味之正，而因其便近者，承乏代无，则对痾⑤之功罔奏，徒为伪市淆物者之利焉。观诸此亦知警于其心者。又医以脉察病，统云劳瘵⑥内热，不斟酌其五内之重轻，不窥测其表里之先后，经使弗施，君制弗立，何以疗其含茹蓄积之一症耶？观诸此，则亦知悟于其心者，其余执论立方，席卷妇人小儿之诸病而剬裁⑦之，又时采延年地仙之方而补益之，可谓褐矣哉。盖坡老仕宋，频得言谴，而放逐危难者屡焉。其以刚亮锐直之

---

① 犹：一本作"尤"。溢言：过头话；过实之言。
② 预：参预。这里指列入。
③ 核（hé）：检查、查验。
④ 慝（tè）：邪恶、罪念。
⑤ 痾（kē）：疾病。
⑥ 瘵（zhài）：病，多指痨病。
⑦ 剬（tuán）裁：裁决、裁处。

资，动里省躬之际，乃正其所也。陆贽不用于阃门，修方书之意犹乎此。盖古人，上不得至君于唐虞，则薄其赋役，纡其刑罚，为之视而不伤于跌，为之听而不折于震。布利益生民之政，以挽回酷雪之风，亦其次也。若医术一事，滞者使之通，卧者使之起，瘠者使之充，昏者使之爽，秘者使之开，忧子者，泰父母反侧之心；痛夫者，开妻妾颦蹙①之思，鬼门转其足，生宅复其魂，推广仁民之道，端在于是，此抄老之隐抱。而沈括则博闻精见，格物游艺，旁通医药，尤所以足成一家之书也夫。

《沈氏良方》，后人益以苏氏之说，遂名之曰《苏沈良方》。非当时合著之书也。余藏旧刻印本书十卷，不刻存中氏原序，而载林灵素一叙，亦止论沈，未及苏。其卷首一序，兼及苏沈，文颇拙塞，不著作者姓名，盖俗笔也。按《永乐大典》中有《苏沈良方》名目，盖从《宋史·艺文志》来者，则知合苏沈而传于今日之本，约略宋末人为之耳。又考宋史《沈氏良方》十卷，《苏沈良方》十五卷，以藏本卷数较之，虽合沈氏，却杂以苏说。若从《苏沈良方》，则少五卷矣。岂在当时已散佚不全耶？其中误字甚多，几至不可读，为之订正。

然内症外症，妇人小儿，以至杂说，依稀略备，似非不全之本。盖古人以医卜为贱术，作史者，志方书，未必详加考订。即如《刘涓子鬼遗方论》，宋史作"鬼论"，脱去遗方二字，则其他之疏略可知也。此书卷帙，未符宋志，其间分合多寡，不可考矣。内中诸方，间已见之《博济》《灵苑》诸书。即其余亦莫不应病，神验异常，至有不可以理测者，岂非龙宫之所授耶？今为授梓②，并补刻《沈氏原叙》一篇，熟读五难，大有裨益。

4.版本介绍与推荐

《苏沈良方》版本较多，现存最早版本为明代嘉靖刊本。清代有多种刊本，主要有四库全书本、六醴斋医书本等，人民卫生出版社1956年有影印本出版，1990年以明嘉靖为底本经由中医古籍出版社影印出版[3]。

版本推荐：

①《苏沈良方》（宋）沈括、苏轼著，苏颖主编，北京：人民卫生出版社出版，2018。该书以明嘉靖刊本为底本，以中医古籍出版社影印出版的版本为校本。该书集临床运用、学术研究、校注为一体，体现了方剂特点、用药特点，在炮制与服法、病症及医案、养生思想等方面进行阐述，具有实用性、科学性及文献性。对于中医药院校师生、临床医生和广大中医药爱好者的学习实践均有较高价值。

②《苏沈良方》（宋）沈括、苏轼著，柳长华、吴少祯主编，北京：中国医药

---

① 颦蹙：悲伤地皱着眉头。
② 授梓：交付雕板，谓付印。雕版，付印。

科技出版社，2011。该书以原卫生部中医司中医古籍整理出版办公室所颁之《中医古籍校注通则》为指导，加以校勘，置原书目录于腧穴图之前以便检索，是一本易于阅读和参考的书籍，适合中医药医疗、教学、科研人员参阅。

参考文献

[1]李津宇.《苏沈良方》中养生相关方剂的组方配伍理论与应用特点研究[D]. 黑龙江中医药大学，2018.

[2]史华.《苏沈良方》研究[D]. 华东师范大学，2008.

[3]胡惠滨，章原.《苏沈良方》研究综述[J]. 中医文献杂志，2020，38（5）：67-74.

《瑞竹堂经验方》

(元·沙图穆苏编撰)

1.《瑞竹堂经验方》

1.1 书籍简介

《瑞竹堂经验方》成书于元泰定元年（1323年），全书15卷，是蒙古族医药学家用汉文字编撰的中医方书。因"往时侯插竹为樊，竹再生根，遂生枝叶，人以为瑞，而侯以扁其堂云"，故取名"瑞竹"。该书记载了许多切实可用的方药和治法，膏丹丸散俱全，不仅内服效方众多，且外治验方及方法亦繁多，尤其是重视咽喉局部用药，采用蘸、捻、吹、含等法直达病灶，简便效捷，极具前瞻性。该书在突出地方药物炮制特色的同时，具有扎实的医学理论根底与临床实用性[1]。

吴澄赞之曰："噫世之医方甚繁，用之辄效者盖鲜，今之所辑悉已经验，则非其他方书所可同也。"可见，《瑞竹堂经验方》具有较高的临床使用价值。

1.2 原文整体框架

《瑞竹堂经验方》全书共15卷，载方310首，是以蒙古族文化所特有的理论、信仰和经验为基础的知识、技能和实践的医药总和，体现了多元的方剂是传统医学的根基。

此书分为诸风、心气痛、疝气、积滞、痰饮、喘嗽、羡补、头面、口眼耳鼻、发齿、咽喉、杂治、疮肿、妇女、小儿共15门。选方较为精要，或选自各家方书，或采录见闻中经验效方。该书用回香药较多，书中记载的悬吊水桶淋浴式是回族传统独特的卫生习惯，另有治急气疼方、治恶疮方、治疔疮方等，在其方名上标有"海上方"等字样，还有的验方特别强调忌马、驴、猪肉等。

2.作者简介

沙图穆苏（一作萨德弥实或萨里弥实），字谦斋，号竹堂，元代医药学家。《元史》中没有他的传记，从其著作《瑞竹堂经验方》的"原序"，知其任御史兼建昌（今江西省抚州市）太守。平时留心医药，积累单验效方，擅长妇科、内科。因作者沙图穆苏生平不详，《元史》及《南城县志》均无记载，对其所属民族也说法不一，因而除一致认定其书为少数民族著作外，究竟为哪个少数民族的著作，看法也不尽一致。《瑞竹方》虽是有一定影响的中医方书，但1949年后编纂的诸如《中国分省医籍考》等医籍工具书都未能收载，此与作者的特殊性具有一定关系[1]。

3.序文

人有恒言，看方三年，无病可治，治病三年，无药可疗，斯言何谓也？谓病之有方不难，而方之有验为难也。盱江郡侯历任风宪民社，爱人一念，随寓而见，有仁闻，有仁闻，人之被其惠泽者，奚止百千万，而莅官余暇，犹注意于医药方书之事，每思究病之所由起，审药之所宜用，或王公贵人之家，或隐逸高人之手，所授异方，率《和剂》《三因》《易简》等书之所未载，遇有得必谨藏之，遇有疾必谨试之，屡试屡验，积久弥富。守盱之日，进一二医流相与订正，题曰《瑞竹堂经验方》。爱锓诸木，以博其施，一皆爱人之仁所寓也。既仁之以善政，复仁之以善药，孰有能如侯之仁者哉！噫！世之医方甚繁，用之辄效者益鲜，今之所辑悉已经验，则非其他方书所可同也。侯名萨德弥实，瑞竹堂者，往时侯插竹为樊，竹再生根，遂生枝叶，人以为瑞，而侯以扁其堂云。

临川吴澄幼清撰

4.版本介绍与推荐

《瑞竹堂经验方》泰定三年（1325年）已流行于世，至明中叶亡佚。今存者视为从《永乐大典》中辑出，然已亡阙十之五六。现流传最早版本为清朝乾隆年间（1736—1795年）纂修《四库全书》时从明朝《永乐大典》辑出的5卷本，因此脱漏颇多。1982年浙江中医研究所文献组等经过搜集，参阅了《医方类聚》《普济方》《本草纲目》等著作，对《瑞竹堂经验方》进行整理补充，删重改错，校勘标点，辑15卷，载方344首，名《重订瑞竹堂经验方》[2]。

版本推荐：

《瑞竹堂经验方》（元）沙图穆苏著，柳长华、吴少祯主编，北京：中国医药科技出版社，2019。该书以《四库全书》本为底本，宋白杨版《瑞竹堂经验方》为校本，完整收集了临床的经验用方，极大地丰富了中医学的方剂治疗知识，同时加以注释说明文中疑难文字，是中医药学者优先选择的一个版本。

参考文献

[1]（元）沙图穆苏著. 柳长华，吴少祯主编. 瑞竹堂经验方[M]. 北京：中国医药科技出版社，2012.

[2]徐春娟，陈荣，何晓晖. 盱江医著《瑞竹堂经验方》探析[J]. 中国实验方剂学杂志，2016，22（18）：183-186.

《证治准绳》

(明·王肯堂编撰)

1.《证治准绳》

1.1 书籍简介

《证治准绳》成书于1602年,又称《六科证治准绳》《六科准绳》。该书以"证治"为主,每证博引《内经》《伤寒杂病论》及金元医家学说,并结合编者自己的学术见解和诊疗心得加以论述,编辑严谨,内容详细,条理清晰,持论平允,选方妥切,充分总结了明以前及明朝临床各科不同的学术流派诊疗经验,以"列证最详、论治最精"而著称,是集明代以前医学之大成的不朽巨著。同时,书中"医家五戒""医家十要"为医生制定守则,提出医德、医术等方面的行为准则,在中国医德史上颇有影响。

1.2 原文整体框架

《证治准绳》全书44卷,以阐述临床各科证治为主,分"杂病""伤寒""疡医""幼科""女科""类方"六科,包括《证治准绳·杂病》8卷,《证治准绳·类方》8卷、《证治准绳·伤寒》8卷、《证治准绳·疡医》6卷、《证治准绳·幼科》9卷、《证治准绳·女科》5卷,内容丰富,参验脉证,辨析透彻,对用药的寒温攻补没有偏见。

2.作者简介

王肯堂(1549—1613年),字宇泰,一字损仲,号损庵,自号念西居士,金坛(今属江苏省)人。王肯堂出身官宦之家,父王樵进士出身,官至刑部侍郎。王肯堂博览群书,因母病习医。明万历十七年(1589年)中进士,选为翰林检讨,官至福建参政。万历二十年(1592年)因上书直言抗倭,被诬以"浮躁"降职,愤然称病辞职回乡,重新精研医理。他边疗民疾,边撰医书,能做眼窝边肿瘤切除手术,又能治愈疯疾,历11年编成《证治准绳》44卷,凡220万字,另著有《医镜》4卷、《新镌医论》3卷、《郁冈斋笔尘》等,辑有《古代医统正脉全书》,是明朝一位发展全面的著名医学家。今人辑有《王肯堂医学全书》。

3.序文

3.1 《证治准绳·杂病》序

余发始燥,则闻长老道说范文正公未逢时,祷于神以不得为良相,愿为良医。因叹古君子之存心济物,如此其切也。当是时,颛蒙无所知顾,读岐黄家言,辄心开意解,若有夙契者。嘉靖丙寅,母病阽危,常润名医,延致殆遍,言人人殊,罕得要领,心甚陋之,于是锐志学医。既起亡妹于垂死,渐为人知,延诊求方,户屦恒满。先君以为妨废举业,常严戒之,遂不复穷究。无何举于乡,又十年成进士,选读中秘书,备员史馆,凡四年,请急归,旋被口语,终已不振。因伏自念,受圣主作养厚恩,见谓储相材,虽万万不敢望文正公,然其志不敢不立,而其具不敢不勉,以庶几无负父师之教,而今已矣。定省之余,颇多暇日,乃复取岐黄家言而肆力焉。二亲笃老善病,即医非素习,固将学之,而况乎轻车熟路也。于是闻见日益广,而艺日益精,乡曲有抱沉疴,医技告穷者,叩阍求方,亡①弗立应,未尝敢萌厌心,所全活者,稍稍众矣。而又念所济仅止一方,孰若著为书,传之天下万世耶。偶嘉善高生隐从余游,因遂采取古今方论,参以鄙见,而命高生次第录之,遂先成杂病论方各八巨帙②。高生请名,余命之曰《证治准绳》。高生曰:何谓也?余曰:有五科七事,曰脉、曰因、曰病、曰证、曰治为五科,因复分为三,曰内、曰外、曰亦内亦外,并五科为七事。如阴阳俱紧而浮脉也,伤寒因也,太阳病也,头痛发热身痛恶寒无汗证也,麻黄汤治也。派析支分,毫不容滥,而时师皆失之,不死者,幸而免耳。自陈无择始发明之,而其为《三因极一方》,复语焉不详。李仲南为《永类钤方》,枝分派析详矣,而入理不精,比附未确。此书之所以作也。曰五科皆备焉,而独名证治何也?曰以言证治独详故也。是书出,而不知医,不能脉者,因证检书而得治法故也。虽然,大匠之所取,平与直者,准绳也。而其能用准绳者,心目明也。倘守死句,而求活人,以准绳为心目,则是书之刻,且误天下万世,而余之罪大矣。家贫无赀,假贷为之,不能就其半,会侍御周鹤阳公以按鹾③行县至金坛,闻而助成之,遂行于世[1]。

时万历三十年岁次壬寅夏五月朔旦念西居士王肯堂宇泰识

3.2 《证治准绳·幼科》序

医家以幼科为最难,谓之哑科,谓其疾痛不能自陈说也,称黄帝之言曰:吾不

---

① 亡(wú):通"无"。《集韵》:"无,说文亡也,或作亡。"亡弗立应,无不立刻应允。
② 帙(zhì):同"袠"。书套、书函。书一函称一帙。
③ 按鹾(cuó):古代官名,掌管盐政的按察司官员。

能察其幼小为别是一家料理耳。吾独谓不然。夫幼小者，精神未受七情六欲之攻，脏腑未经八珍五味之渍，投之以药，易为见功，犹膏粱①之变难穷，而藜藿①之腹易效也，何谓难乎。然古今辑是科书未有能善者，如《心鉴》之芜秽②，《类萃》之粗略，《新书》则有古无今，《百问》则挂一漏万，皆行于世，未足为幼科准绳也，故吾辑为是编，而麻痘一门尤加详焉。平生聚麻痘书百数十家，率人所宝秘、千金不传者，然多猥陋，不足采择，盖可以见世之无具眼矣。或曰，夫人之病，无论男女长幼，未有能越五脏者也，子于它科不分五脏，而独幼科分之何居？曰正以精神未受七情六欲之攻，脏腑未经八珍五味之渍，独有脏气虚实胜乘之病耳，粗工不能精究而臆指之曰，此为内伤，此为外感，此为痰，此为惊，此为热，妄投汤丸，以去病为功，使轻者重，重者死，亦有不重不死，幸而得愈者，然已伤其真元，夭其天年矣，吾之独分五脏，以此也。大中丞沈太素公，从大梁寄余俸金百，以助刻费，而是书稿适成，遂鸠工刻之，又逾年，始竣，因序而识之，使后之人有考焉。

时万历三十五年在丁未夏五十又三日念西居士王肯堂宇泰甫书

3.3 《证治准绳·疡医》序

《周礼·天官·冢宰》之属，有疾医、疡医、内外科之分久矣。疾医中士八人，疡医下士八人，重内轻外，自古已然，然未有不精乎内，而能治外者也。疾医之所不能生者，于父母遗体，犹得全而归之，而疡医不然，至于烂筋骨、溃肌肉、见脏腑而后终焉。故疾病于人，唯疡最惨，而世顾轻之，何哉？乃世之疡医明经络，谙方药而不嗜利，唯以活人为心者，千百无一也，其见轻固宜，然不曰并自轻其命耶！余童而习岐黄之术，弱冠而治女弟③之乳疡，虞翁之附骨疡，皆起白骨而肉之，未尝有所师受，以为外科易易耳。欲得聪明有志者指授之，使为疡医而竟无有，故集先代名医方论，融以独得而成是编，与世专科书，图人形，刊方药，诧为秘传者，万万不侔。能熟而玩，神而明之，可以名世矣。余既以便差还故山，例得支俸，受之则不安，辞之则立异，乃以付梓人④，逾期而后竣事，于是诸科分证用药之书略备。夫孰使余窃禄于朝，而又得优游编茸以行于世，岂非圣主之赐也欤。[1]

万历三十六年岁在戊申七夕微雨作凉金坛王肯堂奢懒轩下书

3.4 《证治准绳·女科》序

妇人有专治方，旧矣。《史》称扁鹊过邯郸，闻贵妇人，即为带下医，语兼长

---

① 膏粱：肥肉与美谷，指精美的食物。藜藿：一般百姓所吃的野菜，指粗劣的饭菜。
② 芜秽：冗杂；杂乱。
③ 女弟：妹妹。《史记·佞幸列传》："延年女弟善舞。"
④ 梓人：指木刻本古书的刻字工人。《考工记·总序》载，木工有七，其一为梓人。

也。然带下直妇人一病耳，调经杂证，怀子免①身，患苦百出，疗治万方，一带下宁渠尽之乎？世所传张长沙《杂病方论》三卷，妇人居一焉。其方用之奇验，奈弗广何。

孙真人著《千金方》，特以妇人为首。盖《易》基乾坤，《诗》首关雎之义。其说曰：特须教子女学习此三卷妇人方，令其精晓，即于仓卒之秋，何忧畏也。而精于医者，未之深许也。唐大中初，白敏中守成都，其家有因免乳死者，访问名医，得昝殷《备集验方》三百七十八首以献，是为《产宝》，宋时濮阳李师圣得《产论》二十一篇，有说无方，医学教授郭稽中以方附焉。而陈言无择于《三因方》评其得失，确矣。婺医杜茂又附益之，是为《产育宝庆集》。临川陈自明良甫，以为诸书纲领散漫而无统，节目谆略而未备，医者局于简易，不能深求遍览。有才进一方不效，辄束手者，有无方可据，揣摩臆度者。乃采摭诸家之善，附以家传验方，编葺成篇，凡八门，门数十余体，总二百六十余论，论后列方，纲领节目，灿然可观，是为《大全良方》。《良方》出而闺阃之调将大备矣。然其论多采巢氏《病源》，什九归诸风冷，药偏犷热，未有条分缕析其宜不者。近代薛己新甫，始取《良方》增注，其立论酌寒热之中，大抵依于养脾胃、补气血，不以去病为事，可谓救时之良医也已。第陈氏所葺，多上古专科禁方，具有源流本末，不可昧也；而薛氏一切以己意芟除变乱，使古方自此湮没。余重惜之，故于是编，务存陈氏之旧，而删其偏驳者，然亦存什之六七而已。至薛氏之②说，则尽收之，取其以养正为主，且简而易守，虽子女学习无难也。若易水、潊水③师弟，则后长沙而精于医者，一方一论，具掇是中，乃它书所无有。挟是而过邯郸，庶无道少之患哉。其积德求子，与夫安产藏衣，吉凶方位，皆非医家事，故削不载云。

稿成而兵宪蔡虚台公、明府涂振任公助之赀，刻行之，以为此亦二公仁政万分之一，遂不复辞。

万历丁未早秋念西居士王肯堂宇泰甫书于无住庵

4.版本介绍与推荐

《证治准绳》现存较好的翻刻本有清康熙三十八年己卯（1699年）虞氏刻本；清乾隆十四年己巳（1749年）带月楼刻本，清乾隆五十八年癸丑（1793年）修敬堂金氏藏本（简称"修敬堂本"），清光绪十八年壬辰（1892年）上海图书集成印书局本（简称"集成本"）及日本宽文十年的铜驼书林本与宽文十三年的村上平乐寺

---

① 免：通"娩"，生育也。《国语·越语上》："将免者以告。"
② 之：此下原衍"之"字。据文义删。
③ 潊水：地名，潊音谷，亦可作谷水，地在湖南。

本（1670—1673年）等[2]。

推荐版本：

①《证治准绳》（1～6册）（明）王肯堂著，倪和宪等校注，北京：人民卫生出版社，2014。此书系选用上海科学技术出版社于1959年出版的《证治准绳》缩影本（简称"上科缩影本"）为点校底本，修敬堂本为主校本，集成本作为主要参校本。其中上科缩影本是根据上海图书馆所藏的万历初刻本与南京图书馆所藏的虞衙藏版重镌本（据专家判断为万历间刊本）参酌取舍，缩影成书，被现代中医界公认之通行本和善本。

②《证治准绳》（明）王肯堂著，吴唯等校注，北京：中国中医药出版社，1997。此书是以明万历间刊本及清金坛虞氏补修本为底本，以清乾隆间修敬堂刊本为主校本校注而成。

参考文献

[1]（明）王肯堂著. 证治准绳. 上[M]. 北京：人民卫生出版社，1991.

[2]（明）王肯堂著. 倪和宪点校. 证治准绳（一）杂病证治准绳[M]. 北京：人民卫生出版社，2014.

《普济方》

(明·朱橚等编撰)

1.《普济方》

1.1 书籍简介

《普济方》,成书于明洪武二十三年(1390年),共426卷,是我国方剂编辑史上最大的一部中医方剂书。此书汇辑古今医方,所引方书不下150余种,且兼收传记、杂说、道藏、佛书中的相关内容,载方甚多,包括方脉、药性、运气、伤寒、杂病、妇科、儿科、针灸及本草等内容,涵盖了明以前大部分方书中比较重要的内容,内容之繁复历代所罕有,且保存了大量的中医古方剂,许多今已亡佚之医籍秘方,实赖之以传,可谓集大成者。此书"采摭繁复,编次详细,自古经方无更赅备于是者",创造性地采用了"论""类""法""方""图"五种相互结合的编辑形式,使方剂学文化更加丰富多彩,达到了历史的新高度,是一部极为丰富和珍贵的医方资料,具有重要的历史文献价值[1-2]。

1.2 原文整体框架

《普济方》全书共426卷,大致分为12部分,载方6万余首。卷1~5为方脉,卷6~12为运气,卷13~43为脏腑,卷44~86为五官,卷87~250为内科杂病,卷251~267为杂治,卷268~271为杂录和符禁,卷272~315为外伤科,卷316~357为妇科,卷358~408为儿科,卷409~424为针灸,卷425~426为本草。

2.作者简介

作者朱橚,见《救荒本草》之作者简介。

3.序文

提要 臣等谨案普济方四百二十六卷,明周定王朱橚撰。橚太祖第五子,初封吴王,洪武十一年改封周王,十四年就藩开封,洪熙元年薨,谥曰定,事迹见明史诸王列传。橚好学能文，留心民事，尝做《救荒本草》，已著于录。是书取古今方剂汇辑成编，乃橚所自订。而教授滕硕、长史刘醇等同考定之，凡一千九百六十论，二千一百七十五类，七百七十八法，六万一千七百三十九方，二百三十九图，可谓集方书之大全者。李时珍本草纲目采录其方至多，然时珍称为周宪王，则以为橚子有炖所做，未免舛误①。明史艺文志做六十八卷，与此不合，则又误脱一百二字也。其书捃摭②浩博，重复牴牾③，颇不免杂糅之弊。然医理至深，寒凉温补，用各攸宜；虚实阴阳，时亦有当。俗师见闻不广，往往株守一偏，用之适足以致误。是书于一证之下，备列诸方，使学者依类推求，于异同出入之间，得以窥见古人之用意。因而折衷参伍，不致为成法所拘。其有益于医术者甚大，正不必以繁芜为病矣。乾隆四十七年五月恭校上。

总纂官臣纪昀臣陆锡臣孙士毅
总校官臣陆费墀

4.版本介绍与推荐

《普济方》由于卷帙浩博，内容繁复，初刊后在明代竟无人翻刻，只有永乐年间的初刻本。随后此书被清人编辑《四库全书》时所收录，即《四库全书》版本，亦因此而得以流传下来。

推荐版本：

①《普济方》（1~10册）（明）朱橚等编，北京：人民卫生出版社，1982（为1959年版第三次印刷）。此书是以两种四库全书本（一为国家图书馆所藏，二为辽宁图书馆所藏）互校后作为蓝本（以下简称主本），主要校勘本有明永乐刻本残卷19卷（合四库本卷数54卷）和明抄本残卷35卷（合四库本卷数83卷）。

②《普济方注录》（上下册）（明）朱橚等编，李冀、李笑然等校注，哈尔滨：黑龙江科学技术出版社，1996。此书是以人民卫生出版社1959年第一版《普济方》为主本，并参照《四库全书》版本进行校勘注录的。其卷、门等遵从《普济方》原著顺序，未做调整。

---

① 舛误：差错；谬误。
② 捃摭：采集。《史记·卷一四·十二诸侯年表》："荀卿、孟子、公孙固、韩非之徒，各往往捃摭春秋之文以著书，不可胜纪。"也作"捃拾""捃采"。
③ 牴牾：牛角相抵触。引申为相互冲突。

参考文献

[1]王超明. 明代《普济方》的编辑特色[J]. 编辑之友，2004，25（7）：73-75.

[2]阎现章. 20世纪80年代以来方剂编辑名著《普济方》研究综述[J]. 平顶山学报，2012，27（1）：48-55.

《景岳全书》

(明·张景岳编撰)

1.《景岳全书》

1.1 书籍简介

《景岳全书》成书于1624年,共64卷。该书记录了张景岳一生治病经验和学术成果,包括医论、诊断、本草、方剂、临床各科等,并择取诸家精要,研精医理,系统阐论临床各科病证证治,内容广泛精详。编者以虚实辨证为本,补泻疗法为经,分型论治为纬,创"非风"论,立"八阵"方,强调温补肾中阴阳,独树"精血"说,专辟"治形论",阐发"阳非有余""真阴不足"及"人体虚多实少"等理论,对于命门、阴阳学说等均有独到的见解。书中所载诸多药方,现仍在中医临床上发挥着重要作用。该书承《黄帝内经》之精要,集金元诸家之精华,批判性地继承和发展了前贤的医学理论,作为一部综合性的医书巨著,对后世有较大影响[1]。

1.2 原文整体框架

《景岳全书》共64卷,主张人的生气以阳为生,阳难得而易失,既失而难复,故主张温补。其方通灵活变,立论、治法颇多发挥,为后世所推崇。

卷1~3为《传忠录》3卷,统论阴阳、六气及前人得失;卷4~6为《脉神章》3卷,载述诊家要语;卷7~8为《伤寒典》;卷9~37为《杂证谟》,论述诸风至死生72种杂病;卷38~39为《妇人规》;卷40~41为《小儿则》;卷42~45为《痘疹诠》;卷46~47为《外科钤》;卷48~49为《本草正》,论述药味约300种;卷50~51为《新方八阵》;卷52为《古方八阵》;卷53~60为补、和、寒、热、固、因、攻、散等"八略";卷61~64为妇人、小儿、痘疹、外科方。

2.作者简介

张景岳(1563—1640年),本名张介宾,字会卿,号景岳,别号通一子,浙江绍兴府山阴(今浙江省绍兴市)人,明代医学家,温补学派主要代表人物。又因他善用熟地黄，人称"张熟地"。年少师从京华名医金英（梦石），尽得其传。中年从军，后因成就不丰而弃戎就医。深入精研《素问》《灵枢》，经三十载终撰成《类经》，且将《内经》加以分门别类，条理井然，便于寻览。又为增补不足，再撰《类经图翼》。至晚年，将毕生医疗经验撰成《景岳全书》，主张补益真阴元阳，慎用寒凉和攻伐方药，在临证上常用温补方剂，被称为"温补学派"，其学术思想对后世影响很大。时人称他为"医术中杰士""仲景以后，千古一人"。除医学之外，其亦旁通象数、星纬、堪舆、律吕诸学。

3.序文

3.1 贾序

人情莫不欲寿，恒讳疾而忌医，孰知延寿之方，匪药石不为功；得病之由，多半服食不审，致庸医之误人，曰药之不如其勿药，是由因噎废食也。原夫天地生物，以好生为心，草木、金石、飞潜①、溲渤②之类，皆可已病，听其人之自取。古之圣人，又以天地之心为己心，著为《素问》《难经》，定为君臣佐使方旨，待其人善用之。用之善，出为良医，药石方旨，惟吾所使，寿夭荣谢之数，自我操之，如执左券③，皆稽古④之力也。庸医反是，执古方，泥古法，罔然不知病所自起，为表为里、为虚为实，一旦杀人，不知自反，反归咎于食忌，洗其耻于方册⑤，此不善学者之过也。故曰：肱三折而成良医⑥，言有所试也。不三世不服其药⑦，言有所受之也。假试之知而不行，受之传而不习，已先病矣。己之不暇，何暇于已人之病？是无怪乎忌医者之纷纷也。

越人⑧张景岳，豪杰士也。先世以军功起家，食禄千户⑨。结发⑩读书，不呫呫⑪章句。初学万人敌⑫，得鱼腹八阵不传之秘。仗策游侠，往来燕冀间，慨然有封狼胥、勒燕然之想。榆林、碣石、凤城、鸭江，足迹几遍。投笔弃繻⑬，绝塞失其天

---

① 飞潜：指飞翔在空中和潜游于水中的生物。
② 溲渤：牛溲马渤的简语。语出韩愈《进学解》。指低贱破败之物，亦可供药用愈疾。
③ 左券：券，契约，分左右二联，左券即左联。此指成功之望。
④ 稽古：研习古代事物。
⑤ 方册：典籍。
⑥ 肱三折而成良医：古语。手臂折断三次之后才能成为好医生，比喻经过多次尝试才能获得成功的知识。
⑦ 不三世不服其药：古语。如果不是已承传三代的医生，不敢服用他的药，比喻有所传授的知识才是可以信赖的。
⑧ 越人：张介宾为浙江绍兴人，为古代越国所在地，故称作越人。
⑨ 千户：掌管千人的武官名。
⑩ 结发：古代男子自八岁成童始束发，所以用结发代指八岁。
⑪ 呫呫（chè）：多言貌。
⑫ 万人敌：语出《史记·项羽本纪》。代指兵法。
⑬ 繻（rú）：汉代出入关隘的帛制凭证。弃繻，谓少年立志。

险；谈兵说剑，壮士逊其颜色。所遇数奇①，未尝俯首求合也。由是落落难偶，浩然归里，肆力于轩岐之学，以养其亲。遇有危证，世医拱手，得其一匕②，矍然③起矣。常出其平生之技，著为《医学全书》，凡六十有四卷。语其徒曰：医之用药，犹用兵也。治病如治寇攘，知寇所在，精兵攻之，兵不血刃矣。故所著书，仿佛八阵遗意。古方，经也；新方，权也。经权互用，天下无难事矣。书既成，限于赀④，未及流传而殁，遗草属诸外孙林君日蔚。蔚载与南游，初见赏于方伯鲁公⑤，捐资付梓。板成北去，得其书者，视为肘后之珍，世罕见之。予生平颇好稽古，犹专意于养生家言，是书诚养生之秘籍也。惜其流传不广，出俸翻刻，公诸宇内。善读其书者，庶免庸医误人之咎，讳疾忌医者，毋因噎而废食也可耳。[2]

时康熙五十年岁次辛卯孟春两广运使瀛海贾棠题于羊城官舍之退思堂

3.2 范序

我皇上御极五十年，惠政频施，仁风洋溢，民尽雍熙⑥，物无夭札⑦，固无藉于《灵枢》《素问》之书，而后臻斯世于寿域也。虽然，先文正公⑧有言：不为良相，当为良医。乃知有圣君不可无良相，而良医之权又与良相等，医之一道，又岂可忽乎哉！自轩辕、岐伯而下，代有奇人，惟长沙张仲景为最著。厥后，或刘或李或朱，并能以良医名，然其得力处，不能不各循一己之见，犹儒者尊陆尊朱⑨，异同之论，纷纷莫一。

越人张景岳，盖医而良者也。天分既高，师古复细，是能融会乎百家，而贯通乎诸子者，名其书曰"全"，其自负亦可知矣。他不具论，观其《逆数》一篇，逆者得阳，顺者得阴，降以升为主，此开阴阳之秘，盖医而仙者也。世有以仙为医，而尚不得谓之良哉？而或者曰：医，生道也；兵，杀机也。医以阵名，毋乃不伦乎？不知元气盛而外邪不能攻，亦由壁垒固而侵劫不能犯也。况兵之虚实成败，其机在于俄顷；而医之寒热攻补，其差不容于毫发，孰谓医与兵之不相通哉？若将不得人，是以兵与敌也；医不得人，是以人试药也。此又景岳以阵名篇之微意也。

是书为谦庵鲁方伯任粤时所刻，纸贵五都，求者不易。转运使贾君，明于顺逆

---

① 数奇（jī）：指运气不好。
② 一匕：一钱匕，古代药物剂量。此代指药物。
③ 矍（huò）然：迅速貌。
④ 赀（zī）：同"资"，下同。
⑤ 方伯鲁公：方伯为官名，明清时指布政使而言；鲁公即鲁超，曾任广东布政使，故称方伯鲁公。捐资刊刻此书者。
⑥ 雍熙：和谐快乐。
⑦ 夭札：因灾害而早死。
⑧ 先文正公：先，指已去世的同姓前辈。文正公，指范仲淹，死后追谥文正。
⑨ 尊陆尊朱：指宋代理学的两大派别，朱指朱熹，集理学之大成；陆指陆九渊，创新学。

之道，精于升降之理，济世情殷，重登梨枣①。予于庚寅孟冬，奉天子命，带星就道，未获观其告竣。

阅两月，贾君以札见示，《景岳全书》重刻已成，命予作序。余虽不敏②，然以先文正公良医良相之意广之，安知昔日之张君足为良医，而异日之贾君不为良相，以佐我皇上万寿无疆之历服③耶？故为数语以弁④卷首。[2]

闽浙制使沈阳范时崇撰

3.3 林跋

先外祖张景岳公，名介宾，字会卿。先世居四川绵竹县，明初以军功世授绍兴卫指挥，卜室郡城会稽之东。生颖异，读书不屑章句，韬钤⑤轩岐之学，尤所淹贯⑥。壮岁游燕冀间，从戎幕府，出榆关，履碣石，经凤城，渡鸭绿，居数年无所就，亲益老，家益贫，翻然而归。

功名壮志，消磨殆尽，尽弃所学而肆力于轩岐，探隐研神，医日进，名日彰，时人比之仲景、东垣云。苦志编辑《内经》，穷年缕析，汇成《类经》若干卷问世，世奉为金匮玉函者久矣。《全书》者，博采前人之精义，考验心得之玄微，以自成一家之书。首《传忠录》，统论阴阳六气，先贤可否，凡三卷；次《脉神章》，择诸家珍要精髓，以测病情，凡二卷；著伤寒为"典"，杂症为"谟"，妇人为"规"，小儿为"则"，痘疹为"诠"，外科为"钤"，凡四十卷；采药味三百种，人参、附子、熟地、大黄为药中四维，更推参、地为良相，黄、附为良将，凡二卷；创药方，分八阵，曰补，曰和，曰寒，曰热，曰固，曰因，曰攻，曰散，名"新方八阵"，凡二卷；集古方，分八阵，名"古方八阵"，凡八卷；别辑妇人、小儿、痘疹、外科方，总皆出入古方八阵以神其用，凡四卷。共六十四卷，名《景岳全书》。是书也，继往开来，功岂小补哉！以兵法部署方略者，古人用药如用兵也。或云：公生平善韬钤，不得遂其幼学壮行之志，而寓意于医，以发泄其五花八门之奇。余曰：此盖有天焉，特老其才，救世而接医统之精，传造物之意，夫岂其微欤？是编成于晚年，力不能梓，授先君，先君复授曰蔚。余何人斯，而能继先人之遗志哉！岁庚辰，携走粤东，告方伯鲁公。公曰：此济世慈航也！天下之宝，当与天下共之。捐俸付剞劂⑦，阅数月工竣。不肖得藉慰先人，以慰先外祖于

---

① 梨枣：旧时多用梨木、枣木刻版印书，故以"梨枣"为书版的代称。
② 不敏：不才，自谦称。
③ 历服：《尚书·大诰》："惟我幼冲人，嗣无穷大历服。"《广雅·释言》："历，久也。"《尔雅·释言》："服，整也。"郝懿行注：按整之为言治也。历服，即长治久安意。
④ 弁（biàn）：弁语、弁言即序言、序文之意。
⑤ 韬钤：古代兵书《六韬》《玉钤篇》的并称。后借指用兵法。
⑥ 淹贯：渊博又贯通。
⑦ 剞劂（jī jué）：雕版、刻书之谓。

九原，先外祖可不朽矣。[2]

外孙林日蔚跋

4.版本介绍与推荐

《景岳全书》现存版本30多种，有明刊本、康熙四十九年刊本、清康熙五十年两广运使署刻本、清康熙岳峙楼刊本、清康熙瀛海贾棠刻本、清乾隆三十三年越郡黎照楼刊本、四库全书本、金阁书业堂刊本、敦化刊本、扫叶山房刊本等[3]。

推荐版本：

①《景岳全书》（明）张景岳著，李玉清校注，步瑞兰等协校，中医非物质文化遗产临床经典名著，北京：中国医药科技出版社，2011。此书以岳峙楼本为底本，以四库全书本为校本校刊，以《内经》《妇人大全良方》《校注妇人大全良方》《证治准绳》《注解伤寒论》《金匮要略方论》等为他校本。

②《景岳全书》（明）张景岳著，李继明等整理，中医临床必读丛书，北京：人民卫生出版社，2017。此书采用原书初刊本（鲁超刻本）为底本，以贾棠刻本、查礼南刻本为校本，对书中有疑义之处，择其善者而从之。

③《景岳全书》（1～6册）（明）张景岳著，王大淳等点校，浙江文丛，杭州：浙江古籍出版社，2013。此书选用贾棠刻本（光德堂藏板）为底本，鲁超初刊本（学海楼藏板）和查礼南刊本（岳峙楼藏板）为主校本。书中引《内经》甚多，校勘除用明赵府居敬堂本《素问》《灵枢》外，更重视景岳之《类经》（明天启二十四年刻本），若互有出入，一依《类经》。

参考文献

[1]王晓鹏，陈腾飞，张乃方，等.《景岳全书》对中医急诊重症学科的贡献[J]. 北京中医药大学学报，2018，41（8）：626-629.

[2]（明）张景岳著. 景岳全书[M]. 北京：中国中医药出版社，1994.

[3]（明）张景岳著. 李玉清校注. 步瑞兰，成建军，张蕾，等，协校. 中医非物质文化遗产临床经典名著景岳全书[M]. 北京：中国医药科技出版社，2011.

《串雅》

(清·赵学敏编撰)

1.《串雅》

1.1 书籍简介

《串雅》成书于1719—1805年，为赵学敏记录整理著名"铃医"（走方医）宗柏云等的学术经验并为之增删而成。赵学敏为使"串铃医的经验登上大雅之堂"，故取名为《串雅》。全书记录了走方医和民间单验方防治疾病的经验，内容丰富，涉及范围广泛，病种遍及内、外、妇、儿、眼、耳鼻喉、口腔、皮肤、美容、预防、保健等各科及急重病的救治等，是我国第一部有关民间走方医的专著。该书充分反映了民间医药的学术特点和应用特色，是研究民间医药组方规律、主治病症和使用方法的重要文献，有较高的学术、实用价值，记载的众多方剂疗效显著且流传至今。此外，书中又介绍了有关药物伪品辨别、法制规则、食品、杂品药用等情况，要求做到简、验、便、廉的同时也揭示了走方医所用的简便治法和药物炮制、作伪的内幕[1-2]。

1.2 原文整体框架

《串雅》分《串雅内编》和《串雅外编》，载方证千余首，收集了大量民间秘方、验方、单方等。

内编截药总治、内治、外治、杂治、顶药、串药、单方内外治法、杂治、奇病等门；外编收有禁药、起死、保生、奇药、针法、灸法、贴法、熏法、洗法、熨法、吸法、辨伪及制药等门。

2.作者简介

作者赵学敏，见《本草纲目拾遗》之作者简介。

3.序文

　　《周礼》分医为四，有食医、疾医、疡医、兽医，后乃有十三科①，而未闻有"走方"②之名也。《物原》③记岐黄以来有针灸，厥后巫彭④制药丸，伊尹创煎药，而未闻有禁、截⑤诸法也。晋王叔和纂《脉经》，叙阴阳、内外，辨部候、经络、脏腑之病为最详。金张子和以吐、汗、下三法，风、寒、暑、湿、火、燥六门，为医之关键，终未闻有顶、串⑥诸名也。有之，自草泽医⑦始，世所谓"走方"是也。

　　人每贱薄⑧之，谓其游食⑨江湖，货药吮舐⑩，行迹⑪类丐；挟技劫病⑫，贪利恣睢⑬，心又类盗。剽窃医绪⑭，倡为诡异⑮。败草毒剂，悉曰仙遗⑯；刳涤魇迷⑰，诧⑱为神授。轻浅之证，或可贪天；沉痼之疾，乌能起废⑲？虽然诚有是焉，亦不可概论也。为问今之乘华轩、繁徒卫者⑳，胥能识证、知脉、辨药、通其元妙㉑者乎？俨然峨高冠、窃㉒虚誉矣。今之游权门、食厚奉者，胥能决死生、达内外、定方

---

① 十三科：明·陶宗仪《辍耕录》引《圣济宗录》谓为大方脉杂医科、小方脉科、风科、产科兼妇科、眼科、口齿兼咽喉科、正骨兼金镞科、疮肿科、针灸科、祝由科。《明史·职官志》载："太医院掌医疗之法。凡医术十三科，……曰大方脉，曰小方脉，曰妇人，曰疮疡，曰针灸，曰眼，曰口齿，曰接骨，曰伤寒，曰咽喉，曰金镞，曰按摩，曰祝由。"与《辍耕录》所载略有不同。
② 走方：《串雅内编·绪论》："负笈行医，周游四方，俗呼为走方。"
③ 物原：书名。明代山阴（今浙江绍兴）人罗颀所著。罗因宋代高承著《事物纪原》一书，不能黜妄崇真，故另著《物原》，以求事物之起源。后人认为罗书不著出典，亦颇有粗误。
④ 厥：其，那。代词。巫彭：相传为黄帝时的医官，精于药物炮制。
⑤ 禁：指走方医中使用禁方、禁药以及带有神秘色彩的祝由、水法等驱病之法。截：指用单方重剂、使疾病戛然而止的治法。
⑥ 顶、串：《串雅·绪论》："药上行者曰顶，下行者曰串；故顶药多吐，串药多泻。顶串而外，则曰截。……此即古汗吐下三法也。然有顶中之串，串中之顶。"
⑦ 草泽医：即走方医。
⑧ 贱薄：形容词活用作动词，鄙视，瞧不起。
⑨ 游食：原谓不事生产，遨游逐食。《荀子·成相》："臣下职，莫游食。"杨注："游食，谓不勤于事，素飱游手也。"后亦指奔走谋生。
⑩ 货：名次活用作动词，卖。吮（shǔn）舐（shì）：吮痈舐痔。《庄子·列御寇》："秦王有病召医，破痈溃痤者，得车一乘；舐痔者，得车五乘。所治愈下，得车愈多。"又《汉书·邓通传》："文尝病痈，邓通常为上嗽吮之。"后以喻谄媚贪利之徒的卑劣行径。
⑪ 迹：形迹，行为。
⑫ 劫病：谓掠夺病家钱财。
⑬ 恣睢（suī）：胡作非为。
⑭ 医绪：指残缺不全的医学知识。绪，丝端，引申指残余之物。
⑮ 倡为诡异：妄称是诡秘奇异的医术。倡，称说。
⑯ 遗（wèi）：赠送。
⑰ 刳（kū）涤：指走方医用刀剖开病人、然后用水冲洗荡涤的治疗方法。魇（yǎn）迷：用符咒喷洒等迷信方法驱病的治法。
⑱ 诧：夸耀。此为诈称之意。
⑲ 乌：副词，表反诘，哪里，怎么。起：使动用法，使……痊愈（康复）。废：指"沉痼之疾"。
⑳ 为问：试问。华轩：华丽的车子。繁：形容词活用作动词，拥有众多。徒卫：仆从。
㉑ 胥（xū）：全，都。元妙：即"玄妙"。"玄"字因避康熙帝玄烨讳而作"元"。
㉒ 俨然：庄严貌，这里是"一本正经"的意思。峨：形容词活用作动词，高耸，高高地戴着。高冠：指高大的官帽。窃：窃居。

剂，十全无失者乎？俨然踞高座、侈①功德矣。是知笑之为笑②，而不知非笑之为笑也。

予幼嗜岐黄家言，读书自《灵》《素》《难经》而下，旁及《道藏》《石室》③；考穴自《铜人内景图》而下，更及《太素》《奇经》④。《伤寒》则仲景之外，遍及《金鞞》《木索》⑤；《本草》则《纲目》而外，远及《海录》《丹房》⑥。有得，辄钞撮忘倦，不自知结习至此，老而靡倦。

然闻走方医中有顶串诸术，操技最神，而奏效甚捷。其徒侣多动色相戒⑦，秘不轻授。诘其所习，大率知其所以，而不知其所以然，鲜有通贯者。以故欲宏览而无由，尝引以为憾。

有宗子⑧柏云者，挟是术遍游南北，远近震其名，今且老矣。戊寅⑨航海归，过予谭艺⑩。质⑪其道，颇有奥理，不悖⑫于古，而利于今，与寻常摇铃求售者迥异⑬。顾⑭其方，旁涉元禁⑮，琐⑯及游戏，不免夸新斗异，为国医所不道⑰。

因录其所授，重加芟订⑱，存其可济于世者，部居别白⑲，合予平素所录奇方，都成一编，名之曰《串雅》，不欲泯其实也，使后之习是术者，不致为庸俗所诋毁，殆亦柏云所心许⑳焉。昔欧阳子暴利几绝㉑，乞药于牛医；李防御治嗽得官㉒，

---

① 踞高座：盘踞高位。侈：形容词活用作动词，夸耀。
② "是知笑之为笑"二句：这是只知道被耻笑的人是可笑的，却不知道没有被耻笑的人才是更可笑的。
③ 旁：广泛。道藏：道教经书之总集。现存明辑印本之《道藏》五四八六卷，其中收医籍多种。石室：疑为《石室秘录》，系傅青主之遗著，由陈士铎整理而成。论述128种治法，有独特见解，颇多新意。
④ 太素：指隋代杨上善编纂的《黄帝内经太素》。奇经：疑指李时珍所著之《奇经八脉考》。
⑤ 金鞞（bǐ）、木索：疑指明代卢之颐所著之《伤寒金鞞疏钞》及《摩索金匮》。
⑥ 海录、丹房：疑指唐代李珣所著之《海药本草》及独孤滔之《丹房镜源》。一说，海录或指《海录碎事》（《本草纲目》中引此书）。
⑦ 动色：示意。戒：同"诫"。
⑧ 宗子：同族兄弟辈中排行最大者。
⑨ 戊寅：指清乾隆二十三年（1758年）。
⑩ 过：访。谭：通"谈"，唐代避武宗李炎讳改"谈"为"谭"，后遂沿用。艺：指医术。
⑪ 质：问。
⑫ 悖：违反，违背。
⑬ 寻常摇铃求售者：指"铃医"，即走方医。铃，指串铃，走方医行医时的标志性宣传工具。迥异：大不相同。迥，远，明显。
⑭ 顾：连词，表轻转，只是。
⑮ 元禁：即"玄禁"，亦即玄虚，指玄虚的治病方法。
⑯ 琐：琐碎、微小。
⑰ 国医：指正统医生。不道：不齿，不愿提起，即瞧不起。
⑱ 芟（shān）订：删改订正。
⑲ 部居别白：按类编排，区分清楚。部，名词活用作状语，按部类。
⑳ 殆（dài）：副词，表推测，大概。许：赞同。
㉑ "昔欧阳子暴利几绝"二句：《医说》卷六《车前止暴下》："欧阳文忠公尝得暴下，国医不能愈。夫人云：市人有此药，三文一帖，甚效。公曰：吾辈脏腑与世人不同，不可服。夫人便以国医药杂进之，一服而愈。召卖药者厚遗之，求其方，乃肯传。但用车前子一味为末，米饮下二钱匕。云：此药利水道而不动其气，水道利则清浊分，谷脏自止矣。"欧阳子：北宋文学家欧阳修。暴利：大下大泻。
㉒ "李防御治嗽得官"二句：《医说·治痰嗽》载：李防御初为医官时，宋徽宗嫔御閤妃患痰嗽，李治之无效，后向走方医买药十帖，妃服后病愈，李才得以继续为官。防御：宋代军医称作防御，又作医官的通称。下走：指走方医。小道：义同"小技"。观：这里是"重视"的意思。《论语·子张》："子夏曰：'虽小道，必有可观者焉。'"

传方于下走。谁谓小道不有可观者欤？亦视其人善用斯术否也。乾隆己卯十月既望[①]，钱塘赵学敏恕轩撰。[3]

4.版本介绍与推荐

《串雅》书成之后未及时刊行，仅在民间抄录。据《中国中医古籍总目》著录，《串雅内编》在乾隆至光绪年间有诸多刻本与抄本，其中，渝园刻本为光绪十六年（1890年）许增据丁氏八千卷楼抄本刊行，并请钱塘名医马文植弟子吴庚生为其补注，流传甚广。而《串雅外编》多为抄本，且无吴庚生补注，刊刻发行者罕见[4]。

推荐版本：

①《串雅内外编》（清）赵学敏著，郭华校注，中医非物质文化遗产临床经典读本，北京：中国医药科技出版社，2011。《串雅内编》以渝园刻本为底本，以《续修四库全书》中上海图书馆藏清抄本、甘肃中医学院图书馆藏清抄本为参校本；《串雅外编》则以《续修四库全书》中的清抄本为底本，甘肃中医学院图书馆藏清抄本、郑金生老师整理的校本为参校本，点校而成。

②《串雅全书》释义（清）赵学敏原著，喻嵘等校注，太原：山西科学技术出版社，2009。《串雅内编》以榆园刻本为底本；《外编》及《串雅补》则以民国初扫叶山房石印本及清抄本为底本进行整理。

参考文献

[1]闫智强，章健.《串雅》串解[J]. 中医药临床杂志，2010，22（6）：554-556.

[2]邵楠，年莉.《串雅》的方剂学特点初探[J]. 山东中医药大学学报，2010，34（5）：449-450.

[3]段逸山. 医古文[M]. 上海：上海科学技术出版社，1984.

[4]（清）赵学敏著. 郭华校注. 中医非物质文化遗产临床经典读本串雅内外编[M]. 北京：中国医药科技出版社，2011.

---

① 乾隆己卯：指1759年。既望：夏历十五日称"望"，夏历十六日称"既望"。

《外科大成》

(清·祁坤编撰)

1.《外科大成》

1.1 书籍简介

《外科大成》,成书于清康熙四年(1665年),共4卷。该书是祁坤在《外科正宗》的基础上结合编者家学经验,潜心考订历代外科名著编撰而成,章法严谨且比较规范,为清代较有影响的外科专著。祁坤之孙祁宏源所纂修《医宗金鉴·外科心法要诀》即以此书为蓝本。该书依据古今名医之论,参考《素问》《灵枢》,是对《外科正宗》学术经验的继承,对外科学理论和临床经验之论述,具有颇多精辟的见解,在外科辨证和治法方面均有较大发展。尤其对痈疽病证,编者结合八纲辨证辨治痈疽,重视经络辨证和针灸治疗,对痈疽已成脓者,提倡随经络之横竖刀口下取切开引流术,达到清以前最高水平,对中医外科做出了巨大的贡献[1-2]。

1.2 原文整体框架

《外科大成》共4卷,辨证详明,治法丰富,是中医外科史上"正宗派"的代表著作之一。

卷1为总论部,阐述痈疽等病的诊治要点、各种治法及常用方剂;卷2~3为分治部,按照头面、颈项、背、腰、胸腹等身体部位分列各种外科疾病的证治、验案;卷4为不分部位的大毒与小疵(包括各种内痈、疔疮、流注、瘰瘤、金疮等全身性疾病)及小儿疮毒的证治。

2.作者简介

祁坤,生卒年不详,字广生、愧庵,号生阳子,山阴(今浙江省绍兴市)人,清代医家。幼而聪敏,广读经书,通儒书,诸子旁流,从戴望之学医,于外科尤多研究。后于顺治间为御医,性谨慎自重,康熙皇帝尤嘉之,又迁太医院院判。参研《素问》《灵枢》,博采古今确论,著《外科大成》一书,认为外证难于内证,而医家多重内而轻外，有失偏颇。

3.序文

3.1 自叙

余赋质椎鲁①，家世业儒。舞象②时即肆力于八股之间。学未窥斑而严君见背。时先师戴望之以明经高等擅岐黄业，语余云，先正有言，不为良相，则为良医，治生即治世也，子盍③图之。遂奋志攻苦，一切桐君④之所秘，雷公之所传，琼函宝笈⑤，靡不搜采。大约内科一门，前贤之论述似详且尽。而外科诸书，或博而寡要，或隐而未备。鹤长凫短，豕腹龙头，心窃疑之。简练揣摩，少有弋获⑥。幸而入侍内庭，谬承委试，奏功甚多。然亦并无他术，惟能辨气禀有浓薄之殊，风土有寒温之异。今所不经见之异症，古所不必有之奇方，驱一己匠心，变通于前辈之遗意，日积月累，未能成帙。庚子春，先慈弃世。读礼之余，悉取诸书而折衷之。有言症而不言脉者，有图形象定名色而不分穴次者，有辨大毒而忽小疵者，有小毒反详而大毒反略者，紊乱无次，未可枚举。僭为考订，汇成一书，重者删之，缺者补之，讹者正之，乱者绪之。其法首列六脉，则邪正虚实若眉分；次列三因，则病源若犀照⑦；再次则列阴阳善恶生死顺逆之诀，辨之则吉凶立判；再次则列肿疡、溃疡二治，则先后治法、内外诸方无不具矣。又按部位分经络、定穴次、辨名色，各列于后焉。其调理总不外乎前肿、溃二治之中，其稍异者则列本症之下，以补缺略也。其中又有内外相似者，又列各门于本部之后，以便参考，少赘以区区之一得。是集也，辨症辨名从博，虽微疵悉备而不遗；用药用方从约，在单刀直入以取效。至于独悟之心法，不传之秘方，皆为一盘托出，不复珍惜。嗟乎！自古用药者如用兵，兵有以正胜、奇胜、多胜、寡胜、车胜、骑胜、舟胜、五花胜、八阵胜，在审其势之所必用，故一发而奏功。攻毒者如攻贼，贼必有穴，即左洞庭，右太行，铁壁千层，羊肠⑧九叠，而察其穴之所必在，驰一旅可以受缚奏凯⑨之续，岂曰小成？因名其集曰《外科大成》，以公天下。坤也不敏，大成讵敢易名哉？不过因累积之

---

① 椎鲁：愚钝。
② 舞象：这里指男子的15～20岁，是成童的代名词。
③ 盍：何不。
④ 桐君：传说为黄帝时医师。曾采药于浙江省桐庐县的东山，结庐桐树下。人问其姓名，则指桐树示意，遂被称为桐君。
⑤ 琼函宝笈：琼函，指道书。宝笈，见"宝籍"。
⑥ 弋获：获得，收获。
⑦ 犀照：晋代温峤至武昌牛渚矶见水深难测，遂将犀角燃烧得见水族奇形怪状之事。见《晋书·卷六七·温峤传》。后以犀照比喻洞烛幽微，明察事理。
⑧ 羊肠：形容小而曲折的路。
⑨ 奏凯：战胜而作凯歌。引申为获得胜利。

功而统言之耳。爰使天下之人，偶有滑和之患，开卷了然，可以尽谢医师矣。乌得云以书为御者，不尽马之情耶？因缕述一腔之苦衷如下，不敢乞光于大人先生之鸿藻①，弁端②以张楚。

时康熙四年岁在乙巳仲秋之吉太医院御医燕越祁坤广生甫识

3.2 序

源家世山阴，习儒学，自家忠敏公殉前明难，后业医。先王父③广生公，幼敏悟，通儒书，诸子旁流，靡不详究其义。更以外科医世鲜精者，尤加考求，冥搜④幽索，遂尽其奥窔。膺世祖章皇帝召，以御医侍值内庭。先王父性谨慎自重，圣祖仁皇帝尤嘉信之，赐与优渥⑤，累擢⑥太医院判官。遇休沐⑦，兀坐一室，先大人昭远公与诸伯叔侍，环列惟医家书，发疑问难，校雠⑧折衷。隆寒盛暑，常丙夜，乃命就寝在直庐。或中夜有得，必索火记之⑨。会丁曾王母忧家居，更简练揣摩，订为书，颜之曰《外科大成》。凡四卷，部类三十有二，锓而藏其板于家。是时先大人亦以御医侍值内庭，性实介慎，历事圣祖仁皇帝、世宗宪皇帝两朝，恩眷特殊，赠太医院判官。忆源方垂髫⑩，先大人即以《大成》课源兄弟，而冢兄弘涛早逝，季弟国兴成戊戌进士，乃心王事，又不果卒业。先大人尝训源曰，嗣我家学者，其惟汝乎。源不肖，惟恐不克仰承，用是黾勉⑪，不敢自逸，于今五十余年。己未冬，今上谕太医院判官吴谦等纂《医宗金鉴》一书，以源世外科医，钦命纂修。源识谫⑫学陋，何所与能，惟窃取先王父《大成》之意旨而敷扬之耳。而谬叨优录，感愧交并。嗟夫，医者意也，意之所之，死生系焉。矧外科之六脉三因，阴阳善恶，端杂绪棼⑬，黍粟不辨，有失之尺丈而不知者。是编也，义晰辞明，字释句解，部分类别，领挈⑭纲提。疮疡之微者无不载，方法之善者无不备，集曰《大成》，洵可谓集外科之大成也与。源年届七旬，两儿邦相、邦柱俱驽钝⑮，深惧先

---

① 鸿藻：富丽的文辞。《文选·班固·东都赋》："铺鸿藻，信景铄。"
② 弁端：卷首。指前言。
③ 王父：祖父。《礼记·祭统》："夫祭之道，孙为王父尸。"
④ 冥搜：尽力寻找，搜集。
⑤ 优渥：优厚、丰厚。
⑥ 擢：提拔、选用。《战国策·燕策二》："先王过举，擢之乎宾客之中，而立之乎群臣之上。"
⑦ 休沐：休息沐浴。古时官吏五日或十日一休沐。
⑧ 校雠（jiào chóu）：校对书籍，以正误谬。
⑨ 索火记之：索要灯火，记下夜中识悟所得。
⑩ 垂髫（chuí tiáo）：古时童子不束发，故称童子为"垂髫"。
⑪ 黾勉（mǐn miǎn）：勉励、努力。《诗经·邶风·谷风》："黾勉同心，不宜有怒。"
⑫ 谫：浅薄。
⑬ 棼：紊乱。
⑭ 领挈：带领；统领。
⑮ 驽钝：才能低下愚钝，常用为自谦之辞。

业失传，缘命坊人印行海内。非特业是科者，有所式循，庶几先王父之精神学问，亦不至湮没云尔。

时乾隆岁次癸亥秋七月既望孙男宏源敬识

4.版本介绍与推荐

《外科大成》版本流传甚少，少有校注者。

推荐版本：

①《外科大成》（清）祁坤编著，科技卫生出版社，1958。

②《外科大成四卷》（清）祁坤编著，上海：上海卫生出版社，1957。

③《外科大成四卷》（清）祁坤编著，上海：上海科学技术出版社，1958。

参考文献

[1]庞钊. 祁坤对中医外科的贡献[J]. 中华中医药学刊，2010，28（12）：2657-2658.

[2]相鲁闽. 祁坤及其《外科大成》[J]. 河南中医，2015，35（8）：2005.

《傅青主女科》

(清·傅山编撰)

1.《傅青主女科》

1.1 书籍简介

《傅青主女科》成书于17世纪,初刊于清道光七年(1827年),共2卷。该书融《黄帝内经》之理,综仲景之法,聚傅山先生平生行医之验,载妇科各病之治法,运用脏腑学说阐明妇女生理、病理特点及诸病临床表现,并以肝、脾、肾三脏立论,治则以培补气血、调理脾胃为主,理法方药浑然一体。傅山重视气血、肝脾肾的学术思想和从冲任督带功能失常论治妇科疾病的独特见解,为妇科病辨证论治,做出了巨大贡献,提供了新的方向[1-2]。

1.2 原文整体框架

《傅青主女科》全书共2卷,载方83首,论述了妇人经、带、胎、产诸疾,共计80证,后附"产后编"2卷。

上卷分带下、血崩、鬼胎、调经、种子5门,每门分若干证候,计38条、39证、41方;下卷分妊娠、小产、难产、正产、产后诸证5门,共39条、41证、42方。

2.作者简介

傅山(1607—1684年),原名鼎臣,字青竹,后改青主,又字公伦,号啬庐、石道山人等,祖籍阳曲(今山西省太原市),明清之际思想家、书法家、医学家。出身书香门第,幼习儒,14岁时补博士弟子员。傅山博通经史诸学和佛道之学,对于诗文、书画、金石等均有较深造诣,尤擅医术。在哲学上打破宋明儒学正统之见,系统地研究和评注百家之学,把诸子和六经并列,提倡"经子不分",开创清代子学研究之风气。医理上注重气血,主张攻补兼施,并以儒家义理通于医理。临床上善于妇科、内科杂病,重视民间单方、验方。治病不拘学派,用药不泥方书,医名颇重于当时。

3.序文

3.1 张序

青主先生于明季时，以诸生伏阙上书①，讼袁临侯冤事，寻得白，当时义声动天下。《马文甬义士传》比之裴瑜、魏邵。国变后，隐居崛嵎山中，四方仰望丰采。己未鸿词之荐，先生坚卧不赴。有司敦促就道②，先生卒守介节，圣祖仁皇帝鉴其诚，降旨：傅山文学素著，念其年迈，从优加衔，以示恩荣。遂授内阁中书，听其回籍③。盖其高尚之志，已久为圣天子所心重矣。而世之称者，乃盛传其字学与医术，不已细哉！字为六艺之一，先生固尝究心④。若医者，先生所以晦迹⑤而逃名者也。而名即随之，抑可奇矣。且夫医亦何可易言，自后汉张仲景创立方书以来几二千年，专门名家，罕有穷其奥者。先生以余事及之，遽⑥通乎神。余读《兼济堂文集》并《觚賸》诸书，记先生轶事。其诊疾也，微而臧⑦；其用方也，奇而法；有非东垣、丹溪诸人所能及者。昔人称张仲景有神思而乏高韵，故以方术名。先生即擅高韵，又饶精思，贤者不可测如是耶。向闻先生有手著《女科》并《产后》书二册，未之见也，近得钞本于友人处。乙酉适世兄王奎章来省试，具道李子缉中贤。至丙戌冬，果寄资命剞劂。甚盛德事也。故乐为序而行之，并述先生生平大节，及圣朝广大之典，不禁为之掩卷而三叹也。

道光丁亥夏五月丹崖张凤翔题

3.2 祁序

执成方而治病，古今之大患也。昔人云：用古方治今病，如拆旧屋盖新房，不经大匠之手，经营如何得宜。诚哉是言！昔张仲景先生作《伤寒论》，立一百一十三方，言后世必有执其方以误人者甚矣，成方之不可执也。然则今之女科一书，何为而刻乎？此书为傅青主征君手著，其居心与仲景同，立方与仲景异。何言之？仲景《伤寒论》，杂症也，有五运六气之殊，有中表传里之异。或太阳、太阴不一其禀；或内伤、外感不一其原；或阳极似阴、阴极似阳，不一其状；非精心辨证，因病制方，断不能易危就安，应手即愈。此书则不然，其方专为女科而设，其证则为妇女所同。带下血崩，调经种子，以及胎前产后，人虽有虚实、寒热之分，而方则极平易、精详之至，故用之当时而效，传之后世而无不效。非若伤寒杂

---

① 伏阙上书：大臣匍匐在金銮宝殿给皇帝上书。
② 敦促就道：敦促他启程。
③ 回籍：返回生长的地方。
④ 究心：用心，费心。
⑤ 晦迹：隐藏行踪，不与人交往。
⑥ 遽（jù）：遂，就。
⑦ 臧（zāng）：善，好。

病，必待临证详审，化裁通变，始无贻误①也。尝②慨后世方书汗牛充栋，然或偏攻偏补，专于一家；主热主寒，坚执谬论，炫一己之才华，失古人之精奥。仲景而后，求其贯彻《灵》《素》，能收十全之效者，不数数觏③。读征君此书，谈证不落古人窠臼，制方不失古人准绳。用药纯和，无一峻品；辨证详明，一目了然。病重者，十剂奏功；病浅者，数服立愈。较仲景之《伤寒论》，方虽不同，而济世之功则一也。此书晋省钞本甚夥，然多秘而不传，间有减去药味，错乱分量者，彼此参证，多不相符。兹不揣冒昧，详校而重刊之。窃愿家置一编，遇症翻检，照方煎服，必能立起沉疴④，并登寿域⑤。或亦济人利世之一端也夫。

道光十一年新正上元同里后学祁尔诚谨序

4.版本介绍与推荐

《傅青主女科》现存版本多达67种，包括道光间太邑友文堂刻本、祁尔诚刻本、澧州刻本、江南吴康古刻本、咸丰间古长安乐知草堂刻本、大兴官彤绅刻本、江都官署刻本，亦有同治间刻本、光绪间刻本、上海图书集成印书局铅印本等。

推荐版本：

①《傅青主女科校释》（清）傅山撰，何高民校注，太原：山西人民出版社，1984。此书以张凤翔《傅青主女科》刻本为底本，参考祁尔诚、陆懋修的重刻本和《辨证录》《辨证奇闻》中的"妇科门"进行校订、改编和补充，并编附"汤头歌诀"，便于理解记诵。

②《傅青主女科》（清）傅山撰，鲁兆麟、图娅点校，沈阳：辽宁科学技术出版社，1997。此书以光绪七年（1881年）羊城五福堂刻本为底本，参照《世补斋医书·后集》陆懋修重刻本和同治八年（1869年）湖北崇文书局刻本为主校本进行点校。

参考文献

[1]冯华.《傅青主女科》的整理研究[D]. 黑龙江中医药大学，2008.

[2]尹香花.《傅青主女科》文献研究及导师对其临床运用总结[D]. 湖南中医药大学，2007.

---

① 贻误：耽误。
② 尝（cháng）：曾经。
③ 觏（gòu）：遇见。
④ 沉疴（kē）：久治不愈的疾病。
⑤ 寿域：长寿的境地。

《医学源流论》

(清·徐大椿编撰)

1.《医学源流论》

1.1 书籍简介

《医学源流论》成书于清乾隆二十二年（1757年），共2卷。徐氏针对当时医界的现状和某些弊端，结合《内经》《伤寒论》等经典著作及历代名家贤言，论述了医学的诸多见解，阐释个人的鲜明观点，以正异说，明其渊源，故称为《医学源流论》[1]。该书充分反映了作者的理论建树和学术思想，集中了作者一生治医的主要心得体会，立言通达平正，议论切中时弊，个人观点鲜明，发前人之未发，言常人所不敢言，于微细疑难屡有争议之处辨析尤为着力，对当今中医理论及临床有较大的参考价值，堪称"徐大椿医学论文集"[2]。

清代纪昀评论此书："持论多精凿有据，切中庸医之弊。"

1.2 原文整体框架

《医学源流论》分上下两卷，共载文章99篇，主要论述祖国医学源流的得失利弊、理法方药的临床应用以及有关医德等方面的问题。

上卷为经络脏腑、脉、病、方药，下卷为治法、书论（并各科）、古今。

2.作者简介

徐大椿（1693—1771年），又名大业，字灵胎，晚年筑室七子山，隐于洄溪，号洄溪老人，吴江陵镇（今属江苏省）人，清代著名医家，著有《难经经释》《神农本草经百种录》《医贯砭》《伤寒类方》《兰台轨范》《慎疾刍言》和《医学源流论》等。他自幼习儒，旁及百家，聪明过人，中年时因家中数人连遭病患，相继故去，遂弃儒习医。他行医五十年，临床经验丰富，治疗不拘成法，重视理论研究，有批判精神。

3.序文

医,小道也,精义也,重任也,贱工也。古者大人之学,将以治天下国家,使无一夫不被其泽,甚者天地位而万物育,斯学者之极功也。若夫日救一人,月治数病,顾此则失彼,虽数十里之近,不能兼及。况乎不可治者,又非使能起死者而使之生,其道不已小乎?虽然,古圣人之治病也,通于天地之故,究乎性命之原,经络、脏腑、气血、骨脉,洞然如见,然后察其受病之由,用药以驱除调剂之。其中自有玄机妙悟,不可得而言喻者,盖与造化相维,其义不亦精乎?道小,则有志之士有所不屑为;义精,则无识之徒有所不能窥也。人之所系,莫大乎生死。王公大人,圣贤豪杰,可以旋转乾坤,而不能保无疾病之患。一有疾病,不得不听之医者,而生杀唯命矣。夫一人系天下之重,而天下所系之人,其命由悬于医者。下而一国一家所系之人更无论矣,其任不亦重乎?而独是其人者,又非有爵禄道德之尊,父兄师保之重。既非世之所隆,而其人之自视,亦不过为衣食口腹之计。虽以一介之微,呼之而立至,其业不甚贱乎?任重,则托之者必得传人;工贱,则业之者必无奇士。所以势出于相违,而道因之易坠也。余少时颇有志于穷经,而骨肉数人疾病连年,死亡略尽。于是博览方书,寝食俱废。如是数年,虽无生死骨肉之方,实有寻本溯源之学。九折臂而成医,至今尤信。而窃慨唐宋以来,无儒者为之振兴,视为下业,逡巡失传,至理已失,良法并亡,愬①然伤怀,恐自今以往,不复有生人之术。不揣庸妄,用敷厥言,倘有所补所全者,或不仅一人一世已乎?

乾隆丁丑秋七月洄溪徐大椿书于吴山之半松书屋[2]

4.版本介绍与推荐

《医学源流论》现存版本有清乾隆二十二年丁丑(1757年)半松斋刻本、乾隆刻本、日嘉永五年壬子博采药室刻本、清同治十二年癸酉(1873年)湖北崇文书局刻本、清光绪十八年壬辰上海图书集成印书局铅印本、清光绪三十三年丁未(1907年)上海六艺书局石印本、清刻本、四库全书本等[2]。

推荐版本:

①《医学源流论》(清)徐灵胎著;万芳整理,北京:人民卫生出版社,2007。此书以《医学源流论》单行本半松斋初刻本为底本,以清乾隆年半松斋刻本《徐氏医书六种》和清同治三年甲子(1864年)刻本《徐灵胎十二种全集》中《医学源流论》本为主校本,参照经典医籍相关内容进行校勘。

---

① 愬(rù):音逆,忧思。

②《医学源流论》(清)徐灵胎著,古求知校注,北京:中国医药科技出版社,2019。此书以乾隆二十二年半松斋初刻印行版为底本,版样多经徐氏本人及子弟校正,最易窥见本来面目。校本则选择四库全书本,同时参照《内经》《伤寒论》等医籍相关内容进行校勘。

参考文献

[1]（清）徐灵胎著. 万芳整理. 医学源流论[M]. 北京：人民卫生出版社，2007.
[2]（清）徐灵胎著. 古求知校注. 医学源流论[M]. 北京：中国医药科技出版社，2019.

《温病条辨》

（清·吴瑭编撰）

1.《温病条辨》

1.1 书籍简介

《温病条辨》成书于清嘉庆三年（1798年），共6卷[1]。该书仿《伤寒论》体例，分条列论，以求简要易诵，又于各条之下详加辨析议论，故以"条辨"名书[2]。此书总以三焦辨证为纲，表明多种温病的各类证候；以条文形式论述各类证候的辨证论治，并在条文后自加分注、按语、方论、分析病机及方药配伍原则，建立了完全独立于伤寒的温病学说体系，是一部在理论和临床实践中都有重大指导意义的温病学著作，在中医学的发展史上占有重要地位[1]。

1.2 原文整体框架

《温病条辨》全书共6卷，共计206条，208方。卷首为"原病篇"，引《内经》以求温病之源；卷1～3分上、中、下三焦，详论温病证治，为全书中心内容；卷4杂说，论述救逆及病后调治法；卷5解产难，专论产后调治与产后惊风诸症；卷6解儿难，专论小儿急慢惊风、痘证等。

2.作者简介

吴瑭（1758—1836年），字佩珩，号鞠通，江苏淮安府山阳县（今淮阴市）人，清代温病学家。19岁时其父因病而死，因广购医书，研读中见张仲景《伤寒论》序中有"外逐荣势，内忘身命"之论，遂慨然弃儒从医。吴氏采集历代医者著述，去粗取精，结合自己的心得体会，提出"治上焦如羽，治中焦如衡，治下焦如权"的三大治则；基于长期学识积累和丰富的治疗经验，创立了温病"三焦学说"，并结合"卫、气、营、血"理论，创造性地提出温病辨证论治的纲领和方法，为温病诊治确立了理论体系、治疗法则，也使中医学在外感病和热性病方面的辨证纲领和治疗法则得到了进一步完善。

3.序文（自序）

夫立德、立功、立言①，圣贤事也。瑭何人斯，敢以自任？缘瑭十九岁时，父病年余，至于不起，瑭愧恨难名，哀痛欲绝，以为父病不知医，尚复何颜立天地间，遂购方书，伏读于苫块②之余，至张长沙"外逐荣势，内忘身命"之论，因慨然弃举子业，专事方术。越四载，犹子③巧官病温，初起喉痹，外科吹以冰硼散，喉遂闭，又遍延诸时医治之，大抵不越双解散、人参败毒散之外，其于温病治法，茫乎未之闻也，后至发黄而死。瑭以初学，未敢妄赞一词，然于是证，亦未得其要领。盖张长沙悲宗族之死，作《玉函经》，为后世医学之祖。奈《玉函》中之《卒病论》亡于兵火，后世学者无从仿效，遂至各起异说，得不偿失。又越三载，来游京师，检校《四库全书》。得明季吴又可《温疫论》，观其议论宏阔，实有发前人所未发，遂专心学步焉。细察其法，亦不免支离驳杂，大抵功过两不相掩，盖用心良苦，而学术未精也。又遍考晋唐以来诸贤议论，非不珠璧琳琅，求一美备者，盖不可得，其何以传信于来兹！瑭进与病谋，退与心谋，十阅春秋，然后有得，然未敢轻治一人。癸丑④岁，都下温疫大行，诸友强起瑭治之，大抵已成坏病，幸存活数十人。其死于世俗之手者，不可胜数。呜呼！生民何辜，不死于病而死于医，是有医不若无医也。学医不精，不若不学医也。因有志采辑历代名贤著述，去其驳杂，取其精微，间附己意，以及考验，合成一书，名曰《温病条辨》，然未敢轻易落笔。又历六年，至于戊午⑤，吾乡汪瑟庵先生促瑭曰：来岁己未⑥，湿土正化，二气中温厉大行，子盍速成是书，或者有益于民生乎！瑭愧不敏，未敢自信，恐以救人之心，获欺人之罪，转相仿效，至于无穷，罪何自赎哉！然是书不出，其得失终未可见。因不揣固陋，黾勉成章，就正海内名贤，指其疵谬，历为驳正，将万世赖之无穷期也。

淮阴吴瑭自序

4.版本推荐与介绍

《温病条辨》版本有清嘉庆十八年（1813年）问心堂刻本，光绪十年（1983

---

① 立德、立功、立言：指树立道德规范、建立丰功伟业、创立独特学说等垂世不朽的事业，谓之三不朽。
② 苫（shān）块：即寝苫枕块的略称。古人从父母之丧起，至入葬期间，不住寝室，而以草垫为席，土块为枕。故苫块泛指居父母之丧。
③ 犹子：侄子。
④ 癸丑：1793年。
⑤ 戊午：1798年。
⑥ 己未：1799年。

年）图书集成印书局铅印本，1954年上海锦章书局石印本，1955年上海中医书局影印本，1995年人民卫生出版社重印本等[3]。

推荐版本：

《六经辨证解温病：胡希恕温病条辨讲义》（清）吴鞠通著，胡希恕校注，北京：中国中医药出版社，2015。此书以问心堂版本为底本，按"六经—八纲—方证"的伤寒理法及"按语"的方式评说《温病条辨》上中下三焦篇章，删去序言、凡例、原病篇、杂说、解产难、解儿难及文中所夹朱评、汪按、征按。

参考文献

[1]（清）吴鞠通著，闫松主编. 温病条辨[M]. 北京：线装书局，2012.

[2]张志斌. 吴瑭及其《温病条辨》的学术思想研究[J]. 浙江中医杂志，2008（1）：1-4.

[3]（清）吴鞠通著，图娅点校. 温病条辨[M]. 沈阳：辽宁科学技术出版社，1997.

《医林改错》

(清·王清任编撰)

1.《医林改错》

1.1 书籍简介

《医林改错》刊行于1830年，共2卷。作者开篇指出"自恨著书不明脏腑，岂不是痴人说梦，治病不明脏腑，何异于盲子夜行"，故该书主要为纠正中医解剖学、生理学的某些谬误而作。书中详细描述了脏腑和某些器官的解剖部位、形态，并一一绘制图谱，对古代脏腑图中的一些错误进行了纠正与澄清；同时在书中展现了其在认识、诊断、辨证用药治疗血瘀证方面的学术思想，是一部集活血化瘀大成之作，也是我国中医解剖学上具有重大革新意义的著作。书中记述半身不遂等病症的瘀血病机及辨证治疗，并对人体气血理论进行了深刻阐述，其所创立的血府逐瘀汤、少腹逐瘀汤和补阳还五汤等方剂，后世广为流传[1]。

1.2 原文整体框架

《医林改错》共分上、下两卷，载方33首，约五万字。

上卷绘有"古人所绘脏腑图"和王清任"亲见改正脏腑图"，论述了对脏腑解剖和某些生理功能的认识，此外还论述了血瘀形成的病理及50种血瘀之证。下卷记载了王氏临床诊治中运用气血学说对半身不遂、瘫痪、小儿抽风、痘症、女子不孕等50多种病症的证治经验、心得体会与治疗方法，并基于脏腑解剖中所见瘀血情况，充实和丰富了活血化瘀理论，创力益气活血化瘀方32首。

2.作者简介

王清任（1768—1831年），名全任，字勋臣，直隶省（今河北省）玉田人，清代医学家。青年时即精心学医，并于北京"知一堂"行医，以医技名噪京师。因其精究岐黄，于古书中对人体构造与实际情况不符，颇有微词，并敢于提出修正批评，其革新精神甚得好评。王清任谓"著书不明脏腑，岂非痴人说梦；治病不明脏腑，何异盲子夜行"，故精心观察人体之构造，并绘制图形，纠正前人错误，写成

《医林改错》，阐明了"业医诊病，当先明脏腑"和"治病之要诀，在明白气血"的学术观点。

3. 序文

3.1 自序

余著《医林改错》一书，非治病全书，乃记脏腑之书也。其中当尚有不实不尽之处，后人倘遇机会，亲见脏腑，精察增补，抑又幸矣！记脏腑后，兼记数症，不过示人以规矩，令人知外感内伤，伤人何物；有余不足，是何形状。至篇中文义多粗浅者，因业医者学问有浅深也；前后语句多复重者，恐心粗者前后不互证也。如半身不遂内有四十种气亏之症①，小儿抽风门有二十种气亏之症，如遇杂症，必于六十种内互考参观，庶免谬误。望阅是书者，须详审焉。[2]

玉田王清任书

3.2 张序②

医，仁术也。乃或术而不仁，则贪医足以误世；或仁而无术，则庸医足以杀人。古云不服药为中医，盖诚虑乎医之仁术难兼也，至于稍读方书，即行市道，全无仁术，奚以医为？余来粤数年，目击此辈甚众，辄有慨乎其中。每遇救急良方，不惜捐赀购送。今于癸丑四月，适闻佛山友人有幼子患症，医以风药投之，竟至四肢抽搐，口眼歪斜，命垂旦夕，忽得一良方，一剂稍愈，三服霍然。又有人患半身不遂者十余年，得一良方，行走如故。余甚奇之，再四访求，始知二方皆出自《医林改错》一书。遍求得之，历试多验。因于公余沉潜反复，颇悟其旨。窃叹此书之作，直翻千百年旧案，正其谬误，决其瑕疵，为稀世之宝也，岂非术之精而仁之至哉！余不忍秘藏，立刊布以公于世。使今人得悉脏腑经络之实，而免受庸医之误。亦不负王勋臣先生数十年济世之苦心矣。愿同志君子勿视为寻常善书，幸甚！幸甚！[3]

咸丰癸丑仲夏顺天张润坡识

3.3 刘序

丁未之秋，寄迹吴门。适同乡焦子浚文来，手执脏腑全图，乃勋臣王先生《医林改错》之稿也。脏腑图汉魏以来，医家所习见，何异乎尔？异乎勋臣先生所绘之图与古人殊也。脏腑人人皆同，勋臣背古以传图，得毋炫奇立异乎？曰：否，不然

---

① 四十种气亏之症：症，指症状。见"半身不遂论"中，口眼歪斜、口角流涎、大便干燥、小便频数遗尿不禁、语言謇涩、口噤咬牙等六种，以及记未病以前形状的三十四种，共四十种。

② 张序：原书为"重刊医林改错缘起"。

也。古人之图传其误，勋臣之图传其信。天下物理之是非，闻虚而见实，寡见独虚，多见为实。古人窃诸刑余之一犯，勋臣得诸亲见之百人。集数十载之精神，考①正乎数千年之遗误。譬诸清夜钟鸣，当头棒喝，梦梦者皆为之唤醒焉。医书汗牛充栋，岂尽可征。然非善读书者，独具只眼，终为古人所牢笼，而潜受其欺。孟子曰：吾于武城取二三策。武城周书也，孟子周人也，当代之书，独且不可尽信，况远者乎！是书绘图文说，定方救逆，理精识卓，绝后空前。可为黄帝之功臣，即可为长沙之畏友。抑又闻之，叶氏《指南》有久病入络之说。徐氏非之，不知入络即血瘀也。今勋臣痛快言之，而《指南》入络之说益明。坊友汪子维之见而悦之，开雕梨枣，以公诸世，斯真能刊录善书者也。是为序。[3]

道光戊申中秋日上元后学小窗氏刘必荣识

3.4 知非子序②

余读勋臣先生《医林改错》一书，而叹天下事，有人力为之者，有天意成之者，先生是书，功莫大于图绘脏腑诸形。其所以能绘诸形者，则由于亲见，其所以得亲见者，则由于稻地镇之一游也。此岂非天假之缘，而使数千载之误，由先生而正之哉！惟隔膜一事，留心三十年，未能查验的确。又得恒敬公确示一切，而后脏腑诸形得以昭晰无疑，此非有天意玉成其间哉！至先生立方医疾，大抵皆以约治博。上卷著五十种血瘀之症，以三方③治之。下卷论半身不遂，以一方④治之。并审出未病以前四十种气虚之形症，非细心何能至此。论吐泻转筋，治分攻补两途，方由试验中来；论小儿抽风非中风，以大补元气一方⑤治之；以不能言之儿，查出二十种气虚之形症，平素细心不问可知；论痘非胎毒、痘浆非血化，以六方⑥治古人不治之六十种逆痘，颇有效者。先生之书，大抵补前人之未及，而在气虚血瘀之症为多，今特揭诸篇首。[4]

知非子书

4.版本介绍与推荐

《医林改错》初刻本为清道光十年庚寅（1830年）三槐堂书坊的三槐堂初刻本，为后世一切翻刻本之祖本。

---

① 考：原文作"攷"，与考同。
② 知非子序：原作"医林改错叙"，为与前张序、刘序相应而改。
③ 三方：指通窍活血汤、血府逐瘀汤、膈下逐瘀汤。
④ 一方：指补阳还五汤。
⑤ 一方：指可保立苏汤。
⑥ 六方：指通经逐瘀汤、会厌逐瘀汤、止泻调中汤、保元化滞汤、助阳止痒汤、足卫和荣汤。

推荐版本：

《医林改错》（清）王清任著，穆俊霞、张文平校注，北京：中国医药科技出版社，2011。本版本以《四库全书》收录三槐堂书坊刊本为底本，主校本为周计春点校本和1956年上海卫生出版社版本，同时参考1966年上海科学技术出版社版本和1976年人民卫生出版社版本。

参考文献

[1]（清）王清任著．鲁兆麟主校．医林改错[M]．沈阳：辽宁科学技术出版社，1997．
[2]（清）王清任著．郭霞珍注评．医林改错白话解[M]．北京：人民军医出版社，2007．
[3]（清）王清任著．周计春点校．医林改错[M]．北京：人民军医出版社，2007．
[4]（清）王清任著．李天德，张学文整理．医林改错[M]．北京：人民卫生出版社，2005．

《理瀹骈文》二则

(清·吴师机编撰)

1.《理瀹骈文》二则

1.1　书籍简介

《理瀹骈文》又称《外治医说》,成书于清同治四年(1865年)。吴师机取"医者理也,药者瀹也"之意,撰文采用"骈体文",故题名《理瀹骈文》。此书为吴氏一生外治经验的总结,书中详细记述膏药外治和温热疗法等数十种外治方法的具体运用,不仅能用于痈疽疔肿等外科诸证的治疗,还能广泛用于内外妇儿等各种疾患的治疗。此书的问世,标志着中医外治体系的发展与成熟,对中医外治法的发展作出了重大贡献[1-2]。

1.2　原文整体框架

《理瀹骈文》全书不分卷,无目录,分为"略言""续增略言""理瀹骈文"和"存济堂药局修合施送方并加药法"四大部分。骈文体例,内容丰富。

"略言"与"续增略言"概述内病外治的源流及原理,议论透彻,浅显易懂;"理瀹骈文"详述六淫、脏腑、妇科、儿科等多科病证的外治法,并附治方,随证列法。"存济堂药局修合施送方并加药法"为21首膏剂良方,随附施治法及《治心病方》一文。清代王宗寿鉴于吴氏外治法多指经穴贴膏敷药,恐病人取药方而不知各穴位或错误施治,故附"铜人图经穴考"于其后。

2.作者简介

吴师机(1806—1886年),原名樽,又名安业,字尚先,晚号潜玉居士。浙江钱塘(今杭州市)人,清代著名的中医外治法医家。吴氏自幼习儒,29岁中举,战乱时自制膏药为人治病。吴氏精习经典,旁通诸家,潜心研制外治之法,行医济世,治学严谨,并总结其十余年的外治经验,著成《外治医说》一书,刊成后易名《理瀹骈文》。书中介绍了外治法的历史,阐述了外治法的理论依据,以及膏药的制法、用法、治疗范围、治疗作用等,对发展中医的外治法做出了杰出的贡献,故后人尊称他为"外治之宗"。

3.原文

(一)

干戈未靖①，乡村尚②淹。瞻望北斗，怀想西湖。愁闻庚子《哀赋》③，怕览陶公《归辞》④。案有医书，庭多药草。幸晨夕之闲暇，借方技以消磨。地去一二百里，人来五六十船⑤。未挹⑥上池之水，空悬先天之图⑦。笑孟浪而酬塞⑧，愧不良而有名。徒以肺腑无言⑨，且诿毫毛是视。浮、沉、迟、数之不明，汗、吐、下、和之弗问⑩。或运以手⑪，或点其背⑫。膏既分傅，药还数裹。爱我者见而讶之，忌我者闻而议⑬之。然而非萧敌鲁⑭之明医，讵⑮能知病？比羊叔子⑯之馈药，要不酖⑰人？寄诸远道，偶同段翳⑱之缄封；平以数句，非必陈珪之缝合⑲。时无上工十全⑳，聊作穷乡一剂。[3]

(二)

嗟呼！金液㉑徒闻，玉版㉒空在。三医之谒㉓，谁是神手？一药之误，每欲噬

---

① 干戈未靖：指咸丰三年（1853年）太平天国农民起义军攻占南京、扬州，吴师机一家从扬州搬迁至泰州乡下居住。干戈，指战争。
② 淹：淹没。
③ 庚子《哀赋》：指庾信《哀江南赋》。庾信，字子山，梁南阳新野（今属河南省）人。善作宫体诗，风格华艳，有《庾子山集》。
④ 陶公《归辞》：指陶渊明《归去来兮辞》。陶渊明，一名潜，字符亮，晋代浔阳柴桑（今江西省九江市）人。善诗歌，内容真切，风格朴素，富于情感，有《陶渊明集》。
⑤ 地去一二百里，人来五六十船：据作者自述，到他那里看病的人，方圆一二百里，每天都有五六十船，最多的时候一个月曾治过两万多人次。
⑥ 挹（yì）：舀取。
⑦ 先天之图：语见《医学入门》。喻诊脉如观先天之图，非心清气定者不能察。先天之图，即八卦。
⑧ 孟浪而酬塞：鲁莽粗心，敷衍塞责。梁简文帝《劝医论》："理疾者众，必孟浪酬塞。"
⑨ 肺腑无言：谚曰："脏腑而能语，医师色如土。"
⑩ 浮、沉、迟、数之不明，汗、吐、下、和之弗问：意为看病毋须切脉，也不需要讲究汗吐下和等治病方法。
⑪ 运以手：指用手按摩。运，运转，此指按摩。
⑫ 点其背：在背部点明（贴膏药的）部位。
⑬ 议：非议。
⑭ 萧敌鲁：萧敌鲁不是医生，疑为耶律敌鲁之误。《辽史》有《耶律敌鲁传》言其精于医。
⑮ 讵：岂。
⑯ 羊叔子：名祜（hù），晋南城（今山东省费县）人，以清德闻于世。羊叔子馈药事见《晋书·羊祜传》。
⑰ 酖（zhèn）："鸩"的异体字。毒害。
⑱ 段翳：字符章，广汉新都（今属四川省）人。段翳缄封事见《后汉书·段翳传》。
⑲ 陈珪：暗喻华佗。缝合：语见《华佗传》中"麻沸散"一段。
⑳ 上工十全：即"十全之上工"。为了与"穷乡一剂"对仗而将定语后置。
㉑ 金液：指金浆玉醴。
㉒ 玉版：指《素问·玉版论要》和《灵枢·玉版》篇。
㉓ 三医之谒：事见《列子·力命》，三医，指矫氏众医、俞氏良医、卢氏神医。

脐①。凤披古籍，仰企前修②。李元忠③研习积年，高若讷④兼通诸部。慨此事之难知⑤，觉而方之非是⑥。昌阳、豨苓⑦，欲反韩公之论⑧；楮实、姜豆，恨乏廷绍之才⑨。因思合欢蠲忿，萱草忘忧，博物者⑩讵必应病投药？艾炷灸额，瓜蒂歕鼻⑪，知名者⑫何曾诊脉处汤？是以慕元化之术，傅神膏于汉季；不复避韩皋之讳⑬，嫌膏硬于天寒。今夫慑于势者⑭，必不能尽其意；狃于习者⑮，亦无以得其心。是以郭玉治病，多在贱贫；元素⑯处方，自为家法。[3]

4.版本介绍与推荐

《理瀹骈文》目前版本有同治云蓝阁刊本、光绪元年刊本、光绪七年刊本、光绪十二年扬州刊本等。

推荐版本：

①《理瀹骈文》（清）吴尚先著，赵辉贤注释，北京：人民卫生出版社，1984。此书以人民卫生出版社1955年影印本为底本，再以同治三年甲子刊本、同治四年乙丑刊本、同治十二年癸酉刊本以及光绪五年己卯王雁臣婺源刊本为参本，互相校勘，注意订正错误之处，并于注解中注明，以便读者稽查。

②《理瀹骈文》（清）吴尚先著，步如一等校注，北京：中国中医药出版社，1995。此书以清光绪元年乙亥（1875年）补刊膏方本（板藏扬州南皮市街武林云蓝

---

① 噬（shì）脐：比喻后悔莫及。
② 前修：前代的贤人。
③ 李元忠：北齐赵郡柏人（今河北省唐山市）人。据说李元忠因母老多疾，乃专心医学，研习数年，遂精于方技。为人仁恕，见有疾者，不问贵贱，皆为救疗（见《北齐书·李元忠传》）。
④ 高若讷：北宋并州榆次（今山西榆次）人。据《宋史·高若讷传》载："若讷强学善记，自秦汉以来诸传记无不该通。因母病遂兼通医书，虽国医皆屈伏。"
⑤ 此事之难知：暗含《此事难知》一书之名。元代王好古撰《此事难知》二卷，编集其师李杲的医学论述，以及有关辨证、治法等内容。此事，指医学理论。
⑥ 而方之非是：这是用暗典。《史记·扁鹊仓公列传》：庆（公乘阳庆）谓意（淳于意，即仓公）曰："尽去而方书，非是也。"而，你。
⑦ 昌阳：即菖蒲，久服可以延年。豨苓：即猪苓，主渗泄。
⑧ 欲反韩公之论：想要推翻韩文公的论断。韩公，即韩愈。韩愈《进学解》说："訾医师以昌阳引年，欲进其豨苓也。"意为作者用膏药治病，会被人讥为服豨苓延年，故而说"欲反韩公之论"。
⑨ 恨乏廷绍之才：意为自恨缺乏吴廷绍的才识。这是作者自谦之词。吴廷绍，五代南唐时医家。据《十国春秋》载："吴廷绍曾以楮实汤治愈李升的喉噎，以甘（骈文误作姜）豆汤治愈冯延巳的脑痛。"
⑩ 博物者：此指药物知识广博的医生。
⑪ 瓜蒂歕鼻：谓用瓜蒂散喷鼻取嚏。歕，同"喷"。
⑫ 知名者：指懂得这些治法名称的人。
⑬ 韩皋：字仲闻，唐代人。讳：忌讳。据说韩皋有疾，请医诊治，医曰天寒膏硬，皋不悦。因为寒膏与韩皋同音，医生冒犯了他的名讳。
⑭ 慑（shè）于势者：指慑服于权势的医生。慑，恐惧，害怕。
⑮ 狃（niǔ）于习者：指墨守成规只知按老习惯治病的医生。狃，拘泥，因袭。
⑯ 元素：即张元素，字洁古，金代著名医学家。据《金史·张元素传》载："（元素）平素治病不用古方，其说曰：'运气不齐，古今异轨，古方新病不相能也。'自为家法云。"

阁）为底本，以清光绪七年辛巳（1881年）广州爱育堂刻本和清光绪十二年丙戌（1886年）扬州存剂堂补刻本为校本进行校注，改竖排为横排，并特补编目录以方便读者检阅。

参考文献

[1]马艾菲. 从《理瀹骈文》探讨穴位敷贴的理论与方法[D]. 中国中医科学院，2009.

[2]林良才. 《理瀹骈文》对中医皮肤病学外治法发展的贡献之分析与研究[D]. 广州中医药大学，2005.

[3]（清）吴尚先著. 赵辉贤校注. 理瀹骈文[M]. 北京：人民卫生出版社，1984.

《血证论》

(清·唐宗海编撰)

1.《血证论》

1.1 书籍简介

《血证论》成书于清光绪十年（1884年），共8卷，是一部中医血证学说专著。作者在总结《黄帝内经》与张仲景理论的基础上，采纳历代医家和学术流派的精华，结合"医易"、"六经气化"以及临床经验，论述了血证的病因、病机及其诊治，阐发心得，并有发明之处。他主张以调气和气为主要原则，以和法为治血之第一良法，并对出血之证提出四大治则，即止血、消瘀、宁血、补血，填补了当时中医系统治疗血证著作的空白。至今，《血证论》仍对中医血证基础理论与临床应用具有重要的指导意义[1-4]。

1.2 原文整体框架

《血证论》全书共分8卷，主要围绕血证的病机、证候、鉴别和治疗进行论述，其内容及议论多为个人心得。

卷1为总论，分述阴阳水火气血、男女异同、脏腑病机、脉证生死、用药宜忌、补救论；卷2论述血上干证治，诸如吐、呕、咯、唾、咳血等血证14条；卷3为血外渗证治，有诸如汗血、血箭、血痣等7条；卷4为血下泄证治，有诸如便血、便脓、尿血等6条；卷5为血中瘀血论治，有诸如瘀血、蓄血、血臌等5条；卷6为失血兼见诸证，有痨瘵、咳嗽、发热等40余条；卷7～8编列本书应用的方剂201首，并附以方解。

2.作者简介

作者唐宗海，见《本草问答》之作者简介。

3.序文（自序）

先君子体羸善病，故海早岁即习方书，有恙辄调治之。癸酉六月，骤得吐血，继复转为下血。查照各书，施治罔效，延请名宿，仍无确见，大约用调停之药，以俟①病衰而已。因此遍览方书，每于血证，尝三致意。时，里中人甚诩乡先辈杨西山先生所著《失血大法》，得血证不传之秘，门下抄存，私为鸿宝。吾以先君病，故多方购求，仅得一览。而其书议论方药，究亦未能精详，以之治病，卒鲜成效。乃废然自返，寝馈于《内经》、仲景之书，触类旁通，豁然心有所得，而悟其言外之旨，用治血证十愈七八。今先君既逝，而荆妻冯氏又得血疾，亲制方剂，竟获安全。慨然曰：大丈夫不能立功名于天下，苟有一才一艺，稍足补救于当时，而又吝不忍传，陋哉！爰将失血之证，精微奥义，一一发明，或伸古人所欲言，或补前贤所未备，务求理足方效，不为影响之谈。书成，自顾而转憾悟道不早，不能延吾父之寿也。然犹幸此书之或可以救天下后世也。

时光绪十年岁在甲申重九后一日容川唐宗海自叙

4.版本介绍与推荐

《血证论》版本有清光绪十年甲申（1884年）刻本，即首版；光绪十六年庚寅（1890年）唐氏刻本；光绪十九年癸巳（1893年）湖北郧县署重刻本；光绪二十年甲午（1894年）申江褒海山房石印本；光绪三十二年丙午（1906年）善成堂重校本；光绪三十四年戊申（1908年）上海千顷堂石印本等。

推荐版本：

《血证论》（清）唐宗海著，欧阳兵等校注，天津：天津科学技术出版社，2000.此版以1908年上海千顷堂书局石印本为底本，1890年唐氏刻本为主校本，1937年上海中国文学书局铅印本《中西汇通医书五种》之《血证论》为参校本。

参考文献

[1]王蜀嘉.以唐容川《血证论》为基础探讨中医血证的诊断学特色[D].北京中医药大学，2016.
[2]郭珊珊.唐宗海《血证论》及陈志雄治疗ITP的中药用药规律研究[D].广州中医药大学，2017.
[3]陈宇谨.唐容川《血证论》学术思想研究[D].中国中医科学院，2008.
[4]刘伟.《血证论》对当代血液病血证中医治法方药的影响[D].新疆医科大学，2007.

---

① 俟：等待。

《医学衷中参西录》

(清末民初·张锡纯编撰)

1.《医学衷中参西录》

1.1 书籍简介

《医学衷中参西录》又名《衷中参西录》，1918—1934年分7期陆续刊行，共30卷。"衷中参西"是张锡纯医学思想学术核心，以中医理论为其思想的出发点和立足点，衷中参西，中西汇通。此书是张锡纯一生临床经验和医学思想的结晶，堪称"理论联系实际的典范"，其在中西医汇通思想基础上充分发挥生石膏治疗热病的功效，曾创制"阿司匹林石膏汤"，为"西药中药化"开了先河[1]。书中内容丰富，大胆创新，在医林中影响颇深，被誉为"医学中第一可法之书""医家必读之书"和"至贵至宝之救命书"。

1.2 原文整体框架

《医学衷中参西录》全书共7期，30卷。第1～3期合编为医方，按治阴虚劳热、治喘息、治消渴、治淋浊等证候分34类，收录奇效验方180余首；第4期为中西药物讲义，介绍中药80余味，常用西药近50味；第5期为医论医话；第6期为医案，载虚劳喘嗽、血病、肢体疼痛等临床验案百余则；第7期为伤寒论讲义，系张氏去世后，其子张荫潮整理遗稿后付梓而成，并附温病遗方8首。

2.作者简介

张锡纯（1860—1933年），字寿甫，原籍山东诸城，河北省盐山县人，近现代中国中医学界的医学泰斗，是我国近代中西医汇通学派的主要代表人物。自幼熟读六经，兼学医理。壮年淡于功名，有感于范仲淹"不为良相，则为良医"之说，专攻医学，悬壶乡里。行医生涯中尊古而不泥古，反对崇古泥古，故步自封，并崇尚实验。毕生从事临床与研究著述，他在沈阳创办中国第一间中医医院——立达中医院，后定居天津，晚年创立国医函授学校，培养了大量医学人才。19世纪西医大规模传入中国，传统的中医理论受到猛烈的冲击，他力求"主西医之所长，补中医之所短",并认为:"西医之理多包括中医之理,沟通中西医原非难事。"即中医学者不仅要吸取西医之长,且不能拘泥于《黄帝内经》,要对古人的理论扩充变化,只有创新才能更好地发展。

3.序文(自序)

人生有大愿力,而后有大建树。一介寒儒,伏处草茅,无所谓建树也,而其愿力固不可没也。老安友信少怀,孔子之愿力也;当令一切众生皆成佛,如来之愿力也。医虽小道,实济世活人之一端。故学医者,为身家温饱计则愿力小;为济世活人计则愿力大。而此愿力之在锡纯,又非仅一身之愿力,实乃祖训斯绍也。锡纯原籍山东诸城,自前明迁居直隶盐山边务里,累世业儒。先祖友三公缵修家乘,垂训来兹,谓凡后世子孙,读书之外,可以学医。盖即范文正公"不为良相,必为良医"之意也。锡纯幼时,从先严丹亭公读书,尝述斯言以教锡纯。及稍长,又授以方书,且为指示大意。谓诵读之暇,游艺于此,为益良多,且又遵祖训也。特当时方习举子业,未能大致力于斯耳。后两试秋闱不第,虽在壮年,而淡于进取。遂广求方书,远自农轩,近至国朝著述诸家,约共搜阅百余种。知《本经》与《内经》,诒之开天辟地之圣神,为医学之鼻祖,实即为医学之渊海也。迨汉季张仲景出,著《伤寒》《金匮》两书,为《本经》《内经》之功臣。而晋之王叔和,唐之孙思邈、王焘,宋之成无己,明季之喻嘉言,又为仲景之功臣。国朝医学昌明,人才辈出,若张志聪、徐大椿、黄元御、陈念祖诸贤,莫不率由仲景上溯《本经》《内经》之渊源,故其所著医书,皆为医学正规。特是自晋、唐迄今,诸家著述,非不美备,然皆斤斤以传旧为务,初未尝日新月异,俾吾中华医学渐有进步。夫事贵师古者,非以古人之规矩、准绳限我也,惟藉以瀹我性灵,益我神智。迨至性灵神智,洋溢活泼,又贵举古人之规矩、准绳而扩充之、变化之、引伸触长之,使古人可作,应叹为后生可畏。凡天下事皆宜然,而医学何独不然哉!锡纯存此意念,以孜孜研究医学者有年,偶为人疏方,辄能得心应手,挽回沉疴。时先慈刘太君在堂,锡纯恐温清有缺,不敢轻应人延请。适有以急证相求者,锡纯造次未遽应。先慈谓锡纯曰:病家盼医如溺水求援,汝果能治,宜急往救之,然临证时,须多加小心,慎勿鲁莽误人。锡纯唯唯受教,自此临证者几无虚日,至今十余年矣。今汇集十余年经验之方,其屡试屡效者,适得大衍之倍数。方后缀以诠解与紧要医案,又兼采西人之说与方中义理相发明,缉为八卷,名之曰《医学衷中参西录》。有客适至,翻阅一过而问曰:观子之书多能发前人所未发,于医学诚有进化,然今凡百事皆尚西法,编中虽采取西人之说,而不甚采取西人之药,恐于此道仍非登峰造极也。答曰:中华苞符之秘,启自三坟,伏羲《易经》《神农本草经》《黄帝内经》是也。伏羲画《易》,在有文字之前,故六十四卦止有其象,而能包括万事万物之理，经文王、周公、孔子阐发之，而犹有余蕴。《本经》《内经》之包括医理，至精至奥，神妙无穷，亦犹《易经》之包括万事万物之理也。自周末秦越人后，历代诸贤，虽皆各有发明，而较之三圣人之阐发《易经》，实有不及，故其中余蕴犹多。吾儒生古人之后，当竟古人未竟之业，而不能与古为新，俾吾中华医学大放光明于全球之上，是吾儒之罪也。锡纯日存斯心，孜孜忘老，于西法医学，虽尝涉猎，实未暇将其药饵一一试验，且其药多系猛烈之品，又不敢轻于试验，何能多采取乎！然斯编于西法非仅采用其医理，恒有采其化学之理，运用于方药中者，斯乃合中西而融贯为一，又非若采用其药者，仅为记问之学也。特是学问之道，贵与年俱进，斯编既成之后，行将博览西法，更采其可信之说与可用之方，试之确有效者，作为续编。此有志未逮之事，或即有志竟成之事也。

巳酉孟春盐山张锡纯寿甫氏书于志诚堂

4.版本介绍与推荐

《医学衷中参西录》原书从1918—1934年分7期陆续刊行，至于第8期乃是张氏传人于1957年献出的遗稿[2]。现存几种近代及1949年后的铅印本[3]。

推荐版本：

①《重订医学衷中参西录》（清）张锡纯著，柳西河等重订，北京：人民卫生出版社，2006。原书共7期30卷，为方便读者阅读，以药物、方剂、医论、伤寒论、医案为目对其进行重订。

②《医学衷中参西录》（清）张锡纯著，李点、张宇清、魏一苇等整理，北京：化学工业出版社，2018。此书以1999年中医古籍出版社铅印版《中华医书集成》本为基础，以版本校勘为主，力求保持原书原貌，注意吸收古今医学界有关校勘、辨证、考异、订误等方面的研究成果，对底本中的错简、倒文、讹误、脱漏、衍文等，依参校本予以勘正。

参考文献

[1]柳红良，董斐. 基于中医理论探讨西药应用思维模式[J]. 中华中医药杂志，2020，35（6）：2715-2718.

[2]（清）张锡纯著. 王云凯等重校. 医学衷中参西录[M]. 石家庄：河北科学技术出版社，2002.

[3]高希言，朱平生，田力. 中医大辞典[M]. 太原：山西科学技术出版社，2017.

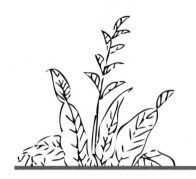

专论篇

《周礼·天官冢宰·医师》篇

(西周·周公撰)

本文收载于《周礼》第篇《天官冢宰》，讲述了当时的医事制度：医师负责主管医药政令，下设食医、疾医、疡医和兽医，分管王室的饮食配膳，治疗内外科各种疾病和兽病；建立年终考核制度，制定考核标准；确定诊断治疗的常规；规定死亡原因要上报和专业医务人员的配备编制等。充分说明早在两千多年前，我国医药学已达到一定的水平，卫生行政组织也已颇具规模，相当缜密[1]。

1.《周礼》

1.1 书籍简介

《周礼》，也称《周官》《周官经》，该书共6篇。涉及内容极为丰富，大至天下九州，天文历象；小至沟洫道路，草木虫鱼。凡邦国建制，政法文教，礼乐兵刑，赋税度支，膳食衣饰，寝庙车马，农商医卜，工艺制作，各种名物、典章、制度，无所不包，堪称"上古文化史之宝库"，且较为系统地记载了周代王室的官制、职掌和施政要领，是研究我国古代社会典章制度的重要文献之一。

1.2 书籍整体框架

《周礼》共6篇：《天官冢宰》《地官司徒》《春官宗伯》《夏官司马》《秋官司寇》《冬官司空》（早佚，汉时补以《考工记》）。六官分别为天、地、春、夏、秋、冬，显然是为了合天地四时之数。

2.作者简介

《周礼》是儒家经典，相传为西周时期的著名政治家、思想家、文学家、军事家周公所著，后有人考证，系为东周与春秋早期之作；亦有考证为西汉末王莽时期大儒刘向和其子刘歆的伪作（此书的作者及成书年代仍有争议，尚待考证）。

周公（生卒年不详），姓姬，名旦，又称叔旦，是西周时期的政治家、军事家、思想家、教育家，被尊为"元圣"，儒学先驱。周文王的第四子，周武王的同母弟。因采邑在周，称为周公。相传他制礼作乐，建立典章制度。其言论见于《尚书》诸篇。他是孔子最为敬佩的古代圣贤。

3.原文

医师掌医之政令①，聚毒药以共②医事。凡邦之有疾病者，疕疡者造焉③，则使医分而治之。岁终则稽④其医事，以制其食⑤：十全为上⑥，十失⑦一次之，十失二次之，十失三次之，十失四为下。

食医掌和王之六食、六饮、六膳、百羞、百酱、八珍之齐⑧。凡食齐眂春时⑨，羹齐眂夏时，酱齐眂秋时，饮齐眂冬时。凡和，春多酸，夏多苦，秋多辛，冬多咸，调以滑甘⑩。凡会膳食之宜⑪，牛宜稌，羊宜黍，豕宜稷，犬宜粱，雁宜麦，鱼宜苽。凡君子之食恒放⑫焉。

疾医掌养⑬万民之疾病。四时皆有疠疾⑭：春时有痟首疾⑮，夏时有痒疥疾⑯，秋时有疟寒疾⑰，冬时有嗽上气疾⑱。以五味、五谷、五药，养其病⑲；以五气、五

---

① 医师：众医之长，主管卫生行政。掌：主管。政令：行政措施与法令。
② 毒药：泛指有毒和无毒的药物。共：同"供"，供给。
③ 疾病：疾轻而病重。这里指内科疾病。疕疡：外科和伤骨科疾病。疕，头疮。又指秃疮。疡，疮痈。又指身体受伤。造焉：造于此。造，到……去。
④ 稽：考核。
⑤ 制其食：制定他们的俸禄。食，官吏的薪俸。
⑥ 十全为上：十个病人就诊都能治愈，算作上等。全，指痊愈。
⑦ 失：失误。指误治。
⑧ 食医：掌管调味和配食的医生，类似于营养师。和（hè贺）：调配。王：指周王，即周天子。六食：稌（tú，粳米）、黍（黍子，黏黄米）、稷（谷子，一说为高粱）、粱（上等小米）、麦、苽（gū，菰米）。六饮：水、浆（酸味的饮料，亦指清酒）、醴（甜酒）、醇（liáng，淡酒）、医（酒酿）、酏（yí，薄粥）。六膳：马、牛、羊、豕、犬、鸡。膳，指牲畜之肉。百羞：多种美味的食品。羞，富有滋味的食品。百酱：多种精制的酱类食品。八珍：八种珍贵的食品：淳熬（用肉汁烹调并浇上油脂的米饭）、淳母（模仿淳熬而做成的黍食）、炮豚（烤猪）、炮牂（zāng，烤母山羊）、捣珍（以牛羊鹿麋等里脊肉制成的食品）、煎（经过煎制的牛羊肉之类）、渍（用鲜牛羊肉的薄片浸入酒醋等调味品而制成的食品）、肝膋（liáo，用狗的肠网膜油蒙在狗肝上烤制的食品）。齐：通"剂"，调剂。这里指调配过的食物。
⑨ 食齐眂春时：食齐（即六食）要模拟春季气候（应当温）。眂，"视"的异体字。比拟；仿照。时，指春夏秋冬四时。四季的气温是春温、夏热、秋凉、冬寒，而食、羹、酱、饮四类饮食也如四季气温一样，各有不同的温度要求，即食齐温，羹齐热，酱齐凉，饮齐冷。
⑩ 调以滑甘：用滑性和甘味的调味品调和。滑，指堇、萱（huán，堇类，叶稍大）、粉（白榆）等。甘，指枣、栗、饴、蜜等。
⑪ 会：配合；合成。膳：六膳。食：六食。宜：适宜；适合。这里指适宜的方法。
⑫ 君子：指贵族阶层。放：通"仿"。
⑬ 疾医：相当于内科医生。养：指治疗、将养。
⑭ 疠疾：这里指季节性的流行病。
⑮ 痟（xiāo）首疾：有酸削感的头痛病。
⑯ 痒疥疾：泛指疮疥等皮肤病。
⑰ 疟寒疾：疟疾以及畏寒发冷的疾病。
⑱ 嗽上气疾：咳嗽气喘病。嗽，同"嗽"。
⑲ 五味：酸、苦、甘、辛、咸。五谷：麻（大麻子）、黍、稷、麦、豆。五药：草、木、虫、石、谷等五类药物。五味，五谷、五药配合使用得当，能攻邪养正。

声、五色①眡其死生；两之以九窍之变②，参之以九藏之动③。凡民之有疾病者，分而治之。死终则各书其所以④，而入⑤于医师。

疡医掌肿疡、溃疡、金疡、折疡之祝药、劀杀之齐⑥。凡疗疡，以五毒⑦攻之，以五气⑧养之，以五药疗之，以五味节⑨之。凡药，以酸养骨，以辛养筋，以咸养脉，以苦养气，以甘养肉，以滑养窍⑩。凡有疡者，受其药焉。

兽医掌疗兽病，疗兽疡。凡疗兽病，灌而行之⑪，以节之⑫，以动其气⑬，观其所发⑭而养之。凡疗兽疡，灌⑮而劀之，以发其恶⑯，然后药之，养之，食⑰之。凡兽之有病者，有疡者，使疗之。死则计其数以进退⑱之。[1]

参考文献

[1]段逸山. 医古文[M]. 上海：上海科学技术出版社，1984：1-3.

---

① 五气：指五脏所出之气：肺气热，心气次之，肝气凉，脾气温，肾气寒。《素问·阴阳应象大论》又指喜怒悲忧恐。五声：根据言语声音清浊而分成宫、商、角、徵（zhǐ）、羽五声。据《素问·阴阳应象大论》又指呼、笑、歌、哭、呻。五色：青、赤、黄、白、黑五种面色。
② 两之以九窍之变：意为同时诊察九窍开闭的异常变化。两，指再次诊察。用如动词。九窍，头面部耳、目、鼻、口、七窍和下部前阴、后阴二窍。
③ 参（sān）之以九藏之动：大意是：在以上两诊的同时，再配以诊察九脏脉象的搏动情况。参，指再三诊察，活用为动词。九脏，心、肝、脾、肺、肾五脏和六腑中的胃、膀胱、大肠、小肠。动，指脉的搏动。
④ 死终：夭折叫死，老死叫终。所以：指原因。
⑤ 入：呈报。
⑥ 疡医：相当于外科、伤骨科医生。肿疡：未溃烂无脓血的痈疮。溃疡：已溃烂有脓血的痈疮。金疡：被刀箭等金属利器造成的创伤。折疡：骨折筋伤。祝药：外敷用药。祝，通"注"。劀（guā）杀之齐：拔除脓血和销蚀腐肉的药剂。劀，刮去脓血。杀，指销蚀恶肉。
⑦ 五毒：用胆矾、丹砂、雄黄、礜石、磁石炼制的外用药。
⑧ 气：据《周礼》郑注，当作"谷"。
⑨ 节：指调节（药力）。
⑩ 以滑养窍：用具有滑润作用的药物调养气血，使它往来通利如孔窍。
⑪ 灌而行之：以水浇洗病畜躯体并使它遛行。一说，"灌"指灌药。
⑫ 节之：调节它遛行的速度。一说，指以鞭策之，使药力运。
⑬ 气：指脉气。
⑭ 所发：指表现出来的病情。
⑮ 灌：指清洗创伤。
⑯ 发其恶：消除它的病毒。发，发散。
⑰ 食（sì）：饲养。
⑱ 进退：指兽医的等级升降。

《吕氏春秋·孝行览·本味》篇

(战国·吕不韦撰)

本篇收载于《吕氏春秋》卷14。篇中讲述了伊尹以"至味"说汤的故事。鲁迅认为这是中国现存最早的一篇小说。它的本义是说明任用贤才、推行仁义之道可得天下成天子，享用人间所有美味佳肴，但却于不经意间记述了当时推崇的食品和味料，提出了我国乃至世界上最古老的烹饪理论，记述了商汤时期之美食。其提出的烹调理论及列举的各地名产均有一定依据，部分地反映了当时的社会生活，对了解我国烹饪历史的发展有一定帮助[1]。

1.《吕氏春秋》

1.1 书籍简介

《吕氏春秋》亦称为《吕览》《吕纪》《吕论》，是战国末秦相吕不韦集合门客共同编写的杂家代表著作，该书共160篇。以道家思想为基调，坚持无为而治的行为准则，用儒家伦理定位价值尺度，吸收墨家的公正观点、名家的思辨逻辑、法家的治国技巧，加上兵家的权谋变化和农家的地理追求，形成了一套完整的国家治理学说，是中国历史上第一部有组织按计划编写的文集。

作为战国晚期重要的文化典籍，《吕氏春秋》被赞为"总晚周诸子之精英，荟先秦百家之妙义，虽未必一字千金，要亦九流之喉襟，杂家之管键也。"[2]是对春秋战国时期思想争鸣局面的全盘总结与梳理。《汉书·艺文志》认为它"兼儒墨，合名法，知国体之有此，见王治之无不贯"。

1.2 书籍整体框架

《吕氏春秋》规模宏大，分为十二纪、八览、六论。十二纪每纪5篇共60篇，八览每览8篇（《有始览》少1篇）共63篇，六论每论6篇共36篇，另有《序意》1篇，共160篇。十二纪按照月令编写，文章内容按照春生、夏长、秋收、冬藏的自然变化逻辑排列，属于应和天时的人世安排，体现了道家天道自然与社会治理的吻合。

2.作者简介

吕不韦(约公元前292—前235年),战国末年卫国濮阳(今河南省濮阳市)人。先为阳翟大商人,帮秦襄公从赵国回到秦国登基后被任为秦相。秦王政幼年即位,名不韦继任相国,号为"仲父",掌秦国实权。秦王政亲理政务后,被免职,贬迁蜀郡,忧惧自杀。

3.原文

二曰:求之其本,经旬必得;求之其末,劳而无功。功名之立,由事之本也,得贤之化也。非贤其孰知乎事化?故曰其本在得贤。

有侁氏①女子采桑,得婴儿于空桑②之中,献之其君。其君令烰人③养之,察其所以然。曰:"其母居伊水之上,孕,梦有神告之曰:'臼④出水而东走,毋顾。'明日,视臼出水,告其邻,东走十里,而顾其邑尽为水,身因化为空桑。"故命之曰伊尹。此伊尹生空桑之故也。长而贤。汤闻伊尹,使人请之有侁氏,有侁氏不可。伊尹亦欲归汤。汤于是请取妇为婚。有侁氏喜,以伊尹媵女⑤。故贤主之求有道之士,无不以也;有道之士求贤主⑥,无不行也。相得然后乐。不谋而亲,不约而信,相为殚智竭力,犯危行苦,志欢乐之。此功名所以大成也。固不独士有孤而自恃,人主有奋而好独者,则名号必废熄,社稷必危殆。故黄帝立四面⑦,尧、舜得伯阳、续耳⑧然后成。凡贤人之德有以知之也。

伯牙鼓⑨琴,钟子期听之,方鼓琴而志在太山,钟子期⑩曰:"善哉乎鼓琴,巍巍乎若太山。"少选之间,而志在流水,钟子期又曰:"善哉乎鼓琴,汤汤乎若流水。"钟子期死,伯牙破琴绝弦,终身不复鼓琴,以为世无足复为鼓琴者。非独琴若此也,贤者亦然。虽有贤者,而无礼以接之,贤奚由尽忠?犹御之不善,骥不自至千里也⑪。

---

① 有侁氏:即有莘氏,古部族名。
② 空桑:中空的桑树。
③ 烰人:庖人,厨师。
④ 臼:舂米的器具。
⑤ 原文作"以伊尹为媵送女",今据清毕沅校本删"为""送"两字;媵女:媵,随嫁。
⑥ 原文作"无不在以为有道之士求贤主",今据《太平御览》卷四〇二引文改。
⑦ 黄帝立四面:黄帝使人向四面求贤,任用来自四方的贤人为辅佐。
⑧ 伯阳、续耳:相传都是尧时期的贤人。
⑨ 伯牙:春秋时楚国人,善弹琴。鼓:弹奏。
⑩ 钟子期:姓钟,名期,春秋时楚国人,为伯牙的知音者。
⑪ 原文脱"至"字,据刘向《说苑·尊闲篇》互见重文补正。

汤得伊尹，祓①之于庙，熏以崔苇②，爝以爟火③，衅以牺猳④。明日，设朝而见之，说汤以至味。汤曰："可得⑤而为乎？"对曰："君之国小，不足以具之，为天子然后可具。夫三群之虫⑥，水居者腥，肉玃者臊，草食者膻。臭恶犹美，皆有所以。凡味之本，水最为始。五味三材⑦，九沸九变，火为之纪⑧。时疾时徐，灭腥去臊除膻，必以其胜，无失其理。调和之事，必以甘酸苦辛咸，先后多少，其齐⑨甚微，皆有自起。鼎中之变，精妙微纤，口弗能言，志弗能喻。若射御之微，阴阳之化，四时之数⑩。故久而不弊，熟而不烂，甘而不哝，酸而不酷⑪，咸而不减，辛而不烈，澹而不薄，肥而不腝⑫。肉之美者：猩猩之唇，獾獾之炙⑬，巂燕之翠25⑭，述荡之掔⑮，旄象之约⑯，流沙之西，丹山之南，有凤之丸，沃民所食。鱼之美者：洞庭之鱄⑰，东海之鲕⑱，醴水之鱼，名曰朱鳖⑲，六足，有珠百碧⑳。藿水之鱼，名曰鳐㉑，其状若鲤而有翼，常从西海夜飞，游于东海。菜之美者：昆仑之蘋㉒，寿木之华㉓；指姑之东，中容之国，有赤木玄木之叶焉；余瞀之南，南极之崖，有菜，其名曰嘉树，其色若碧；阳华之芸，云梦之芹㉔，具区之菁；浸渊之草，名曰土英。和之美者：阳朴之姜，招摇之桂，越骆之菌㉕，鳣鲔之醢㉖，大夏之盐，宰揭之露，其色如玉，长泽之卵。饭之美者：玄山之禾，不周之粟，阳山之

---

① 祓：古代为了除邪而举行的仪式。
② 此句原脱，据清毕沅校本补。
③ 爝：束苇茛苇炬，燃炬以祓除不祥。爟火：祓除不祥之火。
④ 衅：指以牲血涂在祭器之上。牺猳：祭祀用的纯色雄猪。牺，祭祀用的纯色牲畜。
⑤ 得：原作对，据清毕沅说校改。
⑥ 三群之虫：虫，即动物。指下文的水居者（鱼鳖之属）、肉玃者（鹰雕之属）、草食者（獐鹿之属）。群，群居。
⑦ 五味：见"专论篇"《周礼·天官冢宰》"医师"篇注释19。三材：指水、木、火。
⑧ 原文"为之"二字误倒作"之为"，今据毕沅校本改正。火为之纪，即依靠火候以调节控制。
⑨ 齐：通作"剂"，调剂。
⑩ 四时之数：指春生、夏长、秋收、冬藏之功效。
⑪ 酷：甚也，此处表示过分。
⑫ 肥而不腝：大意是说肥而不腻。
⑬ 獾獾：又作灌灌。獾獾之炙：指以獾獾鸟烤的肉。
⑭ 巂燕，原作"隽鰈"，今依王念孙说改，见《读书杂志》。巂燕，鸟名。翠：鸟尾肉。
⑮ 述荡：兽名。掔：通腕，这里指兽的小腿。
⑯ 旄：旄牛。约：指短尾。
⑰ 鱄：原作鱄，据王念孙说改，见许维遹《吕氏春秋集释》引录。鱄，是淡水鱼。
⑱ 鲕：鱼名，是咸水鱼。
⑲ 鳖：即甲鱼。
⑳ 碧：即青玉。
㉑ 鳐：鱼名。
㉒ 蘋：一种水生野菜。
㉓ 寿木：长于昆仑山的一种树木，传说食了它的果实可以长生不死，所以叫寿木。
㉔ 芹：一种水生野菜。
㉕ 越骆：国名。菌，原作箘，今据王念孙说改，见许维遹《吕氏春秋集释》引录。菌，竹笋。
㉖ 鳣：即鲟鳇鱼。鲔：也是鲟鱼类。醢：肉酱，鳣和鲔做成的肉酱。

稷[1]，南海之秬。水之美者：三危之露，昆仑之井；沮江之丘，名曰摇水；曰山之水，高泉之山，其上有涌泉焉，冀州之原。果之美者：沙棠[2]之实；常山[3]之北，投渊之上，有百果焉，群帝所食；箕山[4]之东，青鸟之所，有甘栌[5]焉；江浦[6]之橘，云梦之柚，汉上石耳[7]，所以致之。马之美者：青龙[8]之匹，遗风之乘，非先为天子，不可得而具。天子不可强为，必先知道。道者止彼在己，己成而天子成，天子成则至味具。故审近所以知远也，成己所以成人也。圣王之道要矣，岂越越[9]多业哉！"

参考文献

[1]王利器疏证，王贞珉整理，邱庞同译. 吕氏春秋本味篇[M]. 北京：中国商业出版社，1983：3-11.

[2]许维遹. 吕氏春秋集释[M]. 北京：中华书局，2009：7.

---

① 阳山：山南曰阳，昆仑之南，故称阳山。稷：据段玉裁《说文解字注》，即黍之不黏者。
② 沙棠：树木名，生于岜仑山。《山海经·西山经》说："有木焉，其状如棠，黄华赤实，其味如李而无核，名曰沙棠。可以御水，食之使人不溺。"
③ 常山：即恒山。汉人避文帝刘恒讳改名常山，为五岳中的北岳。在今河北省曲阳县西北。
④ 箕山：山名，传说中尧时许由隐居于此。在今河南省登封市东南。
⑤ 青鸟之所：青鸟所居之地。青鸟，神话中的鸟。见《山海经·大荒西经》。栌字，许慎《说文》说："伊尹曰：'果之美者，箕山之东，青鸟之所，有甘栌焉，夏孰（熟）也。'"与此文文字有相同处。这里说的青鸟，也许当作青凫。伊尹的话，盖出自东汉时尚存的《伊尹书》，参看《史记·司马相如传》《索隐》引应劭曰。
⑥ 江浦：长江之滨。浦，滨。相传橘生长的地方。
⑦ 汉：汉水。石耳：菜名，为地衣类植物。
⑧ 青龙：骏马名。下文的"遗风"也是骏马名。
⑨ 越越：轻易的样子，越，通诚；《说文》："诚，轻也。"

《抱朴子内篇·道意》选录

(晋·葛洪撰)

本篇收载于《抱朴子内篇》卷9。篇中例举五事，可分为上下两部分：上半部分是宣传"反对迷信鬼神"和提倡"信奉医药治病"的精华所在；下半部分是以活生生的事例来教育和警诫世人，以免被"神仙骗子"及"神医骗子"所坑害，旨在说明迷信鬼神于病无补，而服食药石方能延年长生的道理[1]。体现了葛洪"有病当得医药之力"的主张。

1.《抱朴子》

1.1 书籍简介

《抱朴子》是一部由晋代葛洪编著的道教典籍，分为内篇和外篇，该书共70卷。《抱朴子内篇》中炼丹内容集中于"金丹""仙药""黄白"3卷。"金丹"卷主要讲述利用金石药炼出所谓的长生仙丹。"仙药"卷着重讨论植物性的"五芝"与延年益寿。"黄白"卷侧重讲述人造黄金和白银。此部分是总结中国古代炼丹术的名篇，对研究葛洪时期的炼丹术和其中的化学知识具有重要参考价值。《抱朴子外篇》大多讲述儒家应世的道理，是封建社会的某些政治理论。

1.2 书籍整体框架

《抱朴子》分为内外两篇，《抱朴子内篇》共20卷，每卷1篇，主要内容包括：畅玄、论仙、对俗、金丹、至理、微旨、塞难、释滞、道意等，谈"神仙方药，鬼怪变化，养生延年，禳邪却祸之事"，为现存体系最完整的神仙家言。《抱朴子外篇》共50卷（篇），论人间得失，世事臧否。后人将《抱朴子内篇》与《抱朴子外篇》合并成一部书，总称《抱朴子》。

2.作者简介

作者葛洪，见《肘后备急方》之作者简介。

3.原文

天下有似是而非者，实为无限。将复略说故事，以示后人之不解者。

昔，汝南有人于田中设绳罥以捕麞而得者①，其主未觉。有行人见之，因窃取麞而去，犹念取之不事②。其上有鲍鱼③者，乃以一头置罥中而去。本主来，于罥中得鲍鱼，怪之，以为神，不敢持归。于是村里闻之，因共为起屋立庙，号为鲍君。后转④多奉之者，丹楹藻棁⑤，钟鼓⑥不绝。病或有偶愈者，则谓有神，行道经过，莫不致祀焉。积七八年，鲍鱼主后行过庙下，问其故，人具为之说。其鲍鱼主乃曰："此是我鲍鱼耳，何神之有？"于是乃息。

又，南顿⑦人张助者，耕白田⑧，有一李栽⑨，应在耕次，助惜之，欲持归，乃掘取之，未得即去，以湿土封其根，以置空桑中，遂忘取之。助后作远职不在。后其里中人见桑中忽生李，谓之神。有病目痛者，荫⑩息此桑下，因祝之，言李君能令我目愈者，谢以一独⑪。其目偶愈，便杀独祭之。传者过差⑫，便言此树能令盲者得见。远近翕⑬然，同来请福，常车马填溢，酒肉滂沱⑭，如此数年。张助罢职来还，见之，乃曰："此是我昔所置李栽耳，何有神乎？"乃斫去，便止也。

又，汝南彭氏墓近大道，墓口有一石人，田家老母到市买数片饼以归，天热，过荫彭氏墓口树下，以所买之饼暂着石人头上，忽然便去，而忘取之。行路人见石人头上有饼，怪而问之。或人云："此石上⑮有神，能治病，愈者以饼来谢之。"如此转以相语云："头痛者摩石人头，腹痛者摩石人腹，亦还以自摩，无不愈者。"遂千里来就石人治病。初但鸡肋⑯，后用牛羊，为立帷帐，管弦不绝，如此数年。忽日前忘饼母闻之，乃为人说，始无复往者。

---

① 汝南：郡名。治所在今河南上蔡西南。绳罥（juàn）：用绳做成的缠绕物。麚："麞"的异体字。亦称"河鹿""牙麞"。哺乳纲，鹿科。"捕麚"下原无"而得者其主未觉有行人见之因窃取麚"十六字，现据清孙星衍校本补。
② 不事：意为不正当。
③ 鲍鱼：动物名。即"鲍"。也称"大鲍""鳆"或"石决明"。腹足纲，鲍科。
④ 转：逐渐。
⑤ 丹楹（yíng）：有朱漆的厅柱。楹，厅前柱。藻棁（zhuó）：有彩画的梁柱。棁，同"梲"，梁上的短柱。
⑥ 钟鼓：钟鼓之声。钟，古击乐器，青铜制。鼓，"鼓"的异体字。
⑦ 南顿：郡名。治所在今河南项城西。
⑧ 白田：旱田。
⑨ 李栽：李树的幼苗。栽，幼苗。
⑩ 荫：树荫。引申为遮蔽。
⑪ 独：同"豚"。小猪。
⑫ 过差：过度。
⑬ 翕（xī）：统一；一致。
⑭ 滂沱：同"滂沱"。大雨貌。这里形容酒肉之盛。沱，同"沱"。
⑮ 石上：《太平广记》卷315引此文作"石人"，当是。
⑯ 鸡肋：《太平广记》卷315引此文作"鸡豚"，当是。

又，洛^①西有古大墓，穿坏多水；墓中多石灰。石灰汁主治疮。夏月，行人有病疮者烦热，见此墓中水清好，因自洗浴，疮偶便愈。于是诸病者闻之，悉往自洗；转有饮之以治腹内疾者。近墓居人便于墓所立庙舍而卖此水。而往买者又常祭庙中，酒肉不绝。而来买者转多，此水尽，于是卖水者常夜窃他水以益之。其远道人不能往者，皆因行便或持器遗信买之^②。于是卖水者大富。人或言无神，官中^③禁止，遂填塞之，乃绝。

又，兴古^④太守马氏在官，有亲故人投之求恤焉。马乃令此人出外住，诈云是神人道士，治病无不手下立愈。又令辩士游行，为之虚声^⑤，云能令盲者登^⑥视，躄者即行。于是四方云集，赵^⑦之如市，而钱帛固已山积矣。又勅^⑧诸求治病者，虽不便愈，当告人言愈也，如此则必愈，若告人未愈者，则后终不愈也；道法正尔，不可不信。于是后人问前来者，前来辙^⑨告之云已愈，无敢言未愈者也。旬日之间，乃致巨富焉。

凡人多以小黠^⑩而大愚，闻延年长生之法，皆为虚诞，而喜信妖邪鬼悸^⑪，令人鼓舞祈祀。所谓神者，皆马氏诳人之类也，聊^⑫记其数事，以为未觉者之戒焉。[1]

参考文献

[1]段逸山. 医古文[M]. 上海：上海科学技术出版社，1984：72-74.

---

① 洛：洛阳。
② 因行使或持器遗信买之：意为委托因事出行的人或派遣专使带着盛器买水。行使，因事出行的人。也称"行人""使人"。遗，据孙星衍校，当为"遣"。信，使者，这里指专为买水而出行的人。
③ 中：孙星衍校本作"申"。申，重复，一再。
④ 兴古：郡名。治所在今贵州普安西一百里。
⑤ 虚声："虚张声势"的略语。
⑥ 登：立时；即刻。
⑦ 赵：同"趋"。
⑧ 勅："敕"的异体字。告诫。
⑨ 辙："辄"的异体字。
⑩ 黠（xiá）：聪慧；狡猾。
⑪ 悸：诸本皆作"怪"，当是。
⑫ 聊：姑且。

《本草经集注·序录》合药分剂料理法则

(南朝梁·陶弘景撰)

本篇收载于《本草经集注》卷1序录部分。序录内容很多，"合药分剂料理法则"只是其中一部分，亦涉及计量。考虑到计量各朝代有变迁，故未采录，只录取有关净制、切制、炮炙部分。这部分炮制内容，可谓是陶弘景制订的我国药学史上第一部"炮制规范"，意义独特，对后世影响巨大。唐代有药典性质的《新修本草》全文收录这部分内容，就有了法定炮制规范的性质。

1.《本草经集注》

1.1 书籍简介
见《本草篇》中《本草经集注》之书籍简介。
1.2 书籍整体框架
见《本草篇》中《本草经集注》之原文整体框架。

2.作者简介

作者陶弘景，见《本草经集注》之作者简介。

3.原文

凡汤酒膏药，旧方皆云㕮咀者，谓秤毕捣之如大豆，又使吹去细末，此于事殊不允当；药有易碎、难碎，多末、少末，秤两则不复均平，今皆细切之，较略令如㕮咀者。乃得无末，而又粒片调和。

凡丸散药，亦先切细，曝燥，乃捣之。有各捣者，有合捣者，并随方所言。其润湿药，如天门冬、干地黄辈，皆先切、曝，独捣令偏碎，更出细擘，曝干。若逢阴雨，亦以微火烘之，既燥，小停冷，乃捣之。

凡湿药，燥皆大耗，当先增分两，须得屑乃称之为正。其汤酒中，不须如此也。

凡筛丸药，用重密绢令细，于蜜丸易熟。若筛散草药，用轻疏绢，于酒中服即不泥。其石药，亦用细绢筛令如丸者。凡筛丸散药竟，皆更合于臼中，以杵捣之数百过，视其色理和同，为佳也。

凡汤酒膏中用诸石，皆细捣之如粟米，亦可以葛布筛令调，并以新绵别裹内中。其雄黄、朱砂辈，细末如粉。

凡煮汤，欲微火，令小沸。其水数依方多少，大略二十两药，用水一斗，煮取四升，以此为准。然则利汤欲生，少水而多取汁；补汤欲熟，多水而少取汁。好详视之，不得令水多少。用新布，两人以尺木绞之，澄去垽浊，纸覆令密。温汤勿令铛器中有水气，于熟汤上煮，令暖亦好。服汤宁令小沸热易下，冷则呕涌。

凡云分再服、三服者，要令势力相及，并视人之强羸，病之轻重，以为进退增减之，不必悉依方说也。

凡渍药酒，皆须细切，生绢袋盛之，乃入酒密封，随寒暑日数，视其浓烈，便可漉出，不必待至酒尽也。滓可曝燥，微捣，更渍饮之；亦可散服。

凡建中、肾沥诸补汤，滓合两剂，加水煮竭饮之，亦敌一剂新药，贫人可当依此用，皆应先曝令燥。

凡合膏，初以苦酒渍令淹浃，不用多汁，密覆勿泄。云晬时者，周时也，从今旦至明旦。亦有只一宿者。煮膏，当三上三下，以泄其热势，令药味得出。上之使币币沸，乃下之，下之使沸静良久乃止，宁欲小小生。其中有薤白者，以两头微焦黄为候。有白芷、附子者，亦令小黄色为度。猪肪勿令经水，腊月者弥佳。绞膏亦以新布绞之。若是可服之膏，膏滓亦可酒煮饮之。可摩之膏，膏滓则宜以傅病上，此盖贫野人欲兼尽其药力故也。

凡膏中有雄黄、朱砂辈，皆别捣细研如面，须绞膏竟乃投中，以物疾搅，至于凝强，勿使沉聚在下不调也。有水银者，于凝膏中研令消散。胡粉亦尔。

凡汤酒中用大黄，不须细剉。作汤者，先以水浸令淹浃，密覆一宿。明旦煮汤，临熟乃内汤中，又煮两三沸，便绞出，则势力猛，易得快利。丸散中用大黄，旧皆蒸之，今不须尔。

凡汤中用麻黄，皆先别煮两三沸，掠去其沫，更益水如本数，乃内余药，不尔，令人烦。麻黄皆折去节，令理通，寸剉之；小草、瞿麦五分剉之；细辛、白前三分剉之；丸散膏中，则细剉也。

凡汤中用完物，皆擘破，干枣、栀子、栝楼之类是也。用细核物，亦打破，山茱萸、五味子、蕤核、决明子之类是也。细花子物，正尔完用之，旋覆花、菊花、地肤子、葵子之类是也。米麦豆辈，亦完用之。诸虫，先微炙之，唯螵蛸当中破炙之。生姜、射干皆薄切之。芒硝、饴糖、阿胶皆须绞汤毕，内汁中，更上火两三沸，烊尽乃服之。

凡用麦门冬，皆微润抽去心。杏仁、桃仁，汤柔挞去皮。巴豆打破，剥其皮，刮去心，不尔，令人闷。石韦刮去毛。辛夷去毛及心。鬼箭削取羽皮。藜芦剔取根微炙。枳实去其瓤，亦炙之。椒去实于铛中微熬令汗出，则有势力。矾石于瓦上若铁物中，熬令沸，汁尽即止。礜石皆以黄土泥苞使燥，烧之半日，令熟而解散。犀角、羚羊角皆镑刮作屑。诸齿骨并炙捣碎之。皂荚去皮、子炙之。

凡汤并丸散，用天雄、附子、乌头、乌喙、侧子，皆塘灰中炮令微坼，削去黑皮，乃称之。唯姜附汤及膏酒中生用，亦削皮乃称之，直理破作七八片。随其大小，但削除外黑尖处令尽。

凡汤酒丸散膏中，用半夏皆且完，用热汤洗去上滑，以手捋之皮释随剥去，更复易汤洗令滑尽。不尔，戟人咽喉。旧方云二十许过，今六、七过便足。亦可煮之，一、两沸一易水，如此三、四过，仍捋洗毕，便曝干；随其大小，破为细片，乃称之以入汤。若膏酒丸散，皆须曝燥，乃称之。

凡丸散用阿胶，皆先炙，使通体沸起，燥，乃可捣。有不沸处，更炙之。

凡丸中用蜡，皆烊投少蜜中，搅调以和药。若用熟艾，先细擘，合诸药捣，令散；不可筛者，别捣内散中和之。

凡用蜜，皆先火煎，掠去其沫，令色微黄，则丸经久不坏。掠之多少，随蜜精粗。

凡丸散用巴豆去皮心膜，杏仁、桃仁、葶苈、胡麻诸有膏腻药，皆先熬黄黑，别捣令如膏，指撮视泯泯尔；乃以向成散，稍稍下臼中，合研捣，令消散，仍复都以轻疏绢筛度之，须尽，又内臼中，依法捣数百杵也。汤膏中用，亦有熬之者，虽生并捣破之。

凡用桂心、厚朴、杜仲、秦皮、木兰之辈，皆削去上虚软甲错处，取里有味者称之。茯苓、猪苓，削除黑皮；牡丹、巴戟天、远志、野葛等，皆捶破去心；紫菀洗去土皆毕，乃称之；薤白、葱白除青令尽；莽草、石南、茵芋、泽兰，皆剔取叶及嫩茎，去大枝；鬼臼、黄连，皆除根毛；蜀椒去闭口者及目熬之。

凡狼毒、枳实、橘皮、半夏、麻黄、吴茱萸，皆欲得陈久者良。其余惟须须精新也。

《备急千金要方·大医精诚》篇

(唐·孙思邈撰)

本篇收载于《备急千金要方》卷1。《大医精诚》是中医学典籍中系统完整论述医德文化最为著名的篇章,创建了以"仁爱"为核心,从"为人之德"和"为医之德"两个维度[1],阐释"精""诚"理念的医德文化。"精",即医术要深湛;"诚",即品德要高尚;作者认为医道是"至精至微之事",告诫学医的人必须"博极医源,精勤不倦"。在执业医师的人格培养、职业道德与专业精神塑造方面,为我们提供了一个与现代医学源于"希波克拉底誓言"这一道德他律原则完全不同的中国传统医学伦理学范式[2]。

1.《备急千金要方》

1.1 书籍简介
见《方书篇》中《备急千金要方》之书籍简介。

1.2 书籍整体框架
见《方书篇》中《备急千金要方》之原文整体框架。

2.作者简介

作者孙思邈,见《备急千金要方》之作者简介。

3.原文

张湛①曰:"夫经方②之难精,由来尚③矣。"今病有内同而外异,亦有内异而外同,故五脏六腑之盈虚,血脉荣卫之通塞,固非耳目之所察,必先诊候以审之。而寸口关尺,有浮沉弦紧之乱;俞穴流注,有高下浅深之差;肌肤筋骨,有厚薄刚

---

① 张湛:东晋学者,字处度,著有《养生要集》和《列子注》。
② 经方:一般指《内经》《伤寒杂病论》等书中的方剂。
③ 尚:此处为久远之义。

柔之异。唯用心精微者，始可与言于兹矣。今以至精至微之事，求之于至麤①至浅之思，岂不殆哉！若盈而益之，虚而损之，通而彻之，塞而壅之，寒而冷之，热而温之，是重加其疾，而望其生，吾见其死矣。故医方卜筮②，艺能之难精者也，既非神授，何以得其幽微？世有愚者，读方三年，便谓天下无病可治；及治病三年，乃知天下无方可用。故学者必须博极医源，精勤不倦，不得道听途说，而言医道已了，深自误哉！

凡大医治病，必当安神定志，无欲无求，先发大慈恻隐③之心，誓愿普救含灵④之苦。若有疾厄来求救者，不得问其贵贱贫富，长幼妍蚩⑤，怨亲善友，华夷⑥愚智，普同一等，皆如至亲之想，亦不得瞻前顾后，自虑吉凶，护惜身命。见彼苦恼，若己有之，深心凄怆，勿避崄巇⑦、昼夜、寒暑、饥渴、疲劳，一心赴救，无作功夫形迹⑧之心。如此可为苍生大医，反此则是含灵巨贼。自古名贤治病，多用生命以济危急，虽曰贱畜贵人，至于爱命，人畜一也。损彼益己，物情同患，况于人乎！夫杀生求生，去生更远。吾今此方所以不用生命为药者，良由此也。其虻虫、水蛭之属，市有先死者，则市而用之，不在此例。只如鸡卵一物，以其混沌未分，必有大段要急之处，不得已隐忍而用之。能不用者，斯为大哲，亦所不及也。其有患疮痍、下痢，臭秽不可瞻视，人所恶见者，但发惭愧凄怜忧恤之意，不得起一念芥蒂之心，是吾之志也。

夫大医之体⑨，欲得澄神内视⑩，望之俨然⑪，宽裕⑫汪汪，不皎不昧⑬。省病诊疾，至意深心，详察形候，纤毫勿失，处判针药，无得参差⑭。虽曰病宜速救，要须临事不惑，唯当审谛覃思⑮，不得于性命之上，率尔自逞俊快，邀射⑯名誉，甚不仁矣！又到病家，纵绮罗满目，勿左右顾眄⑰，丝竹⑱凑耳，无得似有所娱，珍羞迭

---

① 麤："粗"的异体字。
② 卜筮（shì）：古代占卜，用龟甲叫"卜"，以蓍草叫"筮"，合称"卜筮"。
③ 恻隐：哀痛；对他人的不幸表示怜悯。
④ 含灵：佛教名词。人类。古时认为人为万物之灵，故称"含灵"。
⑤ 妍（yán）蚩（chī）：美丑。妍，姣美。蚩，同"媸"，丑陋。
⑥ 华夷：中外。夷，古代对异族的称呼。
⑦ 崄巇：同"险巇"。艰险崎岖。
⑧ 作：产生。功夫：同"工夫"。时间。这里意为耽搁时间。形迹：世故。这里意为婉言谢绝。亦作"形则""刑迹"。
⑨ 体：风度。
⑩ 内视：犹"内省"。自我检查之意。
⑪ 俨然：庄严貌。
⑫ 宽裕：意为气度宽宏。汪汪：水宽广貌。比喻宽广。
⑬ 不皎不昧：意为不亢不卑。皎，明亮，引申为突出、傲慢。昧，昏暗，这里意为卑微。
⑭ 参差（cēn cī）：不一致。这里意为差错。
⑮ 审谛：全面审察。审，周密，全面。谛，审察。覃（tán）思：深思。亦作"潭思"。
⑯ 邀射：追求；贪图。
⑰ 顾眄（miǎn）：回视。眄，斜视。
⑱ 凑：进入；聚合。

荐①，食如无味，醽醁②兼陈，看有若无。所以尔者，夫一人向隅，满堂不乐，而况病人苦楚，不离斯须，而医者安然欢娱，傲然自得，兹乃人神之所共耻，至人③之所不为，斯盖医之本意也。

夫为医之法，不得多语调笑，谈谑諠哗④，道说是非，议论人物，炫燿⑤声名，訾毁诸医，自矜⑥己德，偶然治瘥⑦一病，则昂头戴面⑧，而有自许之貌，谓天下无双，此医人之膏肓也。

老君曰：人行阳德，人自报之；人行阴德，鬼神报之。人行阳恶，人自报之；人行阴恶，鬼神害之。寻此贰途，阴阳报施岂诬也哉！所以医人不得恃己所长，专心经略⑨财物，但作救苦之心，于冥⑩运道中，自感多福者耳。又不得以彼富贵，处以珍贵之药，令彼难求，自炫功能，谅非忠恕⑪之道。志存救济，故亦曲碎⑫论之，学者不可耻言之鄙俚⑬也。[3]

参考文献

[1]马其南.《大医精诚》医德文化的内涵及当代价值[J]. 辽宁中医药大学学报，2019，21（11）：23-25.

[2]陈焱.《大医精诚》新释——一个中国哲学史的视角[J]. 医学与社会，2020，33（7）：130-134.

[3]段逸山. 医古文[M]. 上海：上海科学技术出版社，1984：96-99.

---

① 珍羞：亦作"珍馐"。贵重珍奇的食品。迭：轮流；交替。荐：献；进。
② 醽醁（líng lù）：美酒名。
③ 至人：思想道德等方面达到最高境界的人。
④ 谈谑（xuè）：谈笑。谑，开玩笑。諠哗：即"喧哗"。大声说笑或喊叫。諠，"喧"的异体字。哗，"哗"的异体字。
⑤ 燿："耀"的异体字。
⑥ 矜（jīn）：自以为贤能。这里引申为夸耀。
⑦ 瘥：同"差"。
⑧ 戴面：仰面。
⑨ 经略：谋取。
⑩ 冥：迷信者称人死后所处的阴间世界。
⑪ 谅：确实。忠恕：儒家伦理思想。"忠"要求待人忠诚。"恕"要求推己及人。
⑫ 曲碎：琐碎。
⑬ 鄙俚：粗俗。

《备急千金要方·大医习业》篇

（唐·孙思邈撰）

本篇收载于《备急千金要方》卷1。篇中精要地阐释了医学教育的基本内容，指出了中医药人才培养的知识结构，以及学习中医的正确方法和途径：习医者不仅要刻苦学习，钻研以《内经》为核心的医学经典著作，还要系统学习仲景学说及本草学方面的临床基础理论知识，浏览诸家方书以吸取前人经验，更要旁涉社会科学、自然科学的相关知识，做到"于医道无所滞碍"，重视品德教育，培养高尚的医德[1]。

1.《备急千金要方》

1.1 书籍简介
见《方书篇》中《备急千金要方》之书籍简介。
1.2 书籍整体框架
见《方书篇》中《备急千金要方》之原文整体框架。

2.作者简介

作者孙思邈，见《备急千金要方》之作者简介。

3.原文

凡欲为大医，必须谙《素问》《甲乙》《黄帝针经》《明堂流注》、十二经脉、三部九候、五脏六腑、表里孔穴、《本草》《药对》、张仲景、王叔和、阮河南、范东阳、张苗、靳邵等诸部经方。又须妙解阴阳禄命①，诸家相法，及灼龟

---

① 禄命：人生禄食运数规律。《论衡》："人有命有禄，命者富贵贫贱也，禄者盛衰兴废也"；阴阳禄命：当指阴阳盛衰消长变化之理。

五兆①，《周易》六壬②，并须精熟，如此乃得为大医。若不尔者，如无目夜游，动致颠殒。次须熟读此方，寻思妙理，留意钻研，始可与言于医道者矣。又须涉猎群书，何者？若不读五经③，不知有仁义之道；不读三史④，不知有古今之事；不读诸子，睹事则不能默而识之；不读《内经》，则不知有慈悲喜舍之德；不读《庄》《老》，不能任真体运⑤，则吉凶拘忌，触涂而生。至于五行休王⑥、七耀⑦天文，并须探赜⑧，若能具而学之，则于医道无所滞碍，尽善尽美矣。[3]

参考文献

[1]张焱. 从孙思邈的"大医习业"看中医人才的知识结构[J]. 长春中医药大学学报，2008（2）：121-122.

[2]（唐）孙思邈著. 孙思邈医学全书[M]. 太原：山西科学技术出版社，2016：12.

[3]张益民，张韬著. 中华医易全书[M]. 太原：山西古籍出版社，1994：22-23.

---

① 灼龟五兆：《鲁语》："如龟焉，灼其中必文于外"。
② 周易六壬：周易，指《易经》；六壬，指占卜。
③ 五经：《易》《书》《诗》《春秋》《礼》为五经。
④ 三史：六朝人以《史记》《汉书》和《东观记》为三史。唐以后因《东观记》失传，以范蔚宗《后汉书》当之。
⑤ 任真体运：任其自然，适应自然变化之意。
⑥ 五行休王：休王，是休、王、相、死、囚的简称，标志精气活动量的多少、盛衰、消长。五行精气与时令相当的称为"王"，生王者为"休"，王之所生者为"相"，相之所克者为"囚"，王之所克者为"死"。相，提示精气始生；王，是精气极盛；休、囚则依次下降；死，是精气极衰。因此，掌握五行休王对诊断疾病、判断病势的进退、转归和预后都有一定指导意义。
⑦ 七耀：天文学名词即七曜。指日、月、金、木、水、火、土七星。
⑧ 探赜：赜（zé），幽深。探赜，探索幽深的道理。

《千金翼方·药出州土第三》节录

（唐·孙思邈撰）

本篇收载于《千金翼方》卷1。篇中对《神农本草经》"药有……土地所出"和《本草经集注》"诸药所生，皆有境界"的"道地"理念，第一次给出了明确解释。在本篇中列出唐代十三道，一百三十三州所产的药材，为宫廷御用之药。所谓"道地"药材的"道"，即唐代行政区划的十三道的"道"，而"地"即十三道下辖一百三十三州为产药之"地"。故可认为孙思邈之"药出州土"，为后世"道地"药材之诠释。

1.《千金翼方》

1.1 书籍简介
见《方书篇》中《千金翼方》之书籍简介。

1.2 书籍整体框架
见《方书篇》中《千金翼方》之原文整体框架。

2.作者简介

作者孙思邈，见《千金翼方》之作者简介。

3.原文

论曰：按《本草》所出郡县，皆是古名，今之学者卒寻而难晓。自圣唐开辟，四海无外，州县名目，事事惟新。所以须甄明即因土地名号，后之学者容易即知。其出药土地，凡一百三十三州，合五百一十九种，其余州土皆有，不堪进御，故不录耳。

关内道：华州细辛……同州麻黄，泾州秦艽，盐州青盐……

河南道：豫州吴茱萸，齐州阿胶，莱州海藻……

河东道：蒲州石胆……潞州人参……

河北道：怀州牛膝，相州知母，幽州人参……

山南西道：梁州防己，凤州鹿茸，商州枳实、熊胆……

山南东道：邓州甘菊花，荆州橘皮，襄州贝母，硖州杜仲……

淮南道：扬州白芷，寿州生石斛，申州白及……

江南东道：润州贝母，越州榧子，泉州干姜……

江南西道：宣州黄连，潭州生石斛，辰州丹砂……

陇右道，兰州苁蓉，武州雄黄，廓州大黄，宕州当归、独活……

河西道：凉州大黄，肃州肉苁蓉，瓜州甘草……

剑南道：益州枇杷叶、郁金、姜黄、蜀漆，绵州乌头、附子，茂州大黄……

岭南道：广州石斛，柳州桂心，交州槟榔、龙眼，峰州豆蔻……

论曰：既知无物非药，及所出土地，复采得时，须在贮积，以供时急。不得虚弃光阴，临事匆遽①，失其机要，使风烛②不救，实可悲哉！博学者深可思之，用为备耳。

---

① 匆遽：匆忙、急忙之意。
② 风烛：风中之烛火易灭，比喻临近死亡。

《梦溪笔谈·药议》论鹿茸麋茸

(宋·沈括撰)

本篇收载于沈括《梦溪笔谈》卷26《药议》。《梦溪笔谈》为我国古代之科学著作,内容包罗万象,如天文、地理、医药等。本篇则是有关医药之篇章,讲述鹿茸乃一种名贵滋补药材,沈括据当时的医药学理论,对茸之药效做出精妙之分析,并就茸长度、质量、颜色等,提出何时取茸最为适宜之看法,直至今天仍有参考价值。

1.《梦溪笔谈》

1.1 书籍简介

《梦溪笔谈》的成书时间,一般认为是沈括定居润州梦溪园后完成的,大致在元祐元年(1086年)至元祐六年(1091年)间,该书共30卷,内容遍及天文、数学、物理、化学、地学、生物以及冶金、机械、营造、造纸技术等各个方面,十分广泛、丰富,是中国科学史的重要著作。

1.2 书籍整体框架

《梦溪笔谈》包括《笔谈》《补笔谈》《续笔谈》三部分。其中《笔谈》26卷,分为17门,各卷依次为故事(一、二),辨证(一、二),乐律(一、二),象数(一、二),人事(一、二),官政(一、二),机智、艺文(一、二、三),书画,技艺,器用,神奇,异事,谬误,讥谑,杂志(一、二、三),药议;《补笔谈》3卷,包括上述内容中11门;《续笔谈》1卷,不分门。全书共609条。

2.作者简介

作者沈括,见《苏沈良方》之作者简介。

3.原文

按《月令》："冬至麋角解，夏至鹿角解"。阴阳相反如此。今人用麋、鹿茸作一种，殆疏也。又有刺麋、鹿血以代茸，云茸亦血耳，此大误也。窃详古人之意，凡含血之物，肉差易长，其次筋难长，最后骨难长。故人自胚胎至成人，二十年骨髓方坚。唯麋角自生至坚，无两月之久，大者乃重二十余斤，其坚如石。计一昼夜须生数两，凡骨之顿成生①长，神速无甚于此。虽草木至易生者，亦无能及之。此骨血②之至强者，所以能补骨血，坚阳道，强精髓也。头者诸阳之会，众阳之聚，上钟于角③，岂可与凡血为比哉！麋茸利补阳，鹿茸利补阴。凡用茸，无乐大嫩。世谓之"茄子茸"，但珍其难得耳，其实少力。坚者又太老。唯长数寸，破之肌如朽木，茸端如玛④瑙、红玉者，最善。又北方戎狄中有麋、麈、麈、驼。鹿极大而色苍，尻⑤黄而无斑，亦鹿之类。[1]

参考文献

[1]（宋）沈括撰. 梦溪笔谈[M]. 沈阳：辽宁教育出版社，1997：150-155，234-237.

---

① 生："生"字原无，今从胡本据《良方》卷一补。
② 血："血"字原无，今从胡本据《埤雅》卷四引补。
③ "头者"至"于角"：此十四字原缺，今从胡本据《埤雅》卷四引补。
④ 如：商本作"为"。玛：原作"马"，据马本、林校本、陶校本、胡改。
⑤ 尻：臀部。

《苏轼文集·药诵》

(宋·苏轼撰)

本篇收载于《苏轼文集》卷64。苏轼以政治家、文学家、书法家为世人所熟知。不过他更是中医药学家,他懂医理,通制药,在中医药养生之道方面颇有建树。他翻看医学书籍之际,为药物写药名,说明药性、品质,宣传药理知识,写出了不少有关中药的诗词。本文记述了作者谪居岭南,旧疾痔患复发,有道士教以"去滋味,绝薰血",因药到病除,感受良多,故作是篇,诚为佳作。

1.《苏轼文集》

1.1 书籍简介

苏轼作品集历代有不同的编法。大致说来,主要有诗集、文集和诗文合集三种编法,《苏轼文集》即为其文集。

1.2 书籍整体框架

《苏轼文集》共73卷,收文3800多篇。按类编排,计分:赋、论、书义、孟子义、庄子解、三传义、解、迩英进读、讲筵进记、策问、杂策、策、序、说、记、传、墓志铭、行状、碑、铭、颂、箴、赞、偈、表状、奏议、制敕、内制敕文、内制诏敕、内制敕书、内制口宣、内制批答、内制表本、内制国书、内制青词、内制朱表、内制疏文、内制斋文、内制祝文、内制祭文、内制导引歌辞、乐语、启、书、尺牍、青词、疏文、祝文、祭文、哀词、杂著、史评、题跋、杂记。其中题跋又分杂文、诗词、书帖、画、纸墨、笔砚、琴棋乐器、游行;杂记又分人物、异事、修炼、医药、草木饮食、书事。

2.作者简介

作者苏轼,见《苏沈良方》之作者简介。

3.原文

嵇中散作《幽愤》诗①,知不免矣,而卒章乃曰"采薇山阿,散发岩岫,永啸长吟,颐性养寿"者,悼此志之不遂也。司马景王既杀中散而悔,使悔于未杀之前,中散得免于死者,吾知其扫迹②灭景于人世,如脱兔之投林也;采薇散发,岂其所难哉。孙真人③著《大风恶疾论》曰:"《神仙传》④有数十人,皆因恶疾而得仙道。"何者?割弃尘累⑤,怀颖阳之风⑥,所以因祸而取福也。吾始得罪,迁岭表⑦不自意全,既逾年,无后命⑧知不死矣。然旧苦痔,至是大作,呻呼几百日。地无医药,有亦不效。道士教吾去滋味⑨,绝薰血⑩,以清净胜之痔。有虫馆于吾后,滋味、薰血,既以自养,亦以养虫。自今日以往,旦夕食淡面四两,犹复念食,则以胡麻、茯苓麨⑪足之;饮食之外,不啖一物。主人枯槁,则客自弃去。尚恐习性易流,故取中散真人之言,对病为药,使人诵之,日三。曰:"东坡居士,汝忘逾年之忧、百日之苦乎?使汝不幸而有中散之祸、伯牛之疾⑫,虽欲采薇散发,岂可得哉?"今食麻、麦、茯苓多矣。居士⑬则歌以答之曰:"事无事之事,百事治兮;味无味之味,五味备兮。茯苓、麻、麦,有时而匮兮。有则食、无则已者,与我无既兮。呜呼噫嘻,馆客不终,以是为愧兮。"

---

① 嵇中散:即嵇康,魏晋文学家,"竹林七贤"之一,字叔夜,曾任中散大夫,史称"嵇中散"。嵇康因友人吕安被诬,乃出面为其辩护,钟会因劝司马昭除掉吕、嵇二人,当时太学生三千人请求赦免嵇康,司马昭不许。嵇康临刑,神色自若,奏《广陵散》一曲,从容赴死。至于《幽愤》诗,乃嵇康作于击狱临终之前,诗中嵇康回顾一生,叙述了自己"托好老、庄,贱物贵身"的思想。
② 扫迹:扫去足迹,意指谢绝宾客。南齐孔稚珪《北山移文》:"或飞柯以析轮,乍低枝而扫迹。"
③ 孙真人:即隋唐间的孙思邈。
④ 《神仙传》:志怪小说集,共十卷。晋人葛洪编撰。
⑤ 尘累:世俗事务的牵累。《梁书·阮孝绪传》记孝绪回答他父亲的告诫,说:"愿迹松子于瀛海,追许由于穷谷,庶保促生,以免尘累。"
⑥ 颖阳之风:即许由避世隐居之风。传说古高士巢父、许由隐居颖水之北,尧欲让天下与许由,许由亦无所动。后因以颖阳指巢、许。
⑦ 岭表:指五岭以南之地,即岭南。
⑧ 后命:后来的命令。《左传·僖公九年》:"王使宰孔赐齐侯胙……齐侯将下拜。孔曰:'且有后命。'"东坡此文慨叹自己既已谪居岭南,而过了一整年,朝廷并无再贬谪,因而预计可以得保性命。
⑨ 滋味:美味。见《吕氏春秋·适音》:"口之情欲滋味。"高诱《注》:"欲美味也。"
⑩ 薰血:薰,通荤,本指姜、葱、蒜、韭等有辛辣味的蔬菜,后亦泛指鱼、肉等有腥膻味的食物。
⑪ 麨:熬米麦为粥也。原文意谓以胡麻及茯苓熬粥。
⑫ 伯牛之疾:《论语·雍也》:"伯牛有疾,子问之,自牖执其手,曰:亡之,命矣夫!斯人也而有斯疾也!斯人也而有斯疾也!"伯牛所患疾病,据《淮南子·精神训》云:"子夏失明,冉伯牛为厉。""厉",亦作"疠",即癞,俗谓"麻风"。
⑬ 居士:东坡自称。本系佛教的用语,称不会出家、在家修行的信徒。

《张右史之集·药戒》

(宋·张耒撰)

本篇收载于《张右史文集》卷48。作者张耒精通医药，治病救人，为人称赞。篇中结合临床实践，把痞证的成因、临床症状及治疗描述得很准确，对痞证不同治法可产生相反结果：急下则"荼然"，缓攻则"疾平"，并以秦国执苛政而速亡、三代行仁政而绵延的事实为喻，反复论述了"有甚快于予心者，其末必有伤，求无伤于终者，则初无望于快吾心"的观点[1]，亦以医讽政之作。

1.《药戒》

1.1 书籍简介

张集初编于南宋初，为汪藻所编，30卷。绍兴十三年（1143年），张表臣又编《张右史集》，录诗2250首。后晁公武《郡斋读书志》载张集本100卷，已佚。商务印书馆民国期间《四部丛刊》所影抄本为60卷本，名《张右史文集》。其内容既平易自然又婉转曲折，并且用语简练，气势磅礴[2]。

1.2 书籍整体框架

《张右史文集》原为100卷，已佚，今有影印旧抄本60卷，其中赋3卷，诗39卷，文18卷[3]。

2.作者简介

张耒（1054—1114年），字文潜，号柯山，楚州淮阴（今属江苏省）人，北宋诗人。熙宁年间进士，曾任太常少卿等职。他的诗歌效仿白居易、张籍，平淡流畅，对社会矛盾有所反映。与秦观、晁补之、黄庭坚并称"苏门四学士"。

3.原文

张子病痞，积于中①者，伏②而不能下，自外至者③，捍④而不得纳，从医而问之。曰："非下之不可。"归而饮其药。既饮而暴下，不终日而向之伏者散而无余，向之捍者柔而不支，焦膈导达，呼吸开利，快然若未始有疾者。不数日，痞复作，投以故药，其快然也亦如初。自是不逾月而痞五作五下，每下辄愈；然张子之气，一语而三引⑤；体不劳而汗，股不步而栗，肤革⑥无所耗于外，而其中荼然⑦莫知其所来。嗟夫！痞非下不可已，余从而下之，术未爽也，而吾之荼然者独何欤？

闻楚之南有良医焉，往而问之。医叹曰："子无叹是荼然者也，凡子之术固为是荼然也！坐，吾语汝！天下之理，有甚快于予心者，其末必有伤；求无伤于终者，则初无望于快吾心。阴伏而阳畜，气与血不运而为痞，横乎子之胸中者，其累大矣。击而去之，不须臾而除去甚大之累，和平之气不能为⑧也，必将击搏震挠而后可。夫人之和气，冲然⑨而甚微，汩⑩乎其易危，击搏震挠之功未成，而子之和气尝已病矣。由是观之，则子之痞凡一快者，子之和一伤矣。不终月而快者五，则子之和平之气不既索⑪乎？故肤不劳而汗，股不步而栗，荼然如不可终日⑫也。且将去子之痞而无害于和平，子归。燕居⑬三月，而后予之药可为也。"张子归，燕居三月，斋戒⑭而复请之。医曰："子之气少完⑮矣。"取药而授之，曰："服之，三月而疾少平，又三月而小康，终年而复常；且饮药不得亟进。"张子归而行其说。然其初，使人憑然迟⑯之，盖三投其药而三反之也。然日不见其所攻之效，久较⑰则月异而时不同，盖终岁而疾平。

张子谒医，再拜而谢之，坐而问其故。医曰："是治国之说也，岂特医之于疾

---

① 中：这里指胸中。
② 伏：藏匿。
③ 自外至者：这里指饮食。
④ 捍：抵拒；阻格。
⑤ 引：续。
⑥ 肤革：皮肤；体表。革，皮肤。
⑦ 中：体内、身体。荼(nié)然：疲困貌。
⑧ 为：担当；承担。
⑨ 冲然：空虚貌。
⑩ 汩(gǔ)：扰乱。
⑪ 索：完结；尽。
⑫ 不可终日：一天也过不下去。语出《礼记·表记》。
⑬ 燕居：通"宴居"，闲居。
⑭ 斋戒：古人于祭祀之前，沐浴更衣，不饮酒，不食荤，以示诚敬，叫作"斋戒"。这里以表示对良医的恭敬。
⑮ 完：保全。
⑯ 迟：衰弱。
⑰ 较：通"校"，考校。

哉？子独不见秦之治民乎？勅①之以命，捍而不听令；勤之以事②，放③而不畏法。令之不听，治之不变，则秦之民尝痞矣。商君④见其痞也，厉⑤以刑法，威⑥以斩伐，劲悍猛鸷⑦，不贷⑧毫发，痛刬⑨而力锄之，于是秦之政如建瓴⑩，流荡四达，无敢或拒，而秦之痞尝一快矣。自孝公以至于二世⑪，凡几痞而几快矣。顽者已圮⑫，强者已柔，而秦之民无欢心矣。故猛政一快者，欢心一己，积快而不已，而秦之四肢杨⑬然，徒有其物而已。民心日离而君孤立于上，故匹夫⑭大呼，不终日而百疾皆起，秦欲运其手足肩膂⑮，而漠然不我应矣。故秦之亡者，是好为快者之过也。昔者先王⑯之民，其初亦尝痞矣，先王岂不知㬳⑰然击去之之为速也？惟⑱其有惧于终也，故不敢求快于吾心。优柔⑲而抚存之，教以仁义，导以礼乐，阴⑳解其乱而徐除其滞，使其悠然自趋于平安而不自知。方其未也，旁视而懑然者有之矣。然月计之，岁察之，则前岁之俗，非今岁之俗也。不击不搏，无所忤逆㉑，是以日去其戾气而不婴㉒其欢心。于是政成教达，安乐悠久而无后患矣。是以三代之治，皆更数圣人，历数百年，而后俗成。则予之药终年而愈疾者，盖无足怪也。故曰：天下之理，有甚快于予心者，其末也必有伤，求无伤于其终，则无望于快吾心。虽然，岂独于治天下哉？"张子再拜，出而记其说。[4]

参考文献

[1]梁忠．医古文译解[M]．北京：中国中医药出版社，1992：314-320．

---

① 勅（chì）："敕"的异体字。同"饬"。整顿。
② 勤：劳。使动词用法。事：役事。
③ 放：恣纵，放任。
④ 商君：战国政治家。卫国人。公孙氏，名鞅，又称商鞅、卫鞅。
⑤ 厉：虐害。
⑥ 威：震惊。
⑦ 猛鸷（zhì）：猛烈。鸷，凶猛。
⑧ 贷：饶恕；宽免。
⑨ 刬："铲"的异体字。
⑩ 建瓴（líng）：倒瓴水。这里比喻不可阻挡。建，通"瀽"，倾倒。瓴，盛水瓶。
⑪ 孝公：指秦孝公。战国时国君。名渠梁。公元前361—前338年在位。曾任用商鞅变法。二世：指秦二世胡亥。秦朝第二代皇帝。公元前210—前207年在位。
⑫ 圮（pǐ）：毁；绝。
⑬ 四肢：这里指民心。杨（xiāo）：中心空虚的树根。引申为空虚。这里意为离散。
⑭ 匹夫：古时指平民的男子。也指寻常的个人。这里指秦末农民起义领袖陈胜。
⑮ 手足肩膂（lǚ）：这里指军队。膂，脊骨。
⑯ 先王：前代君王。这里指夏、商、周三代君王。
⑰ 㬳（xū）：皮骨相离声。
⑱ 惟：由于。
⑲ 优柔：宽舒；从容。
⑳ 阴：暗暗地。
㉑ 忤（wǔ）逆：违反；悖逆。亦作"连逆"。
㉒ 戾（lì）：乖张；暴戾。婴：通"撄"。触犯。

[2]周雷. 张耒的家世生平与著述版本[J]. 安徽大学学报,1993（4）：105-109.

[3]王绍增,张天柱主编. 医古文百篇释译[M]. 哈尔滨：黑龙江科学技术出版社,1995：371-378.

[4]段逸山. 医古文[M]. 上海：上海科学技术出版社,1984：179-181.

《儒门事亲·汗下吐三法该尽治病诠》

(金·张从正撰)

本篇收载于《儒门事亲》卷2。篇中提出了邪实引起正虚的观点，分别说明不同医术水平的医生治疗疾病的特点，赞赏先攻实邪、后补正虚的做法；提出了病人往往喜补而恶攻，表明著此文目的为"庶几来者有所凭藉耳"；讲述了邪气为致病之因，祛邪所以扶正的学术观点，认为所有祛邪之法皆可归入汗下吐三法，集中反映了张从正祛邪为主的医学思想。

1.《儒门事亲》

1.1 书籍简介

《儒门事亲》成书于1228年，是张从正的代表性著作，其秉承"唯儒者能明其理，而事亲者当知医"之思想，故将书命名为《儒门事亲》，该书共15卷。前3卷为张从正亲撰，其余各卷内容由张从正口述，常仲明、麻知几记录整理而成。本书采用医论与医案相结合的方式，着重对邪实为病理论进行阐释，提倡攻下三法治疗诸病，在理、法、方、药、案各个层次，展现张从正利用汗、吐、下三法在临床实践中的灵活应用[1]。并对治法范围、适应证、禁忌证等方面做了详细记载，较前人认识有了较大的扩充。

1.2 书籍整体框架

《儒门事亲》共15卷，前3卷为"儒门事亲"，包含医论30篇，主要表述了张从正的学术观点，汗、吐、下三法以及攻邪理论均在其中；卷4～5为"治病百法"，采用分类罗列，以例论证的方式记载各科病证治100条，并翔实阐述各种疾病的治则治法、选方用药、生活饮食禁忌等；卷6～8为"十形三疗"，共收录病症139种，病案162例，为张从正的医案集录；卷9为"杂论九门"，以医话的形式记载了张从正门人和其弟子们的学习心得体会；卷10为"撮要图"，内容简明扼要，涵盖中医必修的基本常识，以图表形式直观体现，助于诵读理解，堪为宋、金时期医学的启蒙教材；卷11为"治病杂论"，列举部分病症的判断及治法；卷12为"三法六门","三法"指汗、吐、下三法,"六门"指风、寒、暑、湿、燥、火致病因素,收录内外兼治、调治之方共计172首;卷13为"三消论",记载刘完素未经刊行的遗著;卷14为"治法心要",以歌诀形式记载《十八反歌》《运气歌》等;卷15为"神效名方",收录张从正家传方、世传验方、秘方及张从正临床创立的专病专治方,共计273首[2]。

2.作者简介

张从正(约1156—1228年),字子和,号戴人,睢州考城(今河南省兰考县)人,金代著名医学家,为金元四大家之一。张从正开创以"攻邪论"为核心的学术思想,在治疗上偏于攻下,善用"汗、吐、下"三法,被后人称为攻下派。其在消渴病治疗方面,继承沿袭了刘完素的《三消论》,用药偏于寒凉,提出"三消当从火断"的思路[3]。

3.原文

人身不过表里,气血不过虚实。表实者里必虚,里实者表必虚,经实者络必虚,络实者经必虚,病之常也。良工之治病,先治其实,后治其虚,亦有不治其虚时。粗工之治病,或治其虚,或治其实,有时而幸中,有时而不中。谬工之治病,实实虚虚,其误人之迹常著,故可得而罪也。惟庸工之治病,纯补其虚,不敢治其实,举世皆曰平稳,误人而不见其迹。渠①亦不自省其过,虽终老而不悔,且曰:"吾用补药也,何罪焉?"病人亦曰:"彼以补药补我,彼何罪焉?"虽死而亦不知觉。夫粗工之与谬工,非不误人,惟庸工误人最深,如鲧②湮洪水,不知五行之道。

夫补者人所喜,攻者人所恶,医者与其逆病人之心而不见用,不若顺病人之心而获利也,岂复计病者之死生乎?呜呼!世无真实,谁能别之?今余著此吐汗下三法之诠③,所以该④治病之法也,庶几⑤来者有所凭藉耳。

夫病之一物,非人身素有之也。或自外而入,或由内而生,皆邪气也。邪气加诸身,速攻之可也,速去之可也,揽⑥而留之,可也?虽愚夫愚妇,皆知其不可也。及其闻攻则不悦,闻补则乐之。今之医者曰:"当先固其元气,元气实,邪自去。"世间如此妄人,何其多也!

---

① 渠:他。
② 鲧(gǔn):亦作"鮌"。我国传说原始社会的部落首领。号崇伯。曾由四岳推举,奉尧命治水。他采取筑堤防水之法,九年未能治平,被舜杀死在羽山。湮(yān):阻塞。
③ 诠:解释。这里指文章。
④ 该:通"赅"。包括一切,尽备。
⑤ 庶几:希冀。
⑥ 揽:引取;招引。

夫邪之中人，轻则传久而自尽，颇甚则传久而难已，更甚则暴死。若先论固其元气，以补剂补之，真气未胜^①，而邪已交驰横骛^②而不可制矣。惟脉脱、下虚、无邪、无积之人，始可议补；其余有邪积之人而议补者，皆鲧湮洪水之徒也。

今予论吐、汗、下三法，先论攻其邪，邪去而元气自复也。况予所论之三法，识练日久，至精至熟，有得无失，所以敢为来者言也。天之六气，风、暑、火、湿、燥、寒；地之六气，雾、露、雨、雹、冰^③、泥；人之六味，酸、苦、甘、辛、咸、淡。故天邪发病，多在乎上；地邪发病，多在乎下；人邪发病，多在乎中。此为发病之三也。处^④之者三，出之者亦三也。诸风寒之邪，结搏皮肤之间，藏于经络之内，留而不去，或发疼痛走注^⑤，麻痹不仁，及四肢肿痒拘挛，可汗而出之。风痰宿食，在膈或上脘，可涌而出之。寒湿固冷^⑥，热客下焦，在下之病，可泄而出之。《内经》散^⑦论诸病，非一状也；流^⑧言治法，非一阶^⑨也。《至真要大论》等数篇言运气所生诸病，各断以酸苦甘辛咸淡以总括之。其言补，时见一二；然其补，非今之所谓补也，文具于《补论》^⑩条下，如辛补肝^⑪，咸补心，甘补肾，酸补脾，苦补肺。若此之补，乃所以发腠理，致津液，通血气。至其统^⑫论诸药，则曰：辛甘淡三味为阳，酸苦咸三味为阴。辛甘发散，淡渗泄，酸苦咸涌泄。发散者归于汗，涌者归于吐，泄者归于下。渗为解表，归于汗；泄为利小溲，归于下，殊^⑬不言补。乃知圣人止有三法，无第四法也。然则圣人不言补乎？曰：盖汗下吐，以若^⑭草木治病者也。补者，以谷肉果菜养口体^⑮者也。夫谷肉果菜之属，犹君之德教^⑯也；汗下吐之属，犹君之刑罚也。故曰：德教，兴平^⑰之粱肉；刑罚，治乱之药石。若人无病，粱肉而已；及其有病，当先诛伐有过^⑱。病之去也，

---

① 真气：由藏于肾的元气、从自然界吸入的大气和饮食水谷之气结合而成。后世亦泛称为元气。胜：充足。
② 交驰横骛（wù）：指邪气盛实扩散。横，纷杂，充溢。骛，混乱奔驰。
③ 冰："冰"的异体字。
④ 处：居止。这里意为进入。
⑤ 走注："风痹"的别称，又名"行痹"。痹证的一种。指风、寒、湿邪侵袭肢节、经络，其中又以风邪为甚的痹症。
⑥ 固冷：即痼冷。指真阳不足、阴寒之邪久伏体内所致的病证。
⑦ 散：分别。
⑧ 流：水流动。引申为分别、分散。
⑨ 阶：道。
⑩ 补论：《儒门事亲》卷3中的一篇文章。
⑪ 辛补肝：按中医五行理论，辛味入肺，属金，肝属木，金能克木。张从正认为祛邪即所以扶正，故云"辛补肝"。以下"咸补心""甘补肾"等仿此。
⑫ 至：至于。统：概括。
⑬ 殊：绝；完全。
⑭ 若：此。近指代词。
⑮ 口体：这里偏义为"体"。
⑯ 德教：道德教化。
⑰ 兴平：振兴安定。
⑱ 过：过失。这里引申为"病"。

梁肉补之，如世已治矣，刑措①而不用，岂可以药石为补哉？必欲去大病大瘵②，非吐汗下未由③也已。

然今之医者，不得尽汗下吐法，各立门墙④，谁肯屈己之高而一问哉？且予之三法，能兼众法，用药之时，有按有跷，有揃⑤有导，有减有增，有续有止。今之医者，不得予之法，皆仰面傲笑曰："吐者，瓜蒂而已矣；汗者，麻黄、升麻而已矣；下者，巴豆、牵牛、朴硝、大黄、甘遂、芫花而已矣。"既不得其术，从而诬之，予固难与之苦辩，故作此诠。所谓三法可以兼众法者，如引涎、漉涎、嚏气、追泪⑥，凡上行者，皆吐法也；炙、蒸、熏、渫⑦、洗、熨、烙、针刺、砭射、导引、按摩，凡解表者，皆汗法也；催生下乳、磨积⑧逐水、破经泄气，凡下行者，皆下法也。以余之法，所以该众法也。然予亦未尝以此三法，遂弃众法，各相⑨其病之所宜而用之。以十分率⑩之，此三法居其八九，而众法所当才一二也。

或言《内经》多论针而少论药者，盖圣人欲明经络。岂知针之理，即所谓药之理。即今著吐汗下三篇，各条⑪药之轻重寒温于左。仍于三法之外，别著《原补》⑫一篇，使不预三法。恐后之医者泥于补，故置之三篇之末，使用药者知吐中有汗，下中有补，止有三法。《内经》⑬曰："知其要者，一言而终。"是之谓也！[4]

参考文献

[1]高楠楠，伊博文，陈子杰，等. 《儒门事亲》吐药浅析[J]. 北京中医药大学学报，2019，42（7）：546-548.

[2]潘桂娟. 中医历代名家学术研究丛书张子和[M]. 北京：中国中医药出版社，2017：17-19.

[3]张涵，陈晓云，钱晓璐，等. 张从正《儒门事亲》论治消渴浅析[J]. 天津中医药大学学报，2020，39（5）：525-526.

[4]段逸山. 医古文[M]. 上海：上海科学技术出版社，1984：99-102.

---

① 刑措：意为刑罚搁置不用。措，搁置。
② 瘵（zhài）：病。
③ 未由：无从。承上文省略动词谓语"去"。
④ 门墙：师门。
⑤ 揃（jiǎn）：揃搣。按摩颊旁的一种养生方法。导：导引。古代的一种养生方法。指呼吸吐纳，屈伸手足，使血气流通。
⑥ 漉（lù）涎：使唾液渗出。漉，渗出，润湿。嚏（tì）气：将药吹入鼻孔取嚏，以通气开窍。追泪：出泪。将药嗜入鼻孔取泪。追，逐出。
⑦ 渫（xiè）：除去污秽。
⑧ 磨积：消除积滞。磨，消耗，消除。
⑨ 相（xiàng）：视；观察。
⑩ 率（lǜ）：一定的标准和比率。这里用如动词，意为比例。
⑪ 条：条例；说明。
⑫ 原补：《儒门事亲》卷2中的一篇，全名为《推原补法利害非轻说》。
⑬ 内经：以下引文见《素问·六元正纪大论》。

《丹溪心法·不治已病治未病》

（元·朱震亨撰）

本篇收载于《丹溪心法》卷前。篇中宗《黄帝内经》之说，讲述了"已病而不治，所以为医家之法，未病而先治，所以明摄生理"的原则，提出防病于未然的思想，告诫人们注意饮食起居规律，顺应四时气候的变化，明确养生的重要性，从而预防疾病，保障健康。

1.《丹溪心法》

1.1 书籍简介

《丹溪心法》是一部综合性医书，成书于1481年，并非朱丹溪自撰，是由他的学生总结撰写而成。该书共5卷，主要记载朱丹溪平生的学术思想与经验，较为集中地反映了朱丹溪"阳常有余、阴常不足"的学说，内容涵盖外感、外科、妇科、儿科等各科疾病，为后期医学发展提供了宝贵的临床诊疗经验与方法。

1.2 书籍整体框架

《丹溪心法》共5卷。卷首有"十二经见证""不治已病治未病""亢则害承乃制""审察病机无失气宜""能合色脉可以万全""治病必求于本"六篇医论；后则分列各科病证一百篇。每论述一病证，均先引用朱丹溪的原论，后附戴元礼有关辨证等方面的论述，再介绍治疗可用的方剂。附录部分深入分析了病因、证候、治疗方法等。书末附故丹溪先生朱公石表辞、丹溪翁传两篇。此书对于研究内科杂病和朱丹溪学说具有重要意义。

2.作者简介

朱震亨（1281—1358年），字彦修，婺州义乌（今浙江省义乌市）人，是中医学史上著名的金元四大家之一。朱震亨30岁时，因其母患病而有志于学医。36岁时，宋末元初著名的儒学家许谦，曾为弟子讲述"天命人心""内圣外王"的道理，朱震亨听闻深受触动，认真研学理学。44岁时，拜刘完素的弟子罗知悌为师，潜心研读刘完素、张从正、王好古等医学大家的著作，并提出自己的见解。针对江南环境潮湿的特点，朱震亨基于刘完素的火热论，提出"阳常有余、阴常不足"的观点，采用滋阴降火之法，被誉为"滋阴派"[1]。

3.原文

与其救疗于有疾之后，不若摄养于无疾之先；盖疾成而后药者，徒劳而已。是故已病而不治，所以为医家之法；未病而先治，所以明摄生之理。夫如是，则思患而预防之者，何患之有哉？此圣人不治已病治未病之意也。

尝谓备土以防水也，苟不以闭塞其涓涓①之流，则滔天之势不能遏；备水以防火也，若不以扑灭其荧荧②之光，则燎原之焰不能止。其水火既盛，尚不能止遏，况病之已成，岂能治欤？故宜夜卧早起于发陈之春③，早起夜卧于蕃秀之夏④，以之缓形无怒而遂其志⑤，以之食凉食寒而养其阳，圣人春夏治未病者如此；与鸡俱兴于容平之秋⑥，必待日光于闭藏之冬，以之敛神匿志而私⑦其意，以之食温食热而养其阴，圣人秋冬治未病者如此。

或⑧曰："见肝之病，先实其脾脏之虚，则木邪不能传⑨；见右颊之赤，先泻其肺经之热，则金邪不能盛⑩。此乃治未病之法。今以顺四时调养神志而为治未病者，是何意邪？"盖保身长全者，所以为圣人之道；治病十全者，所以为上工之术。不治已病治未病之说，著于《四气调神大论》，厥有旨哉！昔黄帝与天师难疑答问之书，未尝不以摄养为先，始论乎《天真》⑪，次论乎《调神》⑫。既以法于阴阳，而继之以调于四气；既曰食饮有节，而又继之以起居有常。谆谆然以养生为急务⑬者，意欲治未然之病，无使至于已病难图也。

厥后秦缓⑭达乎此，见晋候病在膏肓，语之曰："不可为也。"扁鹊明乎此，视齐候病至骨髓，断之曰："不可救也。"噫！惜齐晋之侯不知治未病之理。[2]

---

① 涓涓：细水缓流貌。
② 荧荧：微火闪烁貌。
③ 发陈之春：意为万物发散、敷陈的春天。"故宜夜卧早起……而养其阳"和"与鸡俱兴……而养其阴"，取意自《素问·四气调神大论》。
④ 蕃秀之夏：意为万物茂盛、华美的夏季。
⑤ 缓形：使形体舒缓。遂其志：使自己的志意顺畅。
⑥ 容平之秋：意为万物成熟的秋日。容平，容状平定，意为成熟。
⑦ 私：偏爱；爱惜。
⑧ 或：有人。
⑨ 见肝之病，先实其脾脏之虚，则木邪不能传：肝属木，脾属土；木能克土。故肝病，就先补脾，不使肝亢侮脾。参见《难经·七十七难》和《金匮要略·脏腑经络先后病脉证》。
⑩ 见右颊之赤，先泻其肺经之热，则金邪不能盛：右颊属肺经，赤色属火，右颊呈现赤色，为火烁肺经之象，故先泻肺经之热，其邪就会减弱。
⑪ 天真：《素问》首篇《上古天真论》的简称。
⑫ 调神：《四气调神大论》的简称。
⑬ 急务：急需办理的事务；首要的事务。
⑭ 秦缓：春秋时秦国名医缓。详见《秦医缓和》。下文扁鹊视齐侯病事见《扁鹊仓公列传》。

参考文献

[1]张永臣，贾红玲，张学成. 朱震亨及其针灸学术成就探析[J]. 山东中医药大学学报，2016，40（6）：554-556.

[2]段逸山. 医古文[M]. 上海：上海科学技术出版社，1984：107-108.

《医学源流论·用药如用兵论》

(清·徐大椿撰)

本篇收载于《医学源流论》方药篇。篇中采用类比手法论述了用药如用兵的观点。全文共三段,首段以设兵除暴,不得已而兴兵的例子来揭示设药攻疾,不得已而用之的目的;第二段以用兵策略类比用药治病的原则;第三段以不同情景用兵缓急之分来类比不同病证用药峻和。以用兵之法论述用药之道,提出"知彼知己,多方以制之"的思想[1],以战术喻行医用药之道,行医用药当医术精湛,辨证施治,对症下药,立方用药要符合君臣佐使规律,提出治病的十条原则。最后以"衰敝之日,不可穷民力""富强之国,可以振威武"的观点,阐述药物的攻补原则。

1.《医学源流论》

1.1 书籍简介
见《方书篇》中《医学源流论》之书籍简介。

1.2 书籍整体框架
见《方书篇》中《医学源流论》之原文整体框架。

2.作者简介

作者徐大椿,见《医学源流论》之作者简介。

3.原文

圣人之所以全民生也,五谷①为养,五果②为助,五畜③为益,五菜④为充,而毒

---

① 五谷:粳米、小豆、麦、大豆、黄黍。"五谷为养……而毒药则以之攻邪",取意自《素问·藏气法时论》。本文对"五谷""五果""五畜""五菜"的注释皆依王冰注文。
② 五果:桃、李、杏、栗、枣。
③ 五畜:牛、羊、豕、犬、鸡。
④ 五菜:葵、藿、薤、葱、韭。

药则以之攻邪。故虽甘草、人参，误用致害，皆毒药之类也。古人好服食①者，必有奇②疾，犹之好战胜者，必有奇殃。是故兵之设也以除暴，不得已而后兴；药之设也以攻疾，亦不得已而后用。其道同也。

故病之为患也，小则耗精，大则伤命，隐然③一敌国也。以草木之偏性，攻脏腑之偏胜，必能知彼知己，多方以制之，而后无丧身殒命之忧。是故传经之邪，而先夺其未至，则所以断敌之要道也；横暴之疾，而急保其未病，则所以守我之严疆也。挟宿食而病者，先除其食，则敌之资粮已焚；合旧疾而发者，必防其并，则敌之内应既绝。辨经络④而无泛用之药，此之谓向导之师；因寒热而有反用⑤之方，此之谓行间⑥之术。一病而分治之，则用寡可以胜众，使前后不相救，而势自衰；数病而合治之，则并力捣其中坚，使离散无所统，而众悉溃。病方进，则不治其太甚，固守元气，所以老⑦其师；病方衰，则必穷其所之，更益精锐，所以捣其穴。

若夫虚邪之体，攻不可过，本和平之药，而以峻药补之；衰敝之日，不可穷民力也。实邪之伤，攻不可缓，用峻厉之药，而以常药和之；富强之国，可以振威武也。然而，选材必当，器械必良，尅期不愆⑧，布阵有方⑨，此又不可更仆数⑩也。孙武子十三篇⑪，治病之法尽之矣。[2]

参考文献

[1]陈霞．"用药如用兵论"中防治原则探讨[J]．医学与社会，2005，18（6）：38-39．
[2]段逸山．医古文[M]．上海：上海科学技术出版社，1984：120-122．

---

① 服食：道家的一种养生法。指服食丹药。
② 奇：大。
③ 隐然：威重貌。这里意为严重。
④ 辨经络：这里指诊断疾病的所在。参见《医学源流论·治病必分经络脏腑论》。
⑤ 反用：即反治。
⑥ 行间：离间。
⑦ 老：衰弱；疲怠。这里作使动用法。
⑧ 尅期不愆：犹克日。约定或限定日期。尅，"克"的异体字。愆（qiān），失误。
⑨ 方：方法；规律。
⑩ 不可更仆数：即"更仆难数"。形容事物繁多，数不胜数。语见《礼记·儒行》。
⑪ 孙武子十三篇：指《孙子兵法》。又称《孙子》《孙武兵法》。古代兵书，共13篇，春秋时齐国孙武著。

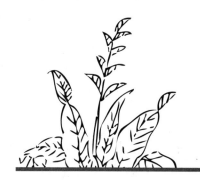

传记篇

《华佗传》节录

(三国西晋·陈寿撰)

《华佗传》收载于《三国志·魏书·方技传》。该传记通过系列事例称赞华佗精湛的医技，如发明了麻醉剂"麻沸散"，使病人醉后无觉，再行刳割疗疾，具有良好效果，后被尊称为"外科鼻祖"；在养生方面，创立了"五禽戏"，以达舒展筋骨、强身健体之效；精准判断广陵太守陈登胸中烦懑、面赤不食的病因为胃中有虫，食腥物所致也。全文叙事简洁，内容涉及内科、妇科、针灸、方药等，不仅展现了华佗精湛的医技，也体现了华佗医者仁心，自信、温和的态度，字里行间生动形象地描绘出一位仁心仁术的医家。

1.《三国志》

1.1 书籍简介

《三国志》的编撰始于280年，耗时10年，于290年著成。本书采用司马迁所创纪传体的同时，又不被史体所束缚，分别以国来撰写《魏》《蜀》《吴》三书，三书各为系统，各有纲记，开创了纪传体国别史的典范[1]。书中记述了自东汉灵帝光和末年黄巾起义（180年）至西晋灭吴（280年）近百年间中国由分裂走向统一的人物、史事。书成后，受到广泛好评，与《史记》《汉书》《后汉书》合称为"前四史"，为历代史家所倡颂。

1.2 书籍整体框架

《三国志》全书共65卷，包含《魏书》30卷、《蜀书》15卷、《吴书》20卷，采录奏疏240篇、诏令249篇、诗赋5篇、书信100篇。评价公允，较为客观地记述了这一时期的历史面貌，对于后期史实研究具有重要而深远的意义。

2.作者简介

陈寿（233—297年），字承祚，巴西郡安汉县（今四川省南充市）人，三国时蜀汉及西晋时著名史学家。陈寿少时好学，师从同郡著名古史学家谯周，聪警敏识，精于《尚书》《三传》《史》《汉》，属文富艳。在蜀汉时，陈寿曾任观阁令史,然而宦官黄皓专权,群臣曲意附从。陈寿为人正直,洁身自好,因为不肯屈从黄皓,仕途受挫,屡遭遣黜。蜀汉灭亡后,历任著作郎、长广太守等职。作为西晋时期的著名史学家,撰述颇多,著有《古国志》50篇、《官司论》7篇、《广国论》等。

3.原文

华佗,字元化,沛国谯①人也,一名旉②。游学徐土③,兼通数经④。沛相陈珪举孝廉⑤,太尉黄琬辟⑥,皆不就。晓养性之术⑦,时人以为年且百岁,而貌有壮容。又精方药,其疗疾,合汤不过数种,心解分剂⑧,不复称量,煮熟便饮,语其节度⑨,舍去辄愈。若当灸,不过一两处,每处不过七八壮⑩,病亦应除⑪。若当针,亦不过一两处,下针言"当引某许⑫,若至,语人"。病者言"已到",应便拔针,病亦行差。若病结积在内,针药所不能及,当须刳⑬割者,便饮其麻沸散,须臾便如醉死,无所知,因破取。病若在肠中,便断肠湔洗⑭,缝腹膏摩⑮,四五日差,不痛,人亦不自寤⑯,一月之间,即平复矣。

府吏兒寻、李延共止⑰,俱头痛身热,所苦正同。佗曰:"寻当下之,延当发汗。"或难其异,佗曰:"寻外实⑱,延内实,故治之宜殊。"即各与药,明旦并起⑲。

---

① 沛国:汉代分封的一个王国,在今安徽、江苏、河南三省交界地区,以宿县为中心。谯(qiáo):沛国县名,今安徽省亳(bó)县。
② 旉:同"敷"。
③ 徐土:徐州一带。
④ 经:指《诗》《书》《易》《礼》《春秋》等儒家经典著作。
⑤ 沛相:沛国的相。汉景帝平定吴、楚等"七国之乱"后,改封国的丞相为相,由中央直接委派,掌握实权。孝廉:汉代选举人才的科目。孝指孝子,廉指廉洁之士。后合称孝廉。
⑥ 太尉:官名。汉代掌握军权的最高长官。辟(bì):征召。
⑦ 养性之术:养生的方法。
⑧ 分剂:指合汤的药物分量和几种药物配伍的比例。
⑨ 节度:指服药的注意事项。
⑩ 壮:量词。一灸为一壮。
⑪ 应除:立时病愈。
⑫ 引某许:指针感循经络延引到某处。许,处所。
⑬ 刳(kū):剖开。
⑭ 断肠:截去病患所在的肠子。湔(jiān)洗:指冲洗染病的肠子。
⑮ 膏摩:用药膏外敷。摩,敷抹。
⑯ 人:病人。不自寤:自己没有感觉。寤,醒,这里指感觉、知觉。
⑰ 兒:通"倪"。姓。止:停下来(就诊)。
⑱ 寻外实:据元刻本《类证普济本事方》卷9,《伤寒时疫》下引此作"寻内实,延外实"。宋庞安时《伤寒总病论》卷6《解华佗内外实说》认为此"实"字据《素问·通评虚实论》"邪气盛则实",指邪实,胃府阳邪内实当下,因疑"陈寿误用内外字,非华佗本意也"。
⑲ 起:指病愈。

佗行道，见一人病咽塞，嗜食而不得下，家人车载欲往就医。佗闻其呻吟，驻车①往视，语之曰："向②来道边有卖饼家，蒜齑大酢③，从取三升饮之，病自当去。"即如佗言，立吐蛇④一枚，县⑤车边，欲造佗。佗尚未还，小儿戏门前，逆见⑥，自相谓曰："似逢我公，车边病⑦是也。"疾者前入坐，见佗北壁悬此蛇辈约以十数。

又有一郡守病，佗以为其人盛怒则差，乃多受其货⑧而不加治，无何⑨弃去，留书骂之。郡守果大怒，令人追捉杀佗。郡守子知之，属使勿逐⑩。守瞋恚⑪既甚，吐黑血数升而愈。

又有一士大夫不快，佗云："君病深，当破腹取。然君寿亦不过十年，病不能杀君，忍病十岁，寿俱当尽，不足故⑫自刳裂。"士大夫不耐痛痒，必欲除之。佗遂下手，所患寻⑬差，十年竟死。

广陵⑭太守陈登得病，胸中烦懑⑮，面赤不食。佗脉之曰："府君胃中有虫数升，欲成内疽⑯，食腥物⑰所为也。"即作汤二升，先服一升，斯须尽服之。食顷，吐出三升许虫，赤头皆动，半身是生鱼脍也⑱，所苦便愈。佗曰："此病后三期⑲当发，遇良医乃可济救。"依期果发动，时佗不在，如言而死。

太祖⑳闻而召佗，佗常在左右。太祖苦头风㉑，每发，心乱目眩。佗针鬲㉒，随手而差。

李将军妻病甚，呼佗视脉，曰："伤娠而胎不去。"将军言："闻实伤娠，胎

---

① 驻车：停车。
② 向：刚才。
③ 蒜齑（jī）：蒜泥。齑，剁碎的菜类。酢：同"醋"。
④ 蛇：这里指吐出的寄生虫。
⑤ 县：同"悬"。
⑥ 逆见：迎面看到。逆，迎，迎着。
⑦ 车边病：指车旁挂着的寄生虫。
⑧ 货：财物。
⑨ 无何：不久。
⑩ 属（zhǔ）：嘱咐。逐：追。
⑪ 瞋恚（huì）：愤怒。
⑫ 故：特地。
⑬ 寻：随即；旋即。
⑭ 广陵：汉代郡名。今江苏省扬州市。
⑮ 烦懑：烦热郁闷。
⑯ 内疽：病名。腹内痈毒。
⑰ 腥物：指生鱼肉。腥，生肉。
⑱ 生鱼脍：生的鱼肉丝。按，陈登吐出的疑为寄生虫中的姜片虫，又名赤虫，而非生鱼脍。
⑲ 期（jī）：周年。也可写作"朞"。下文"依期"的"期（qī）"指"期限"。
⑳ 太祖：指曹操。曹丕称帝后，追尊曹操为武皇帝，其孙子曹叡又定曹操的庙号为太祖。
㉑ 头风：类似神经性的头痛病。
㉒ 鬲（gē）：膈俞穴。鬲，同"膈"。

已去矣。"佗曰："案脉，胎未去也。"将军以为不然。佗舍去，妇稍小差①。百余日复动，更呼佗，佗曰："此脉故事有胎。前当生两儿，一儿先出，血出甚多，后儿不及生；母不自觉，旁人亦不寤，不复迎②，遂不得生。胎死，血脉不复归，必燥著母脊③，故使多脊痛。今当与汤，并针一处，此死胎必出。"汤针既加，妇痛急如欲生者。佗曰："此死胎久枯，不能自出，宜使人探④之。"果得一死男，手足完具，色黑，长可尺所⑤。

佗之绝技，凡此类也。然本作士人⑥，以医见业⑦，意常自悔。后太祖亲理⑧，得病笃重，使佗专视⑨。佗曰："此近⑩难济，恒事攻治，可延岁月。"佗久远⑪家思归，因曰："当⑫得家书，方欲暂还耳。"到家，辞⑬以妻病，数乞期⑭不反。太祖累书呼，又敕郡县发遣⑮，佗恃能厌食事⑯，犹不上道⑰。太祖大怒，使人往检：若妻信⑱病，赐小豆四十斛⑲，宽假限日；若其虚诈，便收送⑳之。于是传㉑付许狱，考验首服㉒。荀彧㉓请曰："佗术实工，人命所县㉔，宜含宥㉕之。"太祖曰："不忧，天下当无此鼠辈㉖耶？"遂考竟㉗佗。佗临死，出一卷书与狱吏，曰："此可以活人。"吏畏法不受，佗亦不强，索火烧之。佗死后，太祖头风未除。太祖曰：

---

① 稍：渐渐；逐渐。小差：即少差。病稍愈。
② 迎：指接产、助产。
③ 著（zhuó）：附着。母脊：指母体的后腹部。
④ 探：探取。
⑤ 尺所：一尺左右。所，表示约数。
⑥ 士人：读书人。
⑦ 以医见业：被（人）看作以医术为职业。业，用如动词，作为职业。
⑧ 亲理：亲自处理国事。
⑨ 专视：专为曹操诊病。
⑩ 近：接近。
⑪ 远：离。
⑫ 当：方才；刚刚。
⑬ 辞：推辞；推托。
⑭ 数：多次。乞期：请求（延长）假期。
⑮ 发遣：打发遣返。
⑯ 厌食事：厌倦于食俸禄侍候人。事，侍奉，侍候。
⑰ 上道：上路；动身。
⑱ 信：确实；真实。
⑲ 斛（hú）：宋以前以十斗为一斛。
⑳ 收：逮捕。送：押送。
㉑ 传：递解；递送。许狱：许昌的监狱。汉献帝建安元年（196年），曹操将东汉都城由洛阳迁至许昌（今属河南省）。
㉒ 考验：拷问审核。首服：招供服罪。
㉓ 荀彧（yù）：曹操的谋士。
㉔ 人命所县：指华佗是人们生命密切相关的人。县，悬系。
㉕ 含宥：宽恕。含、宥，皆有宽容意。
㉖ 鼠辈：等于说"鼠类"。用以辱骂所鄙视的人。
㉗ 考竟：在狱中处死。《释名》："狱死曰考竟。"

"佗能愈此。小人养①吾病，欲以自重，然吾不杀此子，亦终当不为我断此根原耳。"及后爱子仓舒病困，太祖叹曰："吾悔杀华佗，令此儿强死②也。"

初，军吏李成苦欬嗽，昼夜不寤③，时吐脓血，以问佗。佗言："君病肠痈，欬之所吐，非从肺来也。与君散两钱，当吐二升余脓血讫，快④，自养，一月可小起，好自将爱⑤，一年便健。十八岁当一小发，服此散，亦行复差。若不得此药，故⑥当死。"复与两钱散，成得药去。五六岁，亲中人有病如成者，谓成曰："卿⑦今强健，我欲死，何忍无急去⑧药，以待不祥？先持贷我，我差，为卿从华佗更索。"成与之。已故⑨到谯，适值佗见收，匆匆不忍从求。后十八岁，成病竟发，无药可服，以至于死。

广陵吴普、彭城⑩樊阿皆从佗学。普依准佗治，多所全济。佗语普曰："人体欲得劳动⑪，但不当使极尔。动摇则谷气得消，血脉流通，病不得生，譬犹户枢不朽是也。是以古之仙者为导引⑫之事，熊颈鸱顾⑬，引挽⑭腰体，动诸关节，以求难老。吾有一术，名五禽之戏⑮：一曰虎，二曰鹿，三曰熊，四曰猨⑯，五曰鸟；亦以除疾，并利蹄足，以当导引。体中不快，起作一禽之戏，沾濡汗出，因上著粉⑰，身体轻便，腹中欲食。"普施行之，年九十余。耳目聪明，齿牙完坚。阿善针术。凡医咸言背及胸藏之间不可妄针，针之不过四分，而阿针背入一二寸，巨阙胸藏针下⑱五六寸，而病辄皆瘳。阿从佗求可服食益于人者，佗授以漆叶青黏散⑲。漆叶屑一升，青黏屑十四两，以是为率⑳，言久服去三虫㉑，利五藏，轻体㉒，使人头不

---

① 养：豢养。这里指故意拖延，不予根治。
② 强死：死于非命。指活活地死去。
③ 寤：《后汉书·方术列传》作"寐"，是。
④ 快：畅快。指病势减轻，感觉舒畅。
⑤ 将：将息；调养。爱：保重。
⑥ 故：通"固"。一定。
⑦ 卿：您。对人表示亲热的称呼。
⑧ 无急：指没有重病。去：藏。
⑨ 已：接着；随即。故：特地。
⑩ 彭城：今江苏省徐州市铜山区。
⑪ 劳动：运动；活动。
⑫ 仙：指长生的人。导引：又称行气导引，类似今之气功、体育疗法。
⑬ 熊颈：当作"熊经"。像熊那样攀挂（树枝）。经，悬挂。鸱（chī）顾：像鹞鹰那样左右顾盼，指头部运动。
⑭ 引挽：牵引；屈伸。
⑮ 五禽之戏：华佗模仿五种动物姿态而创造的体操。禽，鸟兽等动物的通称。
⑯ 猨："猿"的异体字。
⑰ 因上著粉：接着在体表扑粉。
⑱ 巨阙：穴位名。在脐上六寸。下：指进针。
⑲ 漆叶青黏散：古代药剂名。能补虚、益精、杀虫、滋养脾肺肾。青黏，即黄精。
⑳ 率（lǜ）：比例；标准。
㉑ 三虫：据中医传统理论，指蛔虫、赤虫（姜片虫）和蛲虫等三种寄生虫。
㉒ 轻体：使身体轻捷。

白。阿从其言，寿百余岁。漆叶处所①而有，青黏生于丰、沛、彭城及朝歌云②。[2]

参考文献

[1]崔峰耀. 《三国志》历史叙事研究[D]. 兰州大学，2020.
[2]段逸山. 医古文[M]. 上海：上海科学技术出版社，1984：30-34.

① 处所：处处。
② 丰：今江苏省丰县。沛：汉代县名。今江苏省沛县东。朝歌：今河南省淇县。云：句末语气词。

《孙思邈传》

（北宋·宋祁撰）

《孙思邈传》收载于《新唐书·列传·第一百二十一·隐逸》篇中。本文记叙了孙思邈学识渊博，精通诸子百家学说，擅长讲述老子和庄周的言论著作，淡泊名利，历经隋、唐两朝，均隐迹不仕。通过诗坛"初唐四杰"之一的卢照邻与孙思邈的对话，阐释了孙思邈的医学主张，提出"行方智圆，胆大心细"的处事原则和"自慎"以养生的秘诀。

1.《新唐书》

1.1 书籍简介

五代时期，张昭远、刘昫等编写《唐书》（即《旧唐书》）记载唐代史实。由于处在战乱时代，修撰用时不到五年，成书仓促，宋代学者认为《旧唐书》"纪次无法，详略失中，文采不明，事实零落"。1045年，宋仁宗下诏重修，书成于1060年，命名为《新唐书》。《新唐书》参与编撰人员众多，欧阳修负责本纪、表、志，宋祁负责列传，最后经欧阳修审阅定稿，由宰相曾公亮领衔进奏，纪、志、表题为"宋翰林学士欧阳修撰"，列传题为"宋端明殿学士宋祁撰"。作为"二十四史"之一的《新唐书》，首次加入《兵志》《选举志》，是我国正史体裁史书的新开创，对唐代的军事制度和科举制度进行了详细系统论述，提供了宝贵史实材料，为《宋史》所沿袭[1]。

1.2 书籍整体框架

《新唐书》共计225卷，包含本纪10卷，志50卷，表15卷，列传150卷。本纪部分记述帝王政绩；志部分系统总结了唐代的典章制度以及社会、经济、文化、军事等相关历史；表部分记载"宰相表""方镇表""宗室世系表"以及"宰相世系表"，为研究唐代宰相任免、藩镇势力消长、宗室兴衰、历任宰相族系提供重要参考资料；列传部分记录了唐朝具有杰出贡献或影响人物的事迹。书末附曾公亮撰写的"进唐书表"附录一则。

2.作者简介

宋祁（998—1061年），字子京，安州安陆（今湖北省安陆市）人，后徙居开封雍丘（今河南省杞县），北宋文学家、史学家。宋祁先祖世代为官，自幼受家族书香文化熏陶，聪颖好学，才华横溢，涉及史学、文学、音乐等诸多领域，造诣颇深，著作甚丰。宋祁与其兄长宋庠同时进士及第，合称为"二宋"，以文学名擅天下。宋祁文学作品丰富，题材广泛，著有《宋景文集》《益部方物略记》等，著诗以《玉楼春》最为出名，获"红杏尚书"之美誉。作为史学家，宋祁参与修纂《亲历编敕》，覆校《南史》《北史》等，撰写《新唐书》列传，史学素养颇深，奠定了其北宋著名历史学家的地位[2]。

3.原文

孙思邈，京兆华原①人。通百家说，善言老子、庄周。周洛州总管独孤信②见其少，异之，曰："圣童也，顾器大难为用③尔！"及长，居太白山④。隋文帝辅政⑤，以国子博士召，不拜⑥。密语人曰："后五十年有圣人⑦出，吾且助之。"太宗初，召诣京师，年已老，而听视聪瞭。帝叹曰："有道者！"欲官之，不受。显庆⑧中，复召见，拜谏议大夫，固辞。上元⑨元年，称疾还山，高宗赐良马，假鄱阳公主邑司⑩以居之。

思邈于阴阳、推步⑪、医药无不善，孟诜、卢照邻⑫等师事之。照邻有恶疾，不可为，感而问曰："高医愈疾奈何？"答曰："天有四时五行，寒暑迭居⑬。和为雨，怒为风，凝为霜雪，张为虹蜺⑭，天常数也。人之四支五藏，一觉一寐，吐纳

---

① 京兆：西汉首都长安行政区域名，为三辅之一，今属西安市。后世遂称京都为京兆。华原：今陕西省铜川市耀州区一带。
② 周：指北周（557—581年）。洛州：今河南省洛阳一带。总管：官名。类似都督、督军。独孤信：姓独孤，名信。历任魏、周大都督、刺史等职。
③ 顾：只；只是。器大难为用：意为才气过大，难以任用。
④ 太白山：即终南山。因终年积雪，故名太白。
⑤ 隋文帝：即杨坚。581年废周静帝，取而代之，建国号隋，在位二十四年。辅政：辅佐皇帝掌摄国政。杨坚于579—580年任北周丞相，封隋王，总揽朝政。
⑥ 不拜：不接受任命。拜，授给官职。
⑦ 圣人：指唐太宗李世民。
⑧ 显庆：唐高宗李治年号，656—660年。
⑨ 上元：唐高宗年号，674—676年。
⑩ 公主邑司：唐代公主所居的府第。参见《旧唐书·孙思邈传》。
⑪ 推步：指推算天文历法之学。
⑫ 孟诜：初唐医学家，著有《食疗本草》《补养方》《必效方》等。卢照邻：初唐文学家，与王勃、杨炯、骆宾王合称"初唐四杰"。
⑬ 迭居：交替。
⑭ 蜺：同"霓"。与虹同时出现而颜色较淡的副虹。

往来，流为荣卫，章^①为气色，发为音声，人常数也。阳用其形，阴用其精^②，天人所同也。失则蒸生热，否^③生寒，结为瘤赘，陷为痈疽；奔则喘乏，竭则燋槁；发乎面，动乎形。天地亦然：五纬缩赢^④，孛彗^⑤飞流，其危诊也；寒暑不时，其蒸否也；石立土踊，是其瘤赘；山崩土陷，是其痈疽；奔风暴雨其喘乏，川渎竭涸其燋槁。高医导以药石，救以砭剂^⑥，圣人和以至德，辅以人事，故体有可愈之疾，天有可振^⑦之灾。"

照邻曰："人事奈何？"曰："心为之君，君尚恭，故欲小。《诗》^⑧曰：'如临深渊，如履薄冰。'小之谓也。胆为之将，以果决为务，故欲大。《诗》^⑨曰：'赳赳武夫，公侯干城^⑩。'大之谓也。仁者静^⑪，地之象，故欲方^⑫。《传》^⑬曰：'不为利回^⑭，不为义疚^⑮。'方之谓也。智者动，天之象，故欲圆。《易》曰：'见机而作，不俟终日^⑯。'圆^⑰之谓也。"

复问养性之要。答曰："天有盈虚，人有屯危^⑱，不自慎，不能济也。故养性必先知自慎也。慎以畏^⑲为本，故士无畏则简^⑳仁义；农无畏则堕^㉑稼穑，工无畏则慢规矩，商无畏则货不殖^㉒；子无畏则忘孝，父无畏则废慈，臣无畏则勋不立，君无畏则乱不治。是以太上畏道^㉓，其次畏天，其次畏物，其次畏人，其次畏身。忧于身者不拘于人，畏于己者不制于彼。慎于小者不惧于大，戒于近者不悔于远。知此则人事毕矣。"

---

① 章：同"彰"。显著；显示。
② 阳用其形，阴用其精：意为阳气表现为事物的体态形貌，阴气表现为事物的作用功能。
③ 否（pǐ）：闭塞不通。
④ 五纬：指金、木、水、火、土五个行星。缩赢：又作"缩盈"，缩为退，赢为进。这里指行星运行速度的变化。
⑤ 孛彗：彗星。孛，彗星的一种。
⑥ 砭剂：泛指针砭。砭，同"砭"。
⑦ 振：挽救。
⑧ 诗：引《诗》见《小雅·小旻》。
⑨ 诗：引《诗》见《周南·兔罝》。
⑩ 干城：干是盾牌，城指城郭，都有防御作用。这里喻御敌立功的将领。
⑪ 仁者静：具有仁德的人，性多安静。语出《论语·雍也》。
⑫ 方：古人以为天地之象为天圆地方。这里指指品行端正。
⑬ 传：指《左传》。以下引文见《左传·昭公三十一年》。
⑭ 不为利回：不会因谋利而违礼。回，违背。
⑮ 不为义疚：意为（君子应见义勇为，所以）不会有未行义事而感到内疚的情况。
⑯ 见机而作，不俟终日：意为察觉到事物细微的迹象，就应有所行动，不能坐等终日。语见《易·系辞下》。机，隐微不显的迹象。
⑰ 圆：完备；周到。这里指思虑周密。
⑱ 屯（zhūn）危：等于说"安危"。屯，盈满。
⑲ 畏：指敬畏（天命）之心。
⑳ 简：简慢；忽略。
㉑ 堕：通"隳"。毁坏。
㉒ 殖：繁殖。这里指增殖、增长。
㉓ 太上：最上。这里指最明智的人。道：指宇宙万物的本原、本体。又指法则、规律。

初，魏征等修齐、梁、陈、周、隋等五家史，屡咨①所遗，其传最详。永淳②初卒，年百余岁。遗令薄葬，不藏明器③，祭去牲牢④。[3]

参考文献

[1]唐凤霞. 《新唐书》的编纂及其学术成就[D]. 安徽大学，2006.
[2]邢起龙，岳悦. 宋祁生平考[J]. 贵州文史丛刊，2019（2）：53-60.
[3]段逸山. 医古文[M]. 上海：上海科学技术出版社，1984：38-40.

---

① 咨：咨询；商议。亦作"谘"。
② 永淳：唐高宗李治的年号。682年。
③ 明器：即冥器。古代随葬的器物。
④ 牲牢：供祭祀用的牲畜，如牛羊猪等。

《宋清传》

（唐·柳宗元撰）

《宋清传》收载于《柳河东集》卷17，是唐代文学家柳宗元任永州司马期间所作的一篇传记小品[1]。文章主要讲述了京城长安的药商宋清，为人正直，不计较得失，有求必应，深得人们的信任。文中通过对宋清正直人品的高度赞扬，侧面批评世上"炎而附，寒而弃"的势力之交，进而抒发了作者在政治上失意，长期处处受冷遇、遭漠视的郁闷之气。同时该书也为我们真实记述了宋清的经营思想及经营史实，具有非常珍贵的药学价值。

1.《柳河东集》

1.1 书籍简介

《柳河东集》原名《柳先生文集》，又称《河东先生文集》，全书共45卷，外集2卷，集前有柳宗元的好友刘禹锡写的序文，《柳河东集》在宋代编集定型[2]。在南宋时期出现了多种柳集注释本，在音辨、注释、训诂、解说、集评等方面贡献较大。宋代对《柳河东集》的编集与刊刻，是宋代柳学的主要内容，具有重要文学史意义。

1.2 书籍整体框架

《柳河东集》现在流行的有1960年中华书局排印本和1974年上海人民出版社重印本。该书收录了柳宗元的全部诗文，主要体现柳宗元进步的政治思想。全书共45卷，外集2卷，后又添加一份补遗，附录历代有关柳宗元的评传文章。

2.作者简介

柳宗元（773—819年），字子厚，河东（今山西省永济市）人，唐代杰出的文学家和唯物主义思想家[3]。唐宋八大家之一，文学家、哲学家、散文家和思想家，世称"柳河东""河东先生"，因官终柳州刺史，又称"柳柳州"。柳宗元与韩愈并称为"韩柳"，与刘禹锡并称"刘柳"，与王维、孟浩然、韦应物并称"王孟韦柳"。从《柳河东集》等书籍介绍中可以发现，柳宗元是一位精通医药，并且在医学上也有一定实践的文士。

3.原文

宋清，长安西部药市人也，居①善药。有自山泽来者，必归宋清氏，清优主之。长安医工得清药辅其方，辄易雠②，咸誉清。疾病疕疡者，亦皆乐就清求药，冀速已。清皆乐然回应。虽不持钱者，皆与善药，积券③如山，未尝诣取直④。或不识，遥与券，清不为辞。岁终，度不能报，辄焚券，终不复言。市人以其异，皆笑之，曰："清，蚩妄⑤人也。"或曰："清其有道者欤！"清闻之，曰："清逐利以活妻子⑥耳，非有道也；然谓我蚩妄者也亦谬。"

清居药四十年，所焚券者百数十人，或至大官，或连数州，受俸博。其馈遗⑦清者，相属于户。虽不能立报，而以赊死者千百⑧，不害清之为富也。清之取利远，远故大，岂若小市人哉？一不得直，则佛然怒，再则骂而仇耳。彼之为利，不亦翦翦⑨乎？吾见蚩之有在也。清诚以是得大利，又不为妄，执其道不废，卒以富。求者益众，其应益广。或斥弃沉废，亲与交视之落然者⑩，清不以怠遇⑪其人，必与善药如故。一旦复柄用⑫，益厚报清。其远取利，皆类此。

吾观今之交乎人者，炎⑬而附，寒⑭而弃，鲜有能类清之为者。世之言，徒曰市道交⑮。呜呼！清，市人⑯也，今之交有能望报如清之远者乎？幸而庶几，则天下之穷困废辱得不死亡者众矣，"市道交"岂可少耶？或曰："清，非市道人也。"柳先生曰："清居市不为市之道；然而居朝廷、居官府、居庠塾⑰乡党以士大夫自名者，反争为之不已，悲夫！然则清非独异于市人也。"[4]

---

① 居：积聚；积蓄。
② 雠（chóu）：出售。亦作"讐"。
③ 券：书面凭证。这里指欠款单据。
④ 直：同"值"。钱值。这里指药款。
⑤ 蚩妄：愚昧无知。蚩，无知。妄，荒谬，荒唐。
⑥ 妻子：妻室子女。
⑦ 馈遗（wèi）：赠送。
⑧ 以赊（shē）死者千百：意为已经使成百上千个病者免于死亡。以，通"已"。赊，赊欠，这里指宽缓、免除。
⑨ 翦翦：浅薄狭窄的样子。
⑩ 亲与交视之落然者：意为亲近的和过往密切的人都冷漠地看待他们。交，一起，相与。落然，冷落、冷漠的样子。
⑪ 遇：待。
⑫ 柄用：受到信任而掌握权力。柄，权柄，权力。
⑬ 炎：比喻有权势。
⑭ 寒：凉。比喻丧失权势。
⑮ 市道交：以做买卖的手段结交朋友。比喻以权势财利为交友的标准。市道，市侩手段。
⑯ 市人：市井之人；商人。
⑰ 庠塾：古代的地方学校。塾，私塾。

参考文献

[1]（唐）柳宗元. 柳宗元集·卷十七·宋清传[M]. 北京：中华书局，1979：471-472.
[2]王永波. 《柳河东集》在宋代的编集与刊刻[J]. 青海师范大学学报（哲学社会科学版），2016，38（2）：93-99.
[3]施子愉. 柳宗元年谱[M]. 武汉：湖北人民出版社，1958：1-68.
[4]柳宗元. 经典传家图解柳宗元集[M]. 合肥：黄山书社，2016：80-90.

《东垣老人传》

(元·砚坚撰)

《东垣老人传》收载于《医史》卷5。本文着重记述李杲虽出身富家,但"忠信笃敬""慎交游"而好学,生活严肃,能自爱自重。远非一般纨绔子弟可及。遇灾年则极力赈济饥民,遇疫疠则一心赴救病者,认为学医不是博取个人名利的手段,而是为了"传道医人",并以此为标准,选定罗天益为自己的继承人,循循善诱,悉心培养[1]。文中对李杲的医学理论和临床病案,则略而不书,在医家传记文中,别具一格。

1.《医史》

1.1 书籍简介

《医史》是我国中医药学中现存最早的传记体医史专著。《医史》共10卷,由明代李濂编撰,该书收明以前医家传记72篇。前5卷多记录历代正史中所记载的名医列传;后5卷的传文,则是他收集有关文集中的医家传记资料,进行编辑补缀或略加改写而成。对研究我国医学发展史,了解历代名医的生平事迹,有一定的参考意义。

1.2 书籍整体框架

《医史》主要摘录了正史、小说及笔记中有影响的医家传记共72篇。其中卷1~5为录自史书之名医55人,如《史记》扁鹊仓公传,《左传》医和等;卷6~10为作者补写之古代名医而史书缺传者,包括张仲景、王叔和、王冰、王履、戴元礼及葛应雷之补充传记;另有作者新立之医家传记及录自其他资料之医家传记10篇,其中葛应雷之下附其子葛乾孙传记1篇。

2.作者简介

砚坚,即砚弥坚,字伯固,应城(今属湖北省)人。元初名士,被招致北方,定居真定,授徒为业。旋任真定路儒学教授及国子监司业,不久即辞官还乡。长于古文,著有《鄢城集》。其学问纯正,文章质朴,此文收入《医史》。《医史》共

10卷，由明代李濂编撰，收录明以前医家传记72篇，对于研究我国医药发展史有一定的参考价值。

李濂（1488—1566年），字川父，祥符（今河南省开封市）人，李濂在官期间及罢官归乡后，曾为当时的医书作序。分别是1523年作的《救荒本草序》、1543年作的《幼科类萃序》，以及《续医说序》《陶节庵伤寒六书序》等。同时，李濂在从事文史撰著之余，也著有若干篇专门论说医学问题的相关论文，例如《医说》《医辩》（作于1549年）、《医有三品对》等，同时，在不少题赠以及所撰的传记文字中，都涉及医学问题，显示出李濂较为深厚的医学修养，对祖国医学的传承做出了杰出的贡献。

3.原文

东垣老人李君，讳杲，字明之。其先世居真定①，富于金财。大定②初，校籍真定河间③，户冠两路④。君之幼也，异于群儿；及长，忠信笃敬，慎交游，与人相接，无戏言。衢间众人以为懽洽处⑤，足迹未尝到，盖天性然也。朋侪颇疾⑥之，密议一席，使妓戏狎⑦，或引其衣，即怒骂，解衣焚之。由乡豪接待国使⑧，府尹闻其妙龄有守⑨也，讽妓强之酒⑩，不得辞，稍饮，遂大吐而出。其自爱如此。受《论语》《孟子》于王内翰从之⑪，受《春秋》于冯内翰叔献。宅有隙地，建书院，延待儒士。或不给⑫者，尽周⑬之。泰和⑭中，岁饥，民多流亡，君极力赈救，全活者甚众。

母王氏寝疾⑮，命里中数医拯之，温凉寒热，其说异同，百药备尝，以水济水⑯，竟莫知为何证而毙。君痛悼不知医而失其亲，有愿⑰曰："若遇良医，当力学

---

① 真定：今河北正定。
② 大定：金世宗完颜雍的年号，1161—1189年。
③ 校籍：查核户籍。河间：今属河北。
④ 户冠两路：指李家（财富）居真定、河间两个地区之首。路，宋元时代的地方行政区域名。元代的"路"，相当于今之地区。
⑤ 衢：（qú）：四通八达的道路。这里指街坊、街道。懽洽处：欢乐惬意的地方。懽，"欢"的异体字。
⑥ 疾：通"嫉"。妒忌。
⑦ 戏狎（xiá）：轻浮地开玩笑。狎，亲昵而不庄重。
⑧ 国使：国家派出的使节。这里指南宋派去的使者。
⑨ 守：操守；品行。
⑩ 讽：用语言暗示。强之酒：强使他（李杲）饮酒。酒，用作动词。
⑪ 内翰：翰林的别称。
⑫ 不给（jǐ）：生活不丰足。给，生活丰足。
⑬ 周：通"赒"。周济；救济。
⑭ 泰和：金章宗完颜璟的年号，1201—1208年。
⑮ 寝疾：卧病；染重疾。
⑯ 以水济水：犹言以寒治寒。指误诊误治。
⑰ 愿：愿望；希望。

以志①吾过"。闻易水洁古老人张君元素，医名②天下，捐③金帛诣之。学数年，尽得其方法。进纳④得官，监济源⑤税。彼中民感时行疫疠，俗呼为大头天行⑥。医工遍阅方书，无于对证者；出己见，妄下之，不效；复下之，比比⑦至死。医不以为过，病家不以为非。君独恻然于心，废寝食，循流讨源，察标求本，制一方，与服之，乃效。特寿⑧之于木，刻揭⑨于耳目聚集之地，用之者无不效；时以为仙人所传，而錾之于石碣⑩。

君初不以医为名，人亦不知君之深于医也。君避兵汴梁⑪，遂以医游⑫公卿间，其明效大验，具载别书。壬辰⑬北渡，寓东平⑭；至甲辰⑮还乡里。一日，谓友人周都运德父曰："吾老，欲遗传⑯后世，艰其人奈何？"德父曰："廉台罗天益谦甫⑰，性行敦朴，尝恨所业未精，有志于学，君欲传道，斯人其可也。"他日，偕往拜之。君一见曰："汝来学觅钱医人乎？学传道医人乎？"谦甫曰："亦传道耳。"遂就学，日用饮食，仰给于君。学三年，嘉其久而不倦也，予之白金⑱二十两，曰："吾知汝活计⑲甚难，恐汝动心，半途而止，可以此给妻子。"谦甫力辞不受。君曰："吾大者不惜，何吝乎细？汝勿复辞。"君所期者可知矣。临终，平日所著书检勘卷帙，以类相从，列于几前，嘱谦甫曰："此书付汝，非为李明之、罗谦甫，盖为天下后世，慎勿湮没，推而行之。"行年⑳七十有二，时辛亥㉑二月二十五日也。君殁，迄今十有七年，谦甫言犹在耳，念之益新。噫嘻！君之学，知所托矣。[2]

---

① 志：同"识"。记住；牢记。
② 名：闻名。
③ 捐：舍弃。
④ 纳：指"纳粟"。古代富者可向官府捐献谷物等，以取得官爵或减免刑罚。
⑤ 监：监察；主管。济源：地名。今属河南。在黄河以北，接近山西。
⑥ 大头天行：病名。又称大头瘟、大头风、大头伤寒。是感受风温时毒，邪气侵入三阴经络，以头面红肿、咽喉不利为主证的疾病。天行，亦称时行、时气，即流行病。
⑦ 比比：一个挨着一个；接连不断地。
⑧ 寿：久。指永久保存。用如动词。
⑨ 刻揭：刻印提示。
⑩ 錾(zàn)：雕刻；镌刻。石碣：石碑。圆顶的石碑叫碣。
⑪ 汴梁：到汴梁去。一本作"汴梁"。汴梁，今河南开封。金宣宗完颜珣为避蒙军，自燕京迁都于此。
⑫ 游：交往；交际。
⑬ 壬辰：金哀宗开兴元年。即1232年。是年，蒙军南下，大举攻金，围困汴梁。
⑭ 东平：今属山东。
⑮ 甲辰：1244年。
⑯ 遗传：一本作"道传"。据下文，似应作"传道"。
⑰ 罗天益：字谦甫，元代医家。详见《上东垣先生启》。
⑱ 白金：即白银。
⑲ 活计：生计；谋生的手段。这里指家庭的生活。
⑳ 行年：经过的岁月。等于说"享年"。
㉑ 辛亥：1251年。

参考文献

[1]宋玉琦.《东垣老人传》释译（节选）[J]. 山西中医，1988（1）：27-30.
[2]蒋力生. 医古文[M]. 上海：上海科学技术出版社，2012：27-29.

《卫生宝鉴·上东垣先生启》

(元·罗天益撰)

"上东垣先生启"收载于《卫生宝鉴》卷首，是罗天益请求李东垣接纳其为弟子的自启。"上东垣先生启"主要表达了罗天益对李东垣的仰慕之情，以及期待自己能被接纳为弟子的迫切愿望，情真意挚，措辞恳切，颇为动人。

1.《卫生宝鉴》

1.1 书籍简介

《卫生宝鉴》由罗天益编著，全书24卷，补遗1卷，书成于元至正三年（1343年）。全书分"药误永鉴""名方类集""药类法象"和"医验记述"四部分[1]。该书"采撷李氏精确之论，益以诸家之说，而以己意概括之"，条理井然，理法兼备，记述自己的医疗实践，收集不少名方，很有参考价值。

1.2 书籍整体框架

《卫生宝鉴》主要分为四部分内容。第一部分为"药误永鉴"（卷1~3），主要介绍不当用药选方的严重后果，防止后人重蹈覆辙。第二部分为"名方类集"（卷4~20），该部分主要收录作者亲自实践有效的古今名方，给后人一定借鉴。第三部分为"药类法象"（卷21），主要介绍药物的药性功效、药物的收集采制、制方原则、补泻方法、治法纲要等。第四部分为"医验记述"（卷22~24），分析取验的医案及有效方药。第五部分为《卫生宝鉴》补遗，述张仲景治内伤外感经验方并中暑方。

2.作者简介

罗天益，字谦甫，元代医学家，生卒年月不详，藁城（今河北省正定县）人。师从李东垣习医十余年，在学术上尽得其真传。后任太医，曾随元军远至六盘山区。李东桓临终之际将所著托付罗天益整理，罗天益对老师著述用心刊行推广，将易水之学推广流行天下。

3.原文

  天益上东垣先生启曰：窃以射不师于后羿①，岂能成彃②日之功？匠非习于公输③，未易耸连云之构④。惟此医药之大，关乎性命之深，若非择善以从之，乌得过人之远矣？兹者⑤，伏遇先生聪明凤赋⑥，颖悟生资⑦；言天者必有验于人⑧，论病者则以及于国。驱驰药物，如孙吴⑨之用兵；条派⑩病源，若神禹之行水。是以问病而证莫不识，投药而疾靡不瘳。有元化涤胃之神功，得卢扁⑪起人之手段。犹且谦以接物⑫，莫不忠于教人。

  如天益者，晚生东垣族。幼承父训，俾志学于《诗》《书》；长值危时⑬，遂苟生⑭于方技。然以才非卓荦⑮。性实颛蒙，恐贻人之讥⑯，常切求师之志。幸接大人之余论，始惭童子以何知。即欲敬服弟子之劳，亲炙⑰先生之教。朝思夕诵，日就月将⑱。其奈千里孑⑲身，一家数口，内以生涯之逼，外为官长之拘，不得免焉，是以难也。

  今乃谨修⑳薄礼，仰渎严颜㉑伏望，怜鄙夫之间，为之竭焉㉒。见互乡之童㉓，与㉔其进也，使得常常之见，得闻昧昧㉕之思。若味亲糟粕之余㉖，是赐获丘山之

---

① 后羿（yì）：古代传说中夏代有穷国的君主，善射箭。有羿射九日和羿妻嫦娥奔月等神话故事。
② 彃（bì）日：射太阳。彃，射。
③ 公输：即古代著名工匠公输般，春秋时鲁国人，又叫鲁班。
④ 连云之构：指栈道。构，架木，这里指架木而成的栈道。
⑤ 兹者：今者；如今。
⑥ 伏：伏着。对尊长的敬称。凤赋：向来具有的禀赋。
⑦ 生资：天生聪颖的资质。
⑧ 言天者必有验于人：意为善于研究天时气候的变化，也必定能验证人体与之相应的变化。语见《素问·举痛论》。
⑨ 孙吴：指春秋战国时著名的军事家孙武和吴起。
⑩ 条派：区分剖析。条，分条。派，分支。
⑪ 卢扁：即扁鹊。杨雄《法言》称："扁鹊，卢人。"故名。
⑫ 谦以接物：即"以谦接物"。以谦逊的态度待人。
⑬ 危时：不安之时。指战乱、疫病频仍的宋元之际。
⑭ 苟：苟且。生：谋生。
⑮ 卓荦（luò）：卓越。荦，超绝。
⑯ 讥：嘲讽、嘲笑。
⑰ 亲炙：亲身接受教益。语本《孟子·尽心》。
⑱ 日就月将：语见《诗经·周颂·敬之》。意为每天有收获，每月有长进。
⑲ 孑（jié）：单独。
⑳ 修：治。指置办。
㉑ 渎：亵渎；冒犯。亦作"黩"。严颜：指老师。这里指李杲。
㉒ 为之竭焉：对我竭力施教。之，指罗天益自己。
㉓ 互乡之童：语本《论语·述而》。互乡，古地名。意为盼望李杲像孔子接见互乡的童子那样，掖助自己能在门下学习。
㉔ 与：帮助。
㉕ 昧昧：深沉幽微的样子。
㉖ 味亲：亲尝；亲身体察。糟粕之余：不属于精华之列的点滴之物。

重。过此以往.未知所裁①。谨启。[2]

参考文献

[1]李贞翠. 罗天益《卫生宝鉴》时间医学研究[D]. 成都中医药大学，2014.

[2]段逸山，赵辉贤等. 医古文（供中医、中药、针灸专业用）[M]. 上海：上海科学技术出版社，1984：166-168.

---

① 未知所裁：不知（先生）决定如何。意为听候先生的决定。裁，裁决。

《丹溪翁传》节录

(元·戴良撰)

《丹溪翁传》收载于《九灵山房集》卷10。本文较为全面地记述了朱丹溪的生平事迹和医学理论。详细记叙他的学医经历，说明他不自满于已取得的成就，能深入研究刘完素、张从正、李东垣三家之学，"去其短而用其长"，并进而提出"相火易动""阳常有余，阴常不足"等新的学术观点。

1.《九灵山房集》

1.1 书籍简介

《九灵山房集》主要讲述作者戴良于两湖为官从政所感、所思、所闻的事迹。《丹溪翁传》收载于《九灵山房集》中，本文首先从朱丹溪的学医经历开始介绍；接着介绍朱氏"阳常有余，阴常不足""相火易动"的医学观点，以及与之相关的哲学思想；再通过五个病案，说明他辨证施治不拘古方的高明医技，强调治病"不拘于古方"，为人耿直诚正；最后赞扬他不慕荣利、诲人不倦的高尚品德。

1.2 书籍整体框架

《九灵山房集》分为"山居稿""吴游稿""鄞游稿""赵游稿"四部分。其中，《抱一翁（项彦章）传》《沧州翁（吕复）传》和《脾胃论后序》等都是有关医学方面的著作。

2.作者简介

作者戴良（1317—1383年），字叔能，号九灵山人，浦江（今属浙江省）人，与朱丹溪邻县，元代学者，通百家之说，爱好医学，著有《九灵山房集》等。

3.原文

丹溪翁者，婺之义乌①人也，姓朱氏，讳震亨，字彦修，学者尊之曰丹溪翁。翁自幼好学，日记千言。稍长，从乡先生治经②，为举子业③。后闻许文懿公得朱子④四传之学，讲道八华山，复往拜焉。益闻道德性命之说⑤，宏深粹密⑥，遂为专门。一日，文懿谓曰："吾卧病久，非精于医者，不能以起之。子聪明异常人，其肯游艺⑦于医乎？"翁以母病脾，于医亦粗习，及闻文懿之言，即慨然曰："士苟精一艺；以推及物之仁，虽不仕于时，犹仕也。"乃悉焚弃向所习举子业，一⑧于医致力焉。

时方盛行陈师文、裴宗元所定大观二百九十七方⑨，翁穷昼夜是习。既而悟曰："操古方以治今病，其势不能以尽合。苟将起度量，立规矩，称权衡，必也《素》《难》诸经乎！然吾乡诸医，鲜克⑩知之者。"遂治装⑪出游，求他师而叩之。乃渡浙河⑫，走吴中⑬，出宛陵⑭，抵南徐⑮，达建业，皆无所遇。及还武林⑯，忽有以其郡罗氏告者。罗名知悌，字子敬，世称太无先生，宋理宗朝寺人⑰，学精于医，得金刘完素之再传，而旁通张从正、李杲二家之说。然性褊甚，恃能厌事，难得意。翁往谒焉，凡数往返，不与接。已而求见愈笃，罗乃进之，曰："子非朱彦修乎？"时翁已有医名，罗故知之。翁既得见，遂北面再拜以谒，受其所教。罗遇翁亦甚欢，即授以刘、李、张诸书，为之敷扬⑱三家之旨，而一断于经⑲，且曰：

---

① 婺（wù）：婺州，今浙江金华地区。义乌，县名。
② 治经：学习经书。
③ 为举子业：修习参加科举考试的学业。
④ 许文懿公：即元代理学家许谦，金华人，自号白云山人，著有《读书丛说》《白云集》等。朱子：指宋代理学家朱熹。
⑤ 道德性命之说：我国古代哲学的一个流派。认为人物之性都是天生的，人性是天道、天理在人身上的体现。
⑥ 粹密：精专而严密。
⑦ 游艺：指从事于某种技艺。艺，本指礼、乐、射、御、书、数六艺。
⑧ 一：专一；一心一意。
⑨ 大观二百九十七方：指《校正太平惠民和剂局方》。北宋徽宗大观年间，由太医陈师文、裴宗元等将当时太医局熟药所的处方校正补充而成。
⑩ 鲜：少。克：能够。
⑪ 治装：整装；整束行李。
⑫ 浙河：浙江，即钱塘江。又名之江、渐江。
⑬ 吴中：今江苏吴县。春秋时为吴国都，故称吴中。
⑭ 宛陵：汉代县名。今安徽宣城。
⑮ 南徐：东晋州名。今江苏镇江。
⑯ 武林：原为山名，即杭州灵隐山。后多指称杭州。
⑰ 寺人：宫廷内的近侍。
⑱ 敷扬：犹"敷畅"。敷陈传布。
⑲ 一断于经：一概取决于《内》《难》等医经的理论。

"尽去而旧学,非是也。"翁闻其言,涣焉①无少凝滞于胸臆。居无何,尽得其学以归。

乡之诸医泥陈、裴之学者,闻翁言,即大惊而笑且排②,独文懿喜曰:"吾疾其遂瘳矣乎!"文懿得末疾,医不能疗者十余年,翁以其法治之,良验。于是诸医之笑且排者,始皆心服口誉。数年之间,声闻③顿著。翁不自满足,益以三家之说,推广之。谓刘、张之学,其论脏腑气化有六④,而于湿热相火三气致病为最多⑤,遂以推陈致新泻火之法疗之,此固高出前代矣。然有阴虚火动⑥,或阴阳两虚湿热自盛者,又当消息⑦而用之。谓李之论饮食劳倦,内伤脾胃,则胃脘之阳不能以升举,并及心肺之气,陷入中焦,而用补中益气之剂治之,此亦前人之所无也。然天不足于西北⑧,地不满于东南。天,阳也;地,阴也。西北之人,阳气易于降;东南之人,阴火易于升。苟不知此,而徒守其法,则气之降者固可愈,而于其升者亦从而用之,吾恐反增其病矣。乃以三家之论,去其短而用其长,又复参之以太极⑨之理,《易》《礼记》《通书》《正蒙》⑩诸书之义,贯穿《内经》之言,以寻其指归⑪。而谓《内经》之言火,盖与太极动而生阳,五性⑫感动之说有合;其言阴道虚⑬,则又与《礼记》之养阴意同。因作相火及阳有余而阴不足二论,以发挥之。

于是,翁之医益闻。四方以病来迎者,遂辐辏⑭于道,翁咸往赴之。其所治病凡几⑮,病之状何如,施何良方,饮何药而愈,自前至今,验者何人,何县里、主名,得诸见闻,班班可纪⑯。

浦江郑义士病滞下,一夕忽昏仆,目上视,溲注而汗泄。翁诊之,脉大无

---

① 涣焉:解开消散的样子。
② 排:排斥。
③ 声闻(wèn):声誉;名望。
④ 脏腑气化有六:刘完素运用五运六气的学说,认为脏腑经络因风、寒、暑、湿、燥、火"六气互相干而病"者最为常见(见《素问玄机原病式·六气为病》)。张从正采用刘氏之说,把各种疾病分为风、寒、暑、湿、燥、火六门。
⑤ 湿热相火三气致病为最多:刘完素、张从正均以火热为导致多种病证的原因,湿与火热是相互转化的,并且认为"六气都从火化"。
⑥ 阴虚火动:朱氏认为人身之阴津不足则相火易动,造成各种病变。
⑦ 消息:指斟酌、增减。消,消减。息,增加。
⑧ 天不足于西北:以下三句取意自《素问·阴阳应象大论》。
⑨ 太极:我国古代哲学术语。指衍生万物的本原。
⑩ 通书:指《周子通书》,北宋周敦颐著。发挥其所著《太极图说》的思想,强调"纯粹至善""寂然不动"的"诚"为"五常之本、百行之源"。《正蒙》:北宋张载著。认为宇宙万物皆原于气,强调以"气一元论"为中心的哲学思想,在我国古代思想史上有重要影响。
⑪ 指归:主旨;意向。
⑫ 五性:五行的特性。朱氏此说本《太极图说》。
⑬ 阴道虚:语出《素问·太阴阳明》篇,指人身的精血阴气最易损耗。此说又见《格致余论》。
⑭ 辐辏:亦作"轴凑"。车辐聚合到车轮中心的圆抽上。这里比输人群聚集。辐,车轮的辐条。
⑮ 几:犹言"几多"。多少。
⑯ 班班:亦作"斑斑"。明显的样子。纪:通"记"。记载。

伦①，即告曰："此阴虚而阳暴绝也，盖得之病后酒且内；然吾能愈之。"即命治人参膏，而且促灸其气海。顷之手动，又顷而唇动。及参膏成，三饮之苏矣。其后服参膏尽数斤，病已。

天台周进士病恶寒，虽暑亦必以绵蒙其首，服附子数百，增剧。翁诊之，脉滑而数，即告曰："此热甚而反寒也。"乃以辛凉之剂，吐痰一升许，而蒙首之绵减半；仍用防风通圣饮之，愈。周固喜甚，翁曰："病愈后须淡食以养胃，内观②以养神，则水可生，火可降；否则，附毒必发，殆不可救。"彼不能然，后告疽发背死。

一男子病小便不通，医治以利药③，益甚。翁诊之，右寸颇弦滑，曰："此积痰病也，积痰在肺。肺为上焦，而膀胱为下焦，上焦闭则下焦塞，辟如滴水之器④，必上窍通而后下窍之水出焉。"乃以法大吐之，吐已，病如失。

一妇人产后有物不上如衣裾⑤，医不能喻。翁曰："此子宫也，气血虚故随子而下。"即与黄芪当归之剂，而加升麻举之，仍用皮工之法，以五倍子作汤洗濯，皱其皮。少选，子宫上。翁慰之曰："三年后可再生儿，无忧也。"如之。

一贫妇寡居病癞，翁见之恻然，乃曰："是疾世号难治者，不守禁忌耳。是妇贫而无厚味，寡而无欲，庶几可疗也。"即自具药疗之，病愈。后复投四物汤数百，遂不发动。

翁之为医，皆此类也。盖其遇病施治，不胶于古方，而所疗则中；然于诸家方论，则靡所不通。他人靳靳⑥守古，翁则操纵取舍，而卒与古合。一时学者咸声随影附，翁教之亹亹⑦忘疲。

翁春秋⑧既高，乃徇⑨张翼等所请，而著《格致余论》《局方发挥》《伤寒辨疑》《本草衍义补遗》《外科精要新论》诸书，学者多诵习而取则焉。

翁简悫贞良⑩，刚严介特⑪；执心以正，立身以诚；而孝友⑫之行，实本乎天质。奉时祀⑬也，订其礼文而敬泣之。事⑭母夫人也，时其节宣⑮以忠养之。宁歉于

---

① 无伦：无比。伦，伦比。
② 内观：犹言"内视"。排除杂念的意思。
③ 利药：通利小便的药物。
④ 辟：通"譬"。滴水之器：又名水滴。古人用来储水供磨墨用的文具。
⑤ 衣裾（jū）：衣服的大襟。
⑥ 靳靳：拘泥固执的样子。
⑦ 亹（wěi）亹：勤奋不倦的样子。
⑧ 春秋：指年龄、年事。
⑨ 徇：顺从。
⑩ 简：简朴。悫（què）：诚实而谨慎。贞：行为坚贞，有节操。良：待人和悦。
⑪ 刚严：刚毅严肃。介特：清高；不随波逐流。
⑫ 孝友：孝顺父母，友爱兄弟。
⑬ 奉：供奉。时祀：每年四季祭祀祖先。
⑭ 事：奉养。
⑮ 时：指接时（调节）。节宣：指养生之道。

己，而必致丰于兄弟；宁薄于己子，而必施丰于兄弟之子。非其友不友①，非其道不道②。好论古今得失，慨然有天下之忧。世之名公卿多折节下③之，翁为直陈治道，无所顾忌。然但语及荣利事，则拂衣④而起。与人交，一以三纲五纪为去就。尝曰：天下有道，则行有枝叶；天下无道，则辞有枝叶⑤。夫行，本也。辞，从而生者也。苟见枝叶之辞，去本而末是务，辄怒溢颜面，若将浼焉⑥。翁之卓卓⑦如是，则医特⑧一事而已。然翁讲学行事之大方⑨，已具吾友宋太史濂⑩所为翁墓志，兹故不录，而窃录其医之可传者为翁传，庶使后之君子得以互考焉。

论曰：昔汉严君平⑪，博学无不通，卖卜成都。人有邪恶非正之问，则依蓍龟为陈其利害。与人子言，依于孝；与人弟言，依于顺；与人臣言，依于忠。史称其风声⑫气节，足以激贪而厉俗⑬。翁在婺得道学之源委，而混迹于医。或以医来见者，未尝不以葆精毓神开⑭其心。至于一语一默，一出一处，凡有关于伦理者，尤谆谆训诲，使人奋迅感慨激厉⑮之不暇。左丘明有云："仁人之言，其利溥哉⑯！"信矣。若翁者，殆古所谓直谅多闻之益友⑰，又可以医师少⑱之哉？[1]

参考文献

[1]蒋力生．医古文[M]．上海：上海科学技术出版社，2012：30.

---

① 非其友之友：不是（自己心目中）志同道合的友朋不去亲近、结交。语见《孟子·公孙丑上》。
② 非其道不道：不是（自己心目中）正当的道理不去谈论。
③ 折节：屈己；降低身份。下：下问。指向朱氏请教。
④ 拂衣：掸掸衣服，表示生气。义同"拂袖"。
⑤ 天下有道，则行有枝叶；天下无道，则辞有枝叶：语见《礼记·表记》。意为：天下大治时，人们的行为本于礼节而有美德，譬如树木，有主干，并有枝叶。而在乱世，人们的言行浮夸失礼，譬如树木，失去主干，徒有枝叶。
⑥ 浼（měi）焉：（受到）玷污似的。
⑦ 卓卓：超群独立的样子。
⑧ 特：不过。
⑨ 大方：大道。
⑩ 宋太史濂：明初文学家宋濂。见《赠医师葛某序》。
⑪ 严君平：西汉蜀郡人，名遵，卖卜在成都街头，一生不出仕，世称逸民。
⑫ 风声：声望。
⑬ 激贪而厉俗：使贪婪之人感动，使风俗得到劝勉。
⑭ 葆精：保全精气。毓神：养育神气。开：启发。
⑮ 激厉：即"激励"。激动勉励。
⑯ 仁人之言，其利溥（pǔ）哉：语见《左传·昭公三年》。意为仁德之人的话，它的益处真广博啊！溥：广大。
⑰ 直谅多闻之益友：正直诚实而又博学（对自己）有益的朋友。直，正直。谅，诚实可信。语本《论语·季氏》。
⑱ 少：轻视；看不起。

《赠医师葛某序》

（明·宋濂撰）

《赠医师葛某序》收载于《宋学士全集》卷44。本文讨论了衡量判断医生标准的问题。以赠序的体裁，通过对比严生和朱聘君共同诊治病人的案例，阐述了对医生优劣标准的理解，驳斥了传经人和世俗百姓对"父子相承三世"必为良医的错误看法，赞扬了葛生高超的医术和高尚的医德。

1.《宋学士全集》

1.1 书籍简介

《宋学士全集》为四库全书之一，明代著名学者宋濂所作，宋濂手定。后为明正德间太原张缙刊行。书籍主要收录宋濂的著作，为宋濂著作合集，著作计有《孝经新说》《周礼集说》《龙门子》《潜溪集》《萝山集》《芝园集》等。

1.2 书籍整体框架

《宋学士全集》全书共75卷，凡8编，分《翰苑集》《翰苑后集》《翰苑续集》《翰苑别集》《芝园前集》《芝园后集》《芝园续集》各10卷，《朝京稿》5卷[1]。书籍内容颇丰，很有研究价值。

2.作者简介

宋濂（1310—1381年），字景濂，号潜溪，浦江（今属浙江省）人，明初著名文学家。与高启、刘基并称为"明初诗文三大家"，又与章溢、刘基、叶琛并称为"浙东四先生"。明初时受朱元璋礼聘，累官至翰林学士。洪武十年（1377年）以年老辞官还乡，后因被牵连而被流放茂州，途中于夔州病逝，年72。明武宗时追谥"文宪"，故称"宋文宪"。宋濂以散文创作闻名，推崇台阁文学，其散文文风淳厚飘逸，质朴简洁[2]。

3. 原文

古之医师，必通于三世之书。所谓三世者，一曰《针灸》①，二曰《神农本草》，三曰《素女脉诀》②。《脉诀》所以察证，《本草》所以辨药，《针灸》所以祛疾。非是三者，不可以言医。故记《礼》③者有云"医不三世，不服其药"也。传经者既明载其说④，复斥其非，而以父子相承三世为言⑤，何其惑欤！

夫医之为道，必志虑渊微，机颖⑥明发，然后可与⑦于斯，虽其父不能必传其子也。

吾乡有严生者，三世业医矣。其为医，专事乎大观之方⑧，他皆愦愦⑨，绝弗之省。又有朱聘君⑩，家世习儒，至聘君始以医鸣，医家诸书无不精览。

一少年病肺气上，喀喀鸣喉中，急则唾，唾血成缕。严曰："此瘵⑪也。后三月死。"聘君曰："非也。气升而肸⑫，中失其枢⑬；火官司令⑭，烁金于炉⑮。是之谓肺痿。治之生。"已而果成生。

一六十翁患寒热。初，毛洒浙⑯，齿击下上，热继之，盛如蒸甑⑰。严曰："此痰也。不治将瘵。"聘君曰："非也。脉淫以芤⑱，数复乱息⑲；外疆⑳中干，祸作福极。是之谓解㑊㉑。药之则瘥，不药则剧。"已而果剧，治乃愈。

一妇女有哕㉒疾，每吐涎数升，腥触人；人近亦哕。严曰："此寒哕也，法宜

---

① 针灸：指《黄帝针灸》。今已失传。
② 素女脉经：又名《夫子脉诀》。已佚。
③ 记《礼》者：著述《礼记》的人。礼，《礼记》，儒家经典著作之一，主要记述我国的古代礼节制度。以下引文见《礼记·曲礼下》。
④ 传（zhuàn）经者：阐述《礼记》的人。这里指为《礼记》作疏的唐代人孔颖达。其说：那种说法。即"三世"为三世之书的正确说法。
⑤ 言：解说。
⑥ 机颖：聪明。同义词复用。
⑦ 与（yù）：参与。这里引申为从事。
⑧ 大观之方：指北宋大观（宋徽宗年号，1107-1110年）年间编写的《太平惠民和剂局方》。
⑨ 愦（kuì）愦：糊涂。
⑩ 朱聘君：指朱震亨。宋濂在《故丹溪先生石表辞》中曾称朱震亨为朱聘君。聘君，封建时代对被朝廷征聘而不去做官者的一种称呼，又名"征君"。
⑪ 瘵（zhài）：肺结核病。
⑫ 肸（yǔ）：满。
⑬ 中：指中焦脾胃。枢：门户的转轴。这里比喻脾胃的升降功能。
⑭ 火官司令：意为心火亢盛。司，主管。
⑮ 烁（shuò）金于炉：意为伤克肺金。烁，通"铄"，熔化金属。
⑯ 洒浙（xiǎn xī）：寒栗貌。
⑰ 甑（zèng）：古代用以蒸食的瓦制炊具，类似现代的蒸笼。
⑱ 淫：过分。芤：脉象名。浮大而软，按之中空。
⑲ 数：指脉搏跳动的次数。乱息：每息紊乱不均。息，一呼一吸。
⑳ 疆：同"强"。
㉑ 解㑊（xiè yì）：古病名。以肢体懈怠为其主证。
㉒ 哕（yuě）：呃逆。

温。"聘君曰："非也。阴阳未平，气苞血聚①，其势方格②，靡有攸处③，是之谓恶阻④。在法不当治，久则自宁，且生男。"言后辄验。

夫严生之医三世矣，聘君则始习为之，而优劣若是者，医其可以世论否耶？嗟夫！昔之名医众矣，未暇多论。若华元化，若张嗣伯⑤，若许智藏⑥，其治证皆入神，初不闻其父子相传也。自传经者惑于是非，使《礼》经之意晦而不白，三千年矣。世之索医者，不闻其通书与否，见久于其业者，则瞀瞀⑦焉从之。人问其故，则曰是记《礼》者云尔也。其可乎哉！

葛生⑧某，淮之钜族⑨也，明于医，三世之书皆尝习而通之。出而治疾，决死生，验差剧，若烛照而龟卜⑩，无爽⑪也者。士或不能具药，辄⑫注之，不索其偿。士君子翕⑬然称誉之。名上丞相府，赐七品服，俾⑭提举诸医官。有疾者遂倚之以为命。呜呼！若葛生者，其无愧古之医师者欤！[3]

参考文献

[1]任永安．宋濂集类著述新考[J]．殷都学刊，2011，32（1）：76-80．

[2]陈昌云．论宋濂诗歌的创作成就[J]．浙江师范大学学报（社会科学版），2016，41（3）：9-23．

[3]段逸山．医古文[M]．上海：上海科学技术出版社，1984.06：87-88．

---

① 气苞血聚：指初受孕时气血聚集。苞，通"包"，裹。
② 格：抗拒。
③ 攸处：留止的地方。攸，所。处，留止。
④ 恶（ě）阻：病证名。恶心呕吐、肢体倦怠等妊娠反应。
⑤ 张嗣伯：古代名医未见有张嗣伯其名，疑为徐嗣伯之误。徐嗣伯，南北朝时期南齐医家，曾著《落年方》三卷、《药方》五卷、《杂病论》一卷，均佚。
⑥ 许智藏：隋代名医，曾任隋炀帝侍医。
⑦ 瞀（mào）瞀：形容眼睛昏花。引申为糊里糊涂。
⑧ 葛生：疑指元代医家葛应雷。葛曾任江浙官医提举，著有《医家会问》二十卷。
⑨ 钜族：大族。钜，巨。
⑩ 龟卜：用龟甲占卜。
⑪ 爽：差；失。
⑫ 注：输送。引申为赠送。
⑬ 翕（xì）：统一；一致。
⑭ 俾（bǐ）：使。提举：官名。主管专门事物的职官。这里指主管医事的医学提举。

《李时珍传》

（清·顾景星撰）

　　《李时珍传》收载于《白茅堂集》卷38，通过叙事简述了李时珍的生平：早年勤勉好学，弃儒习医；成名后，不恋栈利禄，坚定地选择一心著书立说的事业，以治病救人为己任，医者仁心，用30年时间研读典籍，尽毕生精力，编著《本草纲目》。赞扬了李时珍勤勉好学、医者仁心、治学严谨的高贵品格，高度评价了其在医学、药学上的成就。

1.《白茅堂集》

1.1　书籍简介

　　《白茅堂集》乃清朝顾景星撰，主要收录顾景星的诗文著述。诗文多反映明末清初的社会纪实，表现国家兴亡以及战乱中百姓的疾苦。文章内容或议论历史，或品评人物，或阐发诗文理论，常带有史诗色彩。

1.2　书籍整体框架

　　《白茅堂集》凡46卷，包括赋骚1卷、乐府3卷、诗22卷、文20卷，其子顾畅辑，子顾昌编次音释[1]。书中包括乐府民歌、诗赋、策论、志论、奏疏、史论、传记、序文、铭诔、杂著等，内容丰富，创作涉及范围极广。

2.作者简介

　　顾景星（1621—1687年），字赤方，号黄公，蕲州（今湖北省蕲春县）人，清代文学家。顾景星聪慧早熟，15岁试于黄州，名震全府，院试夺魁，时称"神童"。但顾景星不以功名为累，结茅庐而居，以著述为乐，穷心经史，设帐授徒，交结名士。他生平著述甚多，有《读书集论》《南渡集》《来耕集》等。

3.原文

　　李时珍，字东壁，祖某①，父言闻②，世孝友③，以医为业。时珍生，白鹿入室，紫芝产庭，幼以神仙自命。年十四，补诸生④；三试于乡⑤，不售⑥。读书十年，不出户庭。博学，无所弗睥⑦，善医，即以医自居。富顺王嬖庶孽，欲废嫡子。会嫡子疾，时珍进药，曰附子和气汤，王感悟，立嫡。楚王⑧闻之，聘为奉祠⑨，掌良医所⑩事。世子⑪暴厥，立活之。荐于朝，授太医院判⑫。一岁告⑬归，著《本草纲目》。

　　年七十六，预定死期，为遗表⑭，授其子建元⑮。其略曰：臣幼苦羸疾，长成钝椎⑯，惟耽嗜⑰典籍，奋切编摩⑱，纂述⑲诸家，心殚厘定⑳。伏念㉑《本草》一书，关系颇重，谬误实多，窃加订正，历岁三十，功始成就。

　　自炎皇㉒辨百谷，尝众草，分气味之良毒；轩辕㉓师岐伯，遵伯高，剖经络之本标㉔，爰有《神农本草》㉕三卷，梁陶弘景益以注释，为㉖药三百六十五。唐高宗命

---

① 某：疑作者已不能确知李时珍祖父的名字，故称某。
② 言闻：李时珍父名言闻，字子郁，号月池，是一位有名望的医生。《本草纲目》中常提到他的著述和事迹。
③ 孝友：孝敬父母，友爱兄弟。指家庭和睦有礼。
④ 诸生：各类生员。明清两代指已考取府、州、县学的秀才为生员。
⑤ 乡：指乡试。明清时代科举制度规定，每三年在省城举行一次乡试，选拔优等的生员应试，录取者称为"举人"。
⑥ 不售：意为未考取。
⑦ 睥（guī）：看。指阅读。
⑧ 楚王：朱元璋第六子朱桢的后代朱英㷿（xiān），在武昌世袭为楚王二十年（1551—1571年）。
⑨ 奉祠：即奉祠正。明代各王府管理祭祀的官员。
⑩ 良医所：王府内的医疗机构。
⑪ 世子：指王侯正妻所生的长子，此为朱英㷿的嫡子。
⑫ 太医院判：明代太医院的副主管。
⑬ 告：请求。
⑭ 遗表：臣子生前写好死后呈给皇帝的报告。本文所录的遗表，与李建元《进本草纲目疏》所录的遗表，文字略有出入，可参阅。
⑮ 建元：李时珍的次子。
⑯ 钝椎：喻愚笨。
⑰ 耽嗜：特别爱好。
⑱ 奋切编摩：振作精神深入整理研究。奋，振奋。切，深切。摩，研究。
⑲ 纂述：收集记述。
⑳ 心殚厘定：尽心订正。殚，尽，竭尽。厘定，整理改定。
㉑ 伏念：伏惟；伏着想。古时多用于对上陈述自己想法时的敬词。
㉒ 炎皇：指神农氏。相传上古神农氏辨百谷，教人耕种，尝众草而发现药物。
㉓ 轩辕：即黄帝。《史记·五帝本纪》："黄帝姓公孙，名轩辕。"
㉔ 本标：这里指经络的起点（本）和终点（标）。
㉕ 爰（yuán）：乃；于是。神农本草：即《神农本草经》，托名神农氏所撰。
㉖ 为：整理。

李勣①重修，长史苏恭表②请增药一百一十四。宋太祖命刘翰详较③，仁宗④再诏补注，增药一百。唐慎微⑤合为《证类》，修补诸本，自是指为全书。

夷⑥考其间，瑕疵⑦不少：有当析而混者，葳蕤⑧、女萎二物，并入一条；有当并而析者，南星⑨、虎掌一物，分为二种。生姜、薯蓣⑩，菜也，而列草品；槟榔、龙眼⑪，果也，而列木部。八谷⑫，生民之天⑬，不能辨其种类；三蓤⑭，日用之蔬，罔克灼其质名⑮。黑豆、赤菽⑯，大小同条；硝石、芒硝⑰，水火混注。兰花为兰草，卷丹为百合，寇氏⑱《衍义》之舛谬；黄精即钩吻，旋花即山姜，陶氏⑲《别录》之差伪。酸浆、苦耽，草、菜重出，掌氏⑳之不审；天花、栝楼，两处图形，苏氏㉑之欠明。五倍子，䗴虫㉒窠也，认为木实；大苹草㉓，田字草也，指为浮萍。似兹之类，不可枚举。

---

① 唐高宗：即李治。李勣（jì）：即唐初大将徐世勣，因创建唐王朝有功，封英国公，赐姓李，又因避太宗李世民讳，故名李勣。由他领衔主持修订的《唐本草》，世称《英公本草》，即《新修本草》。

② 长史：官名。苏恭：即苏敬。因宋代避赵匡胤祖父讳，改称苏恭。表：给皇帝呈报奏章。苏恭负责主编的《新修本草》，今仅存残卷，近人有辑佚本。

③ 宋太祖：即赵匡胤。刘翰：北宋初医家。较：通"校"，校订。973年（北宋开宝六年）刘翰奉命与马志等将《新修本草》与《蜀本草》（后蜀韩保升著）校订成《开宝本草》。

④ 仁宗：即赵祯。仁宗嘉祐五年（1060年），掌禹锡、林亿、苏颂等奉命增修本草，即《嘉祐补注神农本草》。

⑤ 唐慎微：字审元，蜀中（四川）医生。他学问赅博，所阅经史诸书中凡有与方药有关的材料，都广为搜集，集成《经史证类备急本草》一书。

⑥ 夷：句首语气词。

⑦ 瑕疵：缺点；毛病。瑕，玉石表面的赤斑。

⑧ 葳蕤（ruí）：一作"萎蕤"。即玉竹。百合科多年生草本。

⑨ 南星：即天南星，与虎掌同属天南星科天南星属草本植物。两者都能化痰止咳，形状相似，但实系二物，李氏以为"一物"，恐非。

⑩ 薯蓣：即山药。

⑪ 龙眼：即桂圆。

⑫ 八谷：陶弘景注《本经》以黍、稷、稻、粱、禾、麻、菽、麦为八谷，并说"此八谷也，俗犹莫能辨证"。

⑬ 生民：人民。天：这里指人民赖以生存的食物。

⑭ 三蓤：牛肚蓤、白蓤和紫蓤。

⑮ 罔：不。灼：显著；明白。质名：实体和名称。

⑯ 赤菽：赤豆。《本经》名赤小豆，把它与黑大豆都列入大豆一条。

⑰ 硝石：即火硝，主要成分为硝酸钾。芒硝：古代又名朴硝、盐硝。主要成分为含水硫酸钠。李时珍认为此物见水即消，称为水硝。

⑱ 寇氏：宋代药物学家寇宗奭（shì），他编著的《本草衍义》，把兰花误作兰草，又误以卷丹（百合科的植物）即是百合。

⑲ 陶氏：陶弘景。陶氏误把百合科的黄精当作马钱科的有毒的植物钩吻；又把旋花（旋花科多年生蔓草）误作山姜（姜科多年生常绿草本）。

⑳ 掌氏：宋代药物学家掌禹锡。他主持修订的《嘉祐本草》，把酸浆（即挂金灯，又名苦胆、苦耽）列入草部，又在菜部重列苦耽。

㉑ 苏氏：即苏颂。宋代药物学家。他编写的《图经本草》，把天花粉和栝楼分别画了两幅图。其实，栝楼的根即天花粉，它的果实称栝楼，同属一种植物。

㉒ 䗴（bèi）虫：即五倍子蚜。五倍子是五倍子蚜寄生在盐肤木上形成的虫瘿，其形似窠，旧本草中误认为是盐肤木的果子。

㉓ 大苹草：即苹草，又名田字草、四叶草等，因其叶由四片合成，当中形成十字而得名，旧本草中误认为浮萍。

294

臣不揣①愚陋,僭肆②删述,复者芟③,缺者补。如磨刀水、潦水、桑柴火、艾火、锁阳、山柰、土伏苓、番木鳖、金柑、樟脑、蝎虎、狗蝇、白蜡、水蛇、狗宝,今方所用,而古本则无;三七、地罗、九仙子、蜘蛛香、猪腰子、勾金皮之类,方物土苴④,而稗官⑤不载。旧药一千五百一十八,今增三百七十四。分一十六部,五十二卷。正名为纲,附释为目,次以集解,辨疑正误,详其出产、气味、主治。上自坟典⑥,下至稗记,凡有攸关⑦,靡不收掇。虽命医书,实赅物理⑧。

万历⑨中,敕中外⑩献书。建元以遗表进,命礼部⑪誊写,发两京、各省布政⑫刊行。

晚年,自号濒湖⑬山人,又著《蕲所馆诗》⑭《医案》《脉诀》《五藏图论》《三焦客难》《命门考》《诗话》。景星曰:余儿时闻先生轶事,孝友饶隐德,晚从余曾大父游。读书以日出入为期。夜即端坐,其以神仙自命,岂偶然与?诗文他集失传,惟《本草纲目》行世。搜罗⑮百氏,采访四方,始于嘉靖壬子⑯,终于万历戊寅⑰,凡二十八年而成书。旧本附方二千九百三十五,增八千一百六十一。

赞曰:李公份份⑱,乐道遗荣⑲;下学上达⑳,以师古人。既智且仁,道熟㉑以成。遐以媲㉒之?景纯通明㉓。[2]

参考文献

[1]王燕子. 顾景星及其诗歌研究[D]. 西北师范大学,2017.
[2]滕伟民,成为品. 医古文[M]. 北京:华夏出版社,1991.09:23-25.

① 揣(chuǎi):估量。
② 僭:超出本分。肆:放肆;放胆。
③ 芟(shān):除掉。
④ 方物:土产。土苴(zhǎ):犹"土芥",喻极微贱的事物。
⑤ 稗(bài)官:原指收集民间街谈巷议和传说的小官。后也称野史、小说、笔记等为稗官、稗记。
⑥ 坟典:三坟、五典。传说远古时代三皇五帝的著作。
⑦ 攸关:所关。指有关记述药物的内容。攸,所。
⑧ 物理:事物的道理。
⑨ 万历:明神宗朱翊钧的年号。1573—1620年。
⑩ 敕(chì):皇帝的命令。这里用如动词。中外:指朝廷内外。
⑪ 礼部:古代中央官署名。为六部之一,主管礼乐、祭祀及学校科举等政令的机构。
⑫ 两京:北京和南京。布政:即布政司。明代省级行政机构。
⑬ 濒湖:李时珍家乡蕲春瓦屑坝有雨湖,故取以为号。
⑭ 蕲(kē)所馆诗:已失传。蕲所馆是李时珍居室名,李时珍的著述除《本草纲目》《濒湖脉诀》及《奇经八脉考》外均失传。
⑮ 搜(sōu)罗:搜集罗致。
⑯ 嘉靖壬子:1552年。嘉靖,明世宗朱厚熜的年号。
⑰ 万历戊寅:1578年。
⑱ 份份:即"彬彬"。文雅有礼的样子。份,同"彬"。
⑲ 乐道:指乐于医道。遗荣:抛弃荣华。
⑳ 下学:指学习一般的知识。上达:指通达高深的道理。语见《论语·宪问》。
㉑ 熟:指学问精深纯熟。
㉒ 遐:通"何",什么。媲(bì):匹配。
㉓ 景纯:西晋学者郭璞,字景纯。他博学多闻,注《尔雅》《方言》及《山海经》等。通明:陶弘景的字。

《徐灵胎先生传》

(清·袁枚撰)

《徐灵胎先生传》收载于《小仓山房诗文集》卷34。传文全面地介绍徐灵胎的家世生平、才德风度和突出的医学成就。记述选录医案，以反映其多才多艺、医术精艺；记述两项水利工程，以见其热心实务、经世济民的才识；描绘日常生活，可见其潇洒从容、淡泊名利的洒脱风度。传记的重心在徐灵胎的医术医案，强调徐灵胎医术的精湛，着重说明其德艺双馨的品质。

1.《小仓山房诗文集》

1.1 书籍简介

《小仓山房诗文集》是袁枚创作的一部诗文集著作，主要收录了袁枚的多首诗文作品，是袁枚诗歌创作实践的主要成果，主要描写日常生活，记录了袁枚一生主要的游历踪迹。

1.2 书籍整体框架

《小仓山房诗文集》共35卷，另有《小仓山房外集》共8卷。书籍收载袁枚著述，包括诗文、诗歌，题材包罗万象，比喻手法的运用极具特色，遍及各类诗作，便于后世了解袁枚生平及其人生态度、诗学观念等。

2.作者简介

袁枚（1716—1798年），字子才，号简斋，世称随园先生，钱塘（今浙江省杭州市）人，清朝文学家。袁枚少有才名，为官政治勤政，颇有声望，但仕途不顺，遂无意吏禄。乾隆十四年，袁枚辞官隐居于南京小仓山随园，吟咏其间，创作了大量表现自我性情的诗篇，广收弟子。嘉庆二年，袁枚去世，享年82岁。袁枚倡导"性灵说"，主张诗文审美创作应抒写性灵，表现个人生活遭际中的真情实感[1]。主要传世的著作有《小仓山房诗文集》《随园诗话》《随园诗话补遗》等。

3.原文

　　乾隆二十五年①,文华殿大学士蒋文恪公②患病,天子访海内名医,大司寇秦公首荐吴江③徐灵胎。天子召入都,命视蒋公疾。先生奏疾不可治。上嘉其朴诚,欲留在京师效力。先生乞归田里,上许之。后二十年,上以中贵人④有疾,再召入都。先生已七十九岁,自知衰矣,未必生还,乃率其子爔载楩柎⑤以行,果至都三日而卒。天子惋惜之,赐帑金⑥,命爔扶榇⑦以归。呜呼!先生以吴下⑧一诸生,两蒙圣天子蒲轮之征⑨,巡抚司道到门速驾⑩,闻者皆惊且羡,以为希世之荣⑪。余,旧史官也,与先生有抚尘之好⑫,急思采其奇方异术,奋笔书之,以垂医鉴而活苍生,仓猝不可得。今秋访爔于吴江,得其自述纪略,又访诸吴人之能道先生者,为之立传。

　　传曰:先生名大椿,字灵胎,晚自号洄溪老人。家本望族⑬。祖釚,康熙十八年鸿词科⑭翰林,纂修《明史》。先生生有异禀⑮,聪强过人。凡星经、地志、九宫⑯、音律,以至舞刀夺槊、勾卒、嬴越之法⑰,靡不宣究⑱,而尤长于医。每视人疾,穿穴膏肓⑲,能呼肺腑与之作语。其用药也,神施鬼设,斩关夺隘,如周亚夫之军从天而下。诸岐黄家目憆⑳心骇,帖帖謺服㉑,而卒莫测其所以然。

---

① 乾隆二十五年:1760年。
② 文华殿大学士:官名相当于宰相。明、清官制,大学士统率百官,暂理国事。在大学士之职称前,加上宫中殿、阁的官衔,以加重其地位名望。蒋文恪公:指蒋溥。文恪是其死后所加的谥号。
③ 大司寇:即刑部尚书,主管刑狱。秦公:指秦蕙田,无锡人。吴江:今属江苏。
④ 中贵人:指皇帝所宠信的太监。
⑤ 楩柎(pián fū):古代棺木中垫尸体的木板。这里指棺材。
⑥ 帑(tǎng)金:库藏的金银。帑,藏金帛的府库。
⑦ 榇(chèn):棺材。
⑧ 吴下:指苏南地区。
⑨ 蒲轮:用蒲叶包住车轮的车子,可使车子减少震动。古代常用以封禅和迎载贤士。征:征聘。
⑩ 司道:指巡抚以下的藩(fān)司、臬(niè)司和道台等官员。速驾:原意为请登车。这里意为迎请、邀请。速,请。
⑪ 希世之荣:世上稀有的荣耀。希:少。
⑫ 抚尘之好:比喻从儿时即互为友好。抚尘,指儿童堆聚泥沙的游戏,此指旧交。
⑬ 望族:有声望的世族。
⑭ 康熙十八年:1679年。鸿词科:即博学鸿词科。封建时代科举的一种,考期不固定,科目由皇帝临时决定。
⑮ 异禀:特殊的禀赋。禀,禀赋。指人所禀受的天资体质等。
⑯ 星经:古代记载天文星象的书籍。九宫:古代算法名。
⑰ 槊(shuò):长矛。勾卒:古代作战阵法名。嬴越之法:指秦国、越国教习战阵之法。见韩愈《曹成王碑》。
⑱ 宣究:广泛研究。
⑲ 穿穴膏肓:指其察病能力可洞察膏肓。
⑳ 憆(chēng):同"瞠"。瞠眼直视的样子。
㉑ 帖帖:安顺的样子。謺(zhē)服:即"慴服"。这是指敬服。

芦墟①连耕石卧病，六日不食不言，目炯炯直视。先生曰："此阴阳相搏证也。"先投一剂，须臾目瞑能言；再饮以汤，竟跃然起。喈②曰："余病危时，有红黑二人缠绕作祟，忽见黑人为雷震死，顷之，红人又为白虎衔去，是何祥③也？"先生笑曰："雷震者，余所投出附子霹雳散④也；白虎者，余所投天生白虎汤⑤也。"连惊，以为神。

张雨村儿生无皮，见者欲呕，将弃之。先生命以糯米作粉，糁⑥其体，裹以绢，埋之土中，出其头，饮以乳，两昼夜而皮生。

任氏妇患风痹，两股如针刺。先生命作厚褥，遣强有力老妪抱持之，戒曰："任其颠扑叫号，不许放松，以汗出为度。"如其言，勿药而愈。

有拳师某，与人角伎⑦，当胸受伤，气绝口闭。先生命覆卧之，奋拳击其尻⑧三下，遂吐黑血数升而愈。

先生长身广颡⑨，音声如钟，白须伟然，一望而知为奇男子。少时留心经济⑩之学，于东南水利尤所洞悉。雍正二年⑪，当事大开塘河⑫，估深六尺，傍塘岸起土。先生争之曰："误矣！开太深则费重，淤泥易积，傍岸泥崩，则塘易倒。"大府⑬是之。改缩浅短，离塘岸一丈八尺起土，工费省而塘以保全。乾隆二十七年，江浙大水，苏抚庄公欲开震泽七十二港⑭，以泄太湖下流。先生又争之曰："误矣！震泽七十二港，非太湖之下流也。惟近城十余港，乃入江故道，此真下流所当开濬⑮者。其余五十余港，长二百余里，两岸室庐坟墓以万计，如欲大开，费既重而伤民实多；且恐湖泥倒灌，旋开旋塞。此乃民间自濬之河，非当官应办之河也。"庄公以其言入奏，天子是之。遂赋工属役⑯，民不扰而工已竣。

先生隐于泂溪，矮屋百椽。有画眉泉，小桥流水，松竹铺纷。登楼则太湖奇峰鳞罗布列，如儿孙拱侍状。先生啸傲⑰其间，望之疑真人⑱之在天际也。所著有《难

---

① 芦墟：地名。在吴江境，靠近浙江嘉善。
② 喈（jiē）：赞叹声。
③ 祥：吉凶的兆验。
④ 附子霹雳散：附子根古又称霹雳散，能回阳祛寒。
⑤ 天生白虎汤：《本草求真》中称西瓜瓤为天生白虎汤。
⑥ 糁（sǎn）：指（用米粉）撒敷。
⑦ 角（jué）伎：角力；比武。角，较量。
⑧ 尻（kāo）：尾脊骨。指臀部。
⑨ 颡（sǎng）：额。
⑩ 经济：治理国家，济助人民。
⑪ 雍正二年：1724年。
⑫ 当事：居官位的当权人。塘河：堤边的河道。塘，堤防。
⑬ 大府：明、清时代称总督、巡抚为大府。
⑭ 苏抚庄公：指江苏巡抚庄有恭。震泽七十二港：指与太湖想通的众多河道。震泽：即太湖。
⑮ 濬（jùn）："浚"的异体字。疏通；疏浚。
⑯ 赋工属役：将开河的工程交下属办理。赋，交付。属役，指所属的役吏。
⑰ 啸傲：自在地呼啸歌吟。形容旷达不拘的样子。
⑱ 真人：道家指修养本性而得道的人。亦指掌握养生之道而长寿的人。

经经释》《医学源流》等书，凡六种。其中釽①刳利弊，剖析经络，将古今医书存其是，指其非，久行于世。

子燨，字榆村，傥荡②有父风，能活人济物，以世③其家。孙垣，乙卯④举人，以诗受业随园门下。

赞曰：纪称德成而先，艺成而后⑤，似乎德重而艺轻。不知艺也者，德之精华也。德之不存，艺于何有⑥？人但见先生艺精伎绝，而不知其平素之事亲孝，与人忠，葬枯粟乏⑦，造修舆梁⑧，见义必为，是据于德而后游于艺者也⑨。宜其得心应手，驱遣鬼神。呜呼！岂偶然哉？

犹记丙戌⑩秋，余左臂忽短缩不能伸，诸医莫效。乃挖⑪舟直诣洄溪，旁无介绍，惴惴然疑先生之未必我见也。不料名纸⑫一投，蒙奓⑬门延请，握手如旧相识，具鸡黍⑭为欢，清谈竟日，赠丹药一丸而别。故人李纯溪迎而笑曰："有是哉！子之幸也。使他人来此一见，费黄金十笏⑮矣。"其为世所钦重如此。先生好古，不喜时文⑯，与余平素意合，故采其嘲学究俳歌⑰一曲，载《诗话》中以警世云。[2]

参考文献

[1]蒋寅．袁枚之出世——乾隆朝诗学思潮消长的一个浮标[J]．华南师范大学学报（社会科学版），2020（5）：5-24，189．

[2]滕伟民，成为品．医古文[M]．北京：华夏出版社，1991.09：26-29．

---

① 釽（pì）：截断；截取。刳（luò）：剔除。
② 傥荡（dàng）：放任不拘的样子。
③ 世：父子相承为世。这里用如动词，继承（父业）。
④ 乙卯：1795年。
⑤ 德成而先，艺成而后：《礼记·乐记》作"德成而上，艺成而下。行成而先，事成而后。"意为道德修养的成就居于先，技艺的成就处于后。
⑥ 艺于何有：即"于艺有何"，在技艺方面，又有什么呢？
⑦ 葬枯：埋葬（无人收殓的）尸骨。粟乏：（捐谷）救济穷人。粟，指施舍谷物。名词用如动词。
⑧ 舆梁：桥上的木板。这里指桥梁。
⑨ 据于德而后游于艺：语出《论语·述而》。意为以道德修养为依据，而后置身于学艺活动。
⑩ 丙戌：1766年。
⑪ 挖："拖"的异体字。牵引。这里意为摇船。
⑫ 名纸：名片。又称"名刺"。
⑬ 奓（zhà）：开启。
⑭ 黍：好的黏黄米。这里指精米做成的饭。
⑮ 笏：古代君臣朝会时手中记事备忘的手版。金银铸成象手版长的条子，也叫笏。十笏，称其多。
⑯ 时文：指应付科举考试的八股文。
⑰ 嘲学究俳（pái）歌：嘲讽学究的道情歌词。指《刺时文》道情，见《随园诗话》卷十二。学究，迂腐不通的儒生。俳歌，即散乐，古代的民间舞乐，这里指道情，民间说唱之一。

《与薛寿鱼书》

(清·袁枚撰)

《与薛寿鱼书》收载于《小仓山房诗文集》卷19。本文为袁枚写给薛寿鱼的回信，薛寿鱼是清代著名医学家薛雪的孙子，薛雪博学多识，擅长医学，济世救人，薛雪死后，其孙薛寿鱼为他写了墓志铭，并将其寄给清乾隆时期著名文学家袁枚，袁枚针对其中的问题写了此文，赞扬了毕生专注医学、济世救人的薛雪。

1.《小仓山房诗文集》

1.1 书籍简介
见《传记篇》中《徐灵胎先生传》书籍简介。

1.2 书籍整体框架
见《传记篇》中《徐灵胎先生传》书籍整体框架。

2.作者简介

作者袁枚，见《徐灵胎先生传》作者简介。

3.原文

谈何容易①！天生一不朽之人，而其子若②孙必欲推而纳之于必朽之处，此吾所为悁悁③而悲也。夫所谓不朽者，非必周孔④而后不朽也。羿⑤之射，秋之弈⑥，俞跗之医，皆可以不朽也。使必待周、孔而后可以不朽，则宇宙间安得有此纷纷之周

---

① 谈何容易：语出《汉书·东方朔传》。原谓臣下向君主进言很不容易。这里意为薛雪的子孙要改变对薛的评价岂可轻易。何容，岂可。
② 若：或。
③ 悁（yuān）：忧闷貌。
④ 周孔：指周公和孔子。
⑤ 羿（艺）：即后羿。善射。
⑥ 秋：人名。即弈秋。善弈。弈：下棋。

孔哉？子之大父①一瓢先生，医之不朽者也，高年不禄②，仆方思辑其梗概以永③其人，而不意寄来墓志无一字及医，反托于与陈文恭④公讲学云云。呜呼！自是而一瓢先生不传矣！朽矣！

夫学在躬⑤行，不在讲也。圣学莫如仁，先生能以术仁⑥其民，使无夭扎，是即孔子老安少怀⑦之学也，素位⑧而行学，孰大于是，而何必舍之以他求？阳明⑨勋业烂然，胡世宁⑩笑其多一讲学；文恭公亦复为之，于余心犹以为非。然而，文恭，相公⑪也；子之大父，布衣也。相公借布衣以自重，则名高；而布衣挟相公以自尊，则甚陋。今执途之人⑫而问之曰：一瓢先生非名医乎？虽子之仇，无异词也。又问之曰：一瓢先生其理学⑬乎？虽子之戚，有异词也。子不以人所共信者传先人⑭，而以人所共疑者传先人，得毋以"艺成而下"之说为斤斤⑮乎？不知艺即道之有形者也。精求之，何艺非道？貌袭⑯之，道艺两失。燕哙⑰、子之何尝不托尧舜以鸣高，而卒为梓匠轮舆⑱所笑。医之为艺，尤非易言，神农始之，黄帝昌之，周公使冢宰⑲领之，其道通于神圣。今天下医绝矣，惟讲学一流转未绝者，何也？医之效立见，故名医百无一人；学之讲无稽，故村儒⑳举目皆是。子不尊先人于百无一人之上，而反贱之于举目皆是之中，过矣！即或衰年无俚㉑，有此附会，则亦当牵连书之，而不可尽没㉒其所由来。仆昔疾病，性命危笃，尔时虽十周、程、张、朱

---

① 大父：祖父。
② 不禄："死"的讳称。
③ 永：长久。这里指不朽。使动用法。
④ 陈文恭：陈献章，明代理学家，新会（今属广东）白沙里人，世称白沙先生，曾从吴与弼讲学，任翰林院检讨，卒谥文恭。有《白沙集》。
⑤ 躬：自身；亲自。
⑥ 仁：仁爱。
⑦ 老安少怀：语出《论语·公冶长》。安，安宁。怀，归向。
⑧ 素位：安于素常所处的地位。亦即不求名位。
⑨ 阳明：王守仁，明代哲学家、教育家，字伯安，尝筑室于故乡余姚（今属浙江）阳明洞中，世称阳明先生。官至南京兵部尚书，卒谥文成。著作由门人辑成《王文成公全书》。由他所创立的阳明学派影响很大，并远传日本。
⑩ 胡世宁：明代仁和（今浙江余杭）人，字永清，弘治年间进士，官至南京兵部尚书，卒谥端敏。有《胡端敏奏议》。
⑪ 相公：宰相。因古代拜相者必封公，故曰相公。说见顾炎武《日知录》卷二十四。这里泛指官员。
⑫ 途之人：路人。指一般人。
⑬ 理学：亦称"道学"。宋明儒家哲学思想。
⑭ 传（zhuàn）：书传；记载。先人：祖先。这里指祖父。
⑮ 艺成而下：语出《礼记·乐记》。言技艺成就而居下位。斤斤：拘谨貌。这里意为拘泥。
⑯ 袭：合。
⑰ 燕（yān）哙：即燕王哙，战国时燕国国君。公元前320—前318年在位。在位的第三年把君位让给相国子之。
⑱ 梓匠轮舆：梓人、匠人、轮人、舆人。皆古代工匠。
⑲ 冢宰：周代官名。为六卿之首。又称"大宰"。
⑳ 村儒：指才学疏浅的乡村文人。
㉑ 无俚：无聊；无可聊赖。
㉒ 没：湮没。

何益①？而先生独能以一刀圭②活之，仆所以心折③而信以为不朽之人也。虑此外必有异案良方，可以拯人，可以寿世者，辑而传焉，当高出语录④陈言万万。而乃讳而不宣，甘舍神奇以就臭腐，在理学中未必增一伪席，而方伎中转失一真人矣。岂不悖哉！岂不惜哉！[2]

参考文献

[1]蒋寅．袁枚之出世——乾隆朝诗学思潮消长的一个浮标[J]．华南师范大学学报（社会科学版），2020（5）：5-24，189．

[2]段逸山．医古文[M]．上海：上海科学技术出版社，1984.06：91-92．

---

① 周、程、张、朱：周指周敦颐，北宋哲学家。程指程颢、程颐兄弟，两人同学于周敦颐，为北宋理学的奠基者，世称"二程"。张指张载，北宋哲学家。朱指朱熹，南宋哲学家、教育家。
② 刀圭：古代量取药末的用具。这里借代为药物。
③ 心折：佩服。
④ 语录：这里指程颢、程颐、朱熹等人的《语录》。